JN057307

新訂版
地域包括ケアと口腔ケア

田村清美・渋谷恭之 監修

一般財団法人 口腔保健協会

序　文

現在，日本で急速に進んでいる少子高齢化に伴い，全国各地で地域包括ケアシステムの構築が積極的に進められています．1965 年当時の日本は高齢者 1 人を現役世代（20～64歳）の約 9 人で支える「胴上げ型」でしたが，出生数の減少により 2012 年には高齢者 1 人を現役世代 3 人弱で支える「騎馬戦型」の社会になりました．2025 年には終戦直後のベビーブーム期（1947～1949 年）に生まれた団塊の世代が 75 歳以上の後期高齢者となり，高齢者人口が約 3,500 万人に達すると推計されています（2025 年問題）．さらに，その後も支え手の減少は続き，2050 年には高齢者 1 人をほぼ 1 人の現役世代が支える「肩車型」になると予測されています．もちろん「肩車型」の社会では日本の経済が立ち行かなくなるでしょうから，早急に少子化に対する有効な対策を講じる必要があります．ただし，少なくとも高齢者を支える現役世代の相対的な減少が進むことは避けられず，現実的な問題として受け入れなければなりません．そこで考え出されたのが多職種によるチーム医療と地域連携を主軸とした地域包括ケアシステムです．

歯科医療もこれらを背景に変革の時を迎えようとしています．高度経済成長期には主に「歯の形態回復」を目的とした，う蝕→修復治療→抜髄→クラウン→抜歯→ブリッジ→部分床義歯→総義歯という健常者型歯科医療が中心でしたが，今後は口腔機能の回復と管理を目的とした高齢者型歯科医療の需要が増えると見込まれています．高齢者型歯科医療の実践においても多職種によるチーム医療や地域連携は必須と考えられます．

さて，多職種チーム医療に関わる職種には，医師，歯科医師，薬剤師，看護師，歯科衛生士，言語聴覚士，理学療法士，管理栄養士，介護福祉士，介護支援専門員など様々なものが挙げられますが，地域においてこれらの職種を越えた繋がりは現時点でそれほど多くはみられません．そのような職種間コミュニケーションの不足は，患者を中心とした医療や介護の実践において大きな足枷となります．特に大多数の歯科医師や歯科衛生士は総合病院などでの勤務経験がなく，他職種と同じ職場で働く機会に恵まれてこなかったことが地域包括ケアシステムの構築に大きなマイナス要因となっています．

多職種による地域連携の輪を拡げるためにはお互いをよく理解し合うことが重要であり，本書を今後の地域包括ケアシステムへの取り組みの一助としてご活用いただければ幸いに存じます．

2020 年 3 月

監修　渋谷　恭之

編集にあたって

歯・口腔の健康は，「食べること」「飲み込むこと」「楽しく会話すること」など，国民の生活の質の向上・改善において大変重要な課題であり，全人的ニーズに応えるためには，多職種連携実践において，歯科医師・歯科衛生士の担う役割は大きいと考えます．

ここ数年，医療・介護・福祉関係者のつながりがいっそう強固になってきました．また，それに伴い，「オーラルフレイル・口腔機能低下」の概念も広く定着してきました．そういった中で多職種と連携を進めていくにあたっては，自らと異なる専門職の専門性を理解し，お互いに尊重し合うことが大切であり，各専門分野の垣根をこえて協働し，患者ケア・治療・介護を行うことが求められています．

概念的にわかっていても，

「地域包括ケアシステムについて，よくわからない……」

「多職種連携・チーム医療と言われるけれど，歯科衛生士は，どう関わっていけばいいの……」

「有病患者の口腔ケアは，具体的にどう関わればいいの……」

「関わった患者さんの口腔の状態について，どのように医師・歯科医師・看護師・介護職の方々に伝えたらいいの……」

「在宅医療における周術期口腔機能管理について，わかりやすく知りたい……」

などといった声が聞こえてくるときがあります．

この本は，多職種連携について理解してもらうとともに，どうしたら多職種が連携を深めていけるかを考えてもらうために作成したものです．

まず始めに地域包括ケアシステムの概略を解説していただき，次に医療計画に盛り込むべき５疾病（がん，脳卒中，心疾患，糖尿病，認知症）における口腔ケアの意義や目標，具体的なケア方法を多職種チーム医療と地域連携の観点から掘り下げていただきました．「健口から健康」に繋がることの実例を挙げ，わかりやすく説明しています．さらにチーム医療における歯科衛生士の役割については「他職種が何を望んでいるか」「多職種の中で歯科衛生士はどのように連携していくと良いのか」を記してもらい，最終章ではチーム医療をさらに推進していくためのICT（情報通信技術），研修会，教育等について述べていただきました．本書がこれからの地域包括ケアシステムの取り組みに役立つことができれば幸いです．

最後に，本書へのご執筆を快諾していただきました先生方，また編集に携わっていただいた口腔保健協会の皆様方に心より御礼申し上げます．

2020 年 3 月

監修　田村　清美

目　次

第1章 地域包括ケアシステムとは？

1 地域包括ケアシステムが提案された社会的背景

地域包括ケアシステムが提案された社会的背景には少子高齢化という社会的問題があります．75歳以上の高齢者（後期高齢者）は，団塊の世代（約800万人）が75歳以上になる2025年には2000万人以上となり，その後も総人口の減少とともに，高齢者の人口割合は増加し続けることが予想されています（図1）．また同時に，単身や夫

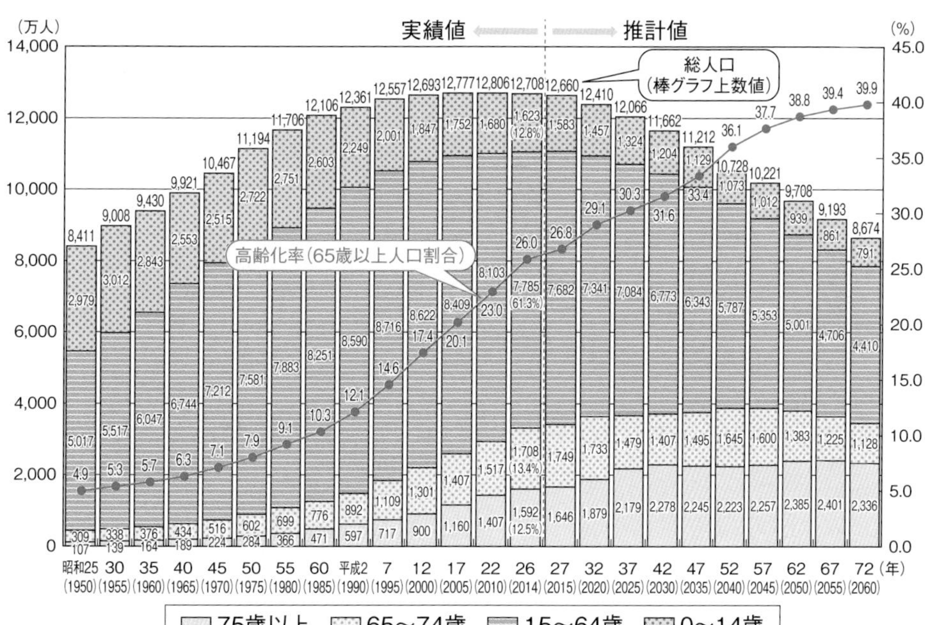

（内閣府資料：2010年までは総務省「国勢調査」，2014年は総務省「人口推計」（平成26年10月1日現在），2015年以降は国立社会保障・人口問題研究所「日本の将来推計人口（平成24年1月推計）」の出生中位・死亡中位仮定による推計結果）

図1　高齢化の推移と将来推計

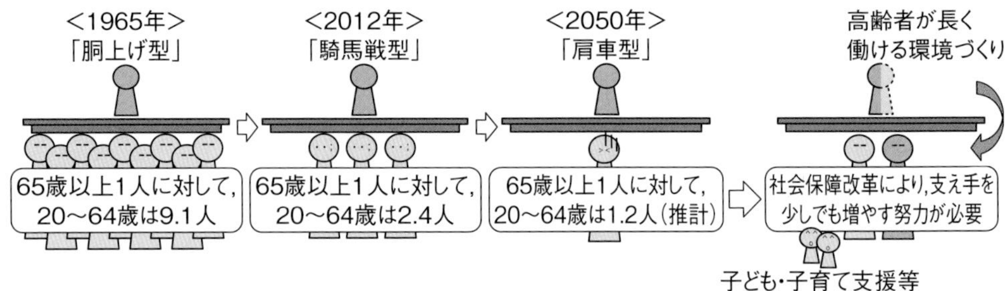

(財務省資料：総務省「国勢調査」「人口推計」，社会保障・人口問題研究所「日本の将来推計人口」の出生中位・死亡中位仮定による推計結果)

図２　「胴上げ型」から「肩車型」社会へ

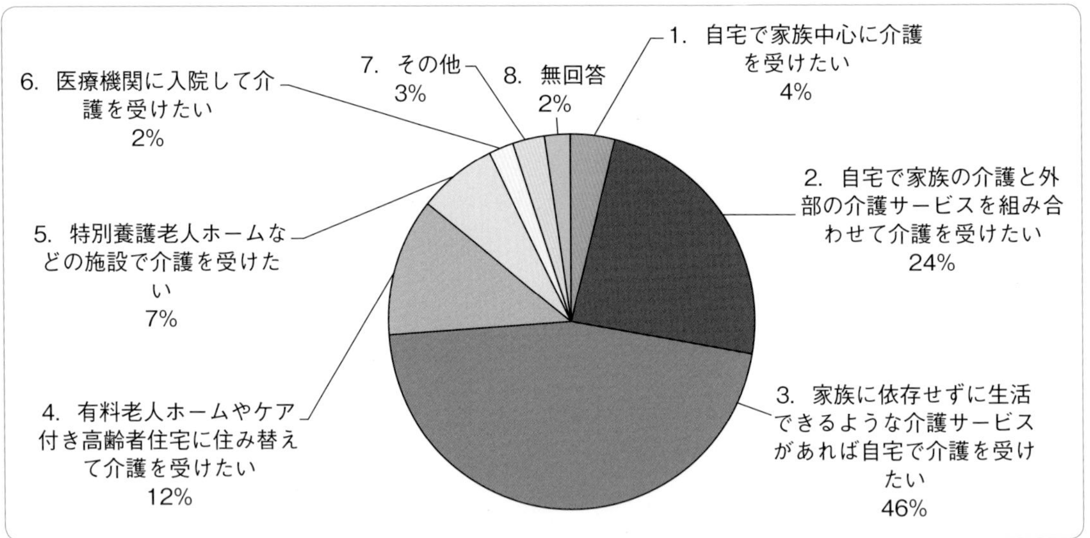

(厚生労働省老健局資料：「介護保険制度に関する国民の皆さまからのご意見募集」の結果概要について　平成22年5月15日)

図３　自分が介護が必要となった場合の希望

婦のみの高齢者世帯や認知症の高齢者も増加し，国民の医療や介護の総需要が増加することになります．その結果，1965年には65歳以上の高齢者１人の社会保障費を9.1人の20〜64歳の生産年齢層の人たちで支えていたのが，2012年には2.4人，2050年には1.2人になるという厳しい社会が訪れることが予想されています（図２）．

一方，厚生労働省のアンケート調査では，自分自身が介護を必要とする状態になった場合には７割以上が自宅での介護を希望し，医療に関しても６割以上の国民が自宅療養を希望しています（図３）．さらに，自立して健康に暮らす健康寿命の延伸についても，大きな関心が寄せられています．

このような今後の少子高齢化に伴う医療と介護を取り巻く様々な問題を，国，都道府県，市町村，そして国民全体で乗り切るために，厚生労働省から提案されたのが「地域包括ケアシステム」の推進です．

2 地域包括ケアシステムの概念

地域包括ケアシステムは，「地域の実情に応じて，高齢者が可能な限り，住み慣れた地域でその有する能力に応じ自立した日常生活を営むことができるよう，医療，介護，介護予防（要介護状態になることの予防または要介護状態若しくは要支援状態の軽減若しくは悪化の予防），住まい及び自立した日常生活の支援が包括的に確保される体制」とされています．すなわち，重度な要介護状態となっても住み慣れた地域で自分らしい暮らしを人生の最後まで続けることができるように，住まい・医療・介護・予防・生活支援が一体的に提供されるシステムです（図4）．

一方，各地域における今後の高齢化の進展や医療・介護資源に大きな差があるため，地域包括ケアシステムは市町村や都道府県が，それぞれの地域の自主性や主体性に基づき，地域の特性に応じて構築することが必要とされています．

3 地域包括ケアシステムの目指すべき姿

地域包括ケアシステムの目指すべき姿とは，「できる限り住み慣れた自宅や地域で暮らしながら，生活上の安全・安心・健康を確保するために，必要に応じて日常生活の場（日常生活域）において適切な医療，介護のみならず，福祉サービスを含めた様々な生活サービスを使い，人生の最期を迎えられるような体制」と考えられます．そのためには，「本人・家族の選択と心構え」を基盤として，「すまいとすまい方」の上にしっかりとした「生活支援・福祉サービス」に基づいて「医療・看護」，「介護・リハビリテーション」，「保健・予防」が提供されることが必要となります（図5）．

しかし，現実的な財政的制約を踏まえると，上記のような多様なサービスを行政等により提供される公的サービスで担うことは困難です．つまり，「公助」「共助」だけでなく，「自助」を基本として自治体等が協働しながら地域全体を支える「互助」の体制をつくっていくことがきわめて重要となります（図6）．

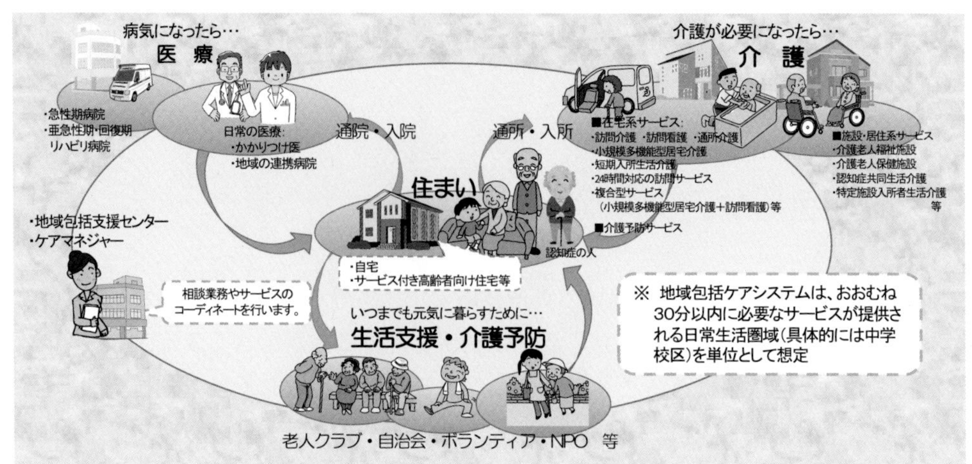

（厚生労働省老健局資料：「地域包括ケアシステムについて」日常生活圏ニーズ調査資料　平成 25 年 6 月 13 日）

図 4　地域包括ケアシステムの姿

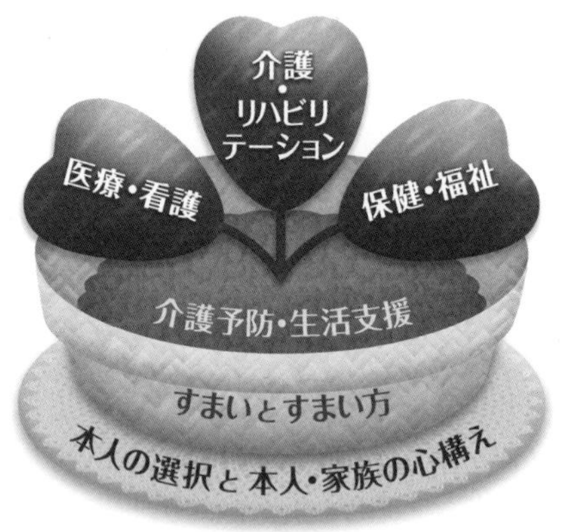

（三菱 UFJ リサーチ＆コンサルティング：「〈地域包括ケア研究会〉地域包括ケアシステムと地域マネジメント」（地域包括ケアシステム構築に向けた制度及びサービスのあり方に関する研究事業）平成 27 年度厚生労働省老人保健推進事業，2016.）

図 5　地域包括ケアシステムにおける「5 つの構成要素」

4 地域包括ケアシステム構築のプロセス

医療・介護・福祉のサービスは，個々のニーズを踏まえた専門性の高い個別支援の実践があってこそ成立します．さらに，質の高い支援・サービスを提供するためには，支援に関わる医師，歯科医師，看護師，歯科衛生士，薬剤師，管理栄養士，理学療法士，介護福祉士，介護支援専門員等の専門職同士による密接な連携を図ることが必要

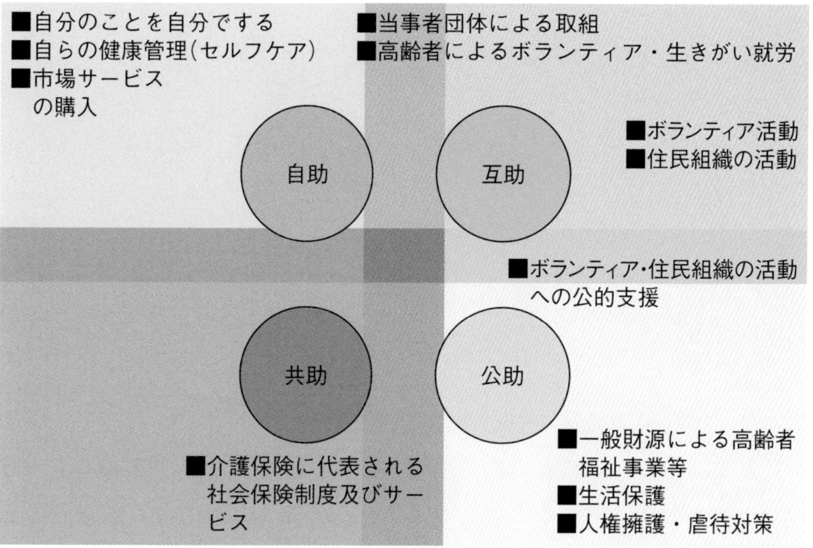

（地域包括ケア研究会，三菱 UFJ リサーチ＆コンサルティング：平成 24 年度厚生労働省老人保健事業推進費等補助金 老人保健健康増進等事業分：地域包括ケアシステムの構築における今後の検討のための論点整理―概要版―，1, 2013.）

図６ 「自助・互助・共助・公助」からみた地域包括ケアシステム

です．そのためには，現在 4,000 か所以上に設置されている地域包括支援センター等の働きかけによる多職種連携の事例検討やケアカンファレンスなどにより，顔の見える関係を作ることが重要です．また，実際の支援・サービスの場においては，連携シートや ICT（160 頁参照）を活用した情報共有ツールが有効な手段となります．

一方，単身高齢者や認知症高齢者の増加に伴い，在宅生活を継続するための配食や見守りなどの日常的な生活支援を必要とする方が増加することも予想されます．そのため「互助」の観点から，地域住民がサービスの受け手のみでなく，たとえば元気な住民や高齢者自身が有償・無償を問わず，NPO の一員やボランティアとして生活支援・サービスの担い手として活躍するなど，不足している社会資源を充実させると同時に高齢者が社会的役割を持つことで，生きがいや介護予防につなげるような取り組みも重要と考えられます．

（大原弘隆）

第2-1章

5疾病における口腔ケア がん

1 がんとは？

けがをすれば細胞が増殖して傷口をふさいで傷が治れば増殖を停止し，それ以上盛り上がってまで増えてくることはありません．そのように，正常細胞は体や周囲の状態に応じて，増えたり，増えることをやめたりします．しかし，がん細胞は，異常な細胞であるため，体や周囲の状況を無視して増え続けます．そのようながん細胞の塊を「がん」と言います．おもながんの症状・治療法などを表1に示します．

1）がんの罹患率（図1）

(1) 男性［1位 胃がん，2位 前立腺がん，3位 大腸がん，4位 肺がん，5位 肝がん］

40歳以上では消化器系（胃・大腸）のがんの罹患が多いですが，70歳以上ではその割合は減少し，前立腺がんと肺がんが増加します．

表1 おもながん

	リスク要因	おもな症状	治療	術後の合併症
胃がん	高塩分食品，ピロリ菌，喫煙，飲酒	胃痛，胸やけ	手術，抗がん剤	腸閉塞，貧血 ダンピング症候群*
前立腺がん	高齢，人種（黒人）	血尿，排尿困難	手術，抗がん剤，ホルモン，放射線	排便・排尿障害，性交障害
大腸がん	食生活の欧米化（肉食），喫煙，飲酒	便秘，腹痛，血便	手術，抗がん剤，放射線	腸閉塞 直腸がん：排尿・性機能障害
肺がん	喫煙，大気汚染	咳，痰，胸痛，息切れ	手術，抗がん剤，放射線	肺炎，肺瘻，膿胸，肺塞栓
乳がん	肥満，未出産，未授乳	しこり，血性分泌物，乳腺のひきつれ	手術，抗がん剤，ホルモン，放射線	後リンパ浮腫，知覚障害
子宮がん	体がん：肥満，未出産閉経 頸がん：ヒトパピロマウィルス	不正性器出血，下腹部痛	手術，抗がん剤，ホルモン，放射線	排便・排尿障害，性交障害術

*ダンピング症候群…胃切除手術を受けた人の15～30%にみられる胃切除後症候群で，炭水化物が急速に小腸に流入するために様々な症状が起こる．

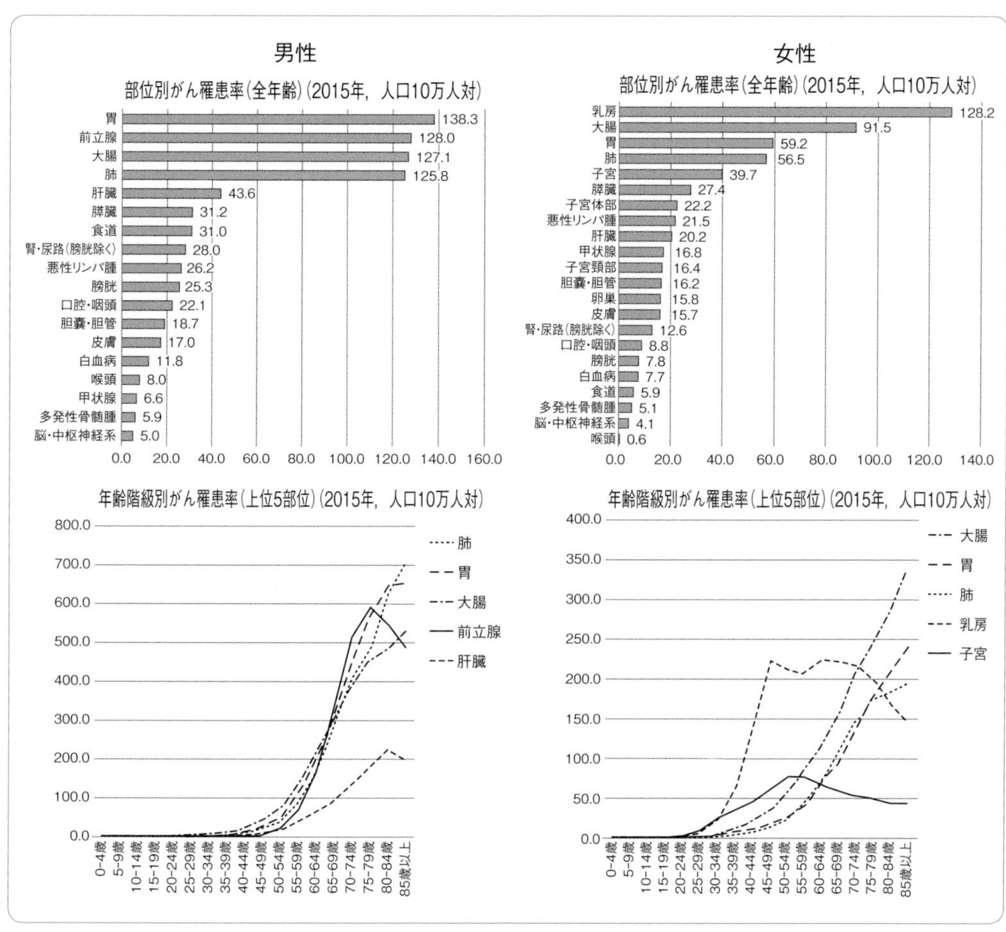

（国立がん研究センターがん情報サービス「がん登録・統計」より作成）

図１　部位別・年齢階級別がんの罹患率

(2) 女性［1位 乳がん，2位 大腸がん，3位 胃がん，4位 肺がん，5位 子宮がん］

40歳代では乳がん，子宮がんの罹患が多いですが，高齢になるとその割合は減少し，消化器系（胃・大腸）のがんと肺がんが増加します．

２）がんのステージ

ステージ分類はTNM分類を元にして決定されますが，TNM分類とは，T＝腫瘍，N＝リンパ節，M＝転移という意味で，腫瘍の大きさ，リンパ節にどれくらい転移しているか，他の臓器や組織に転移しているかという3つの基準を元にがんの進行度を分類したものです．詳しくは，がんの種類によってステージの分類の仕方は異なってくるのですが，基本的には図２のように，がんの進行が進むにつれてステージが上がっていきます．

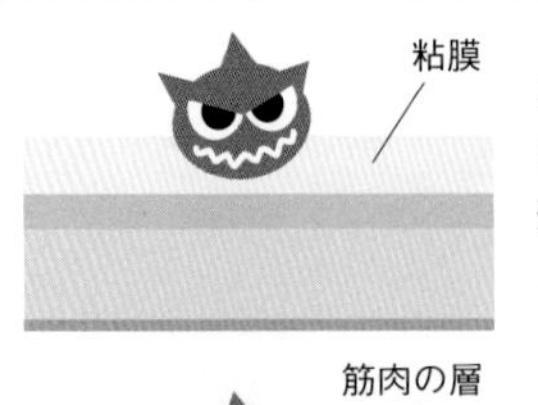

ステージ0（T1，N0，M0）
がん細胞が上皮（身体や臓器の表面や内腔をおおう組織：表皮や粘膜）にとどまっており，**リンパ節に転移はしていない**．

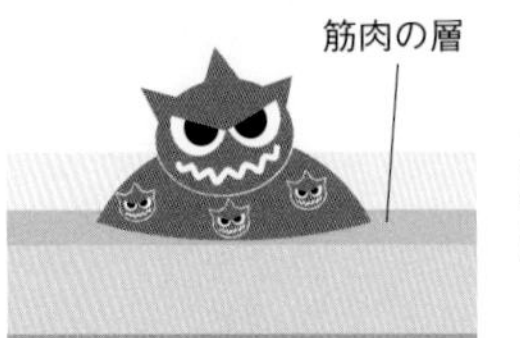

ステージⅠ（T2，N0，M0）
腫瘍が筋肉の層までにとどまっており，**リンパ節に転移はしていない**．

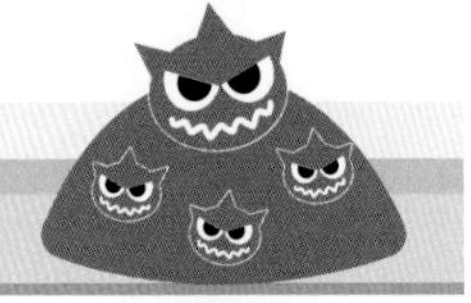

ステージⅡ（T1〜3，N0〜2，M0）
筋肉の層を超えて浸潤（広がること）はしていないが，リンパ節に少し転移している．または，リンパ節に転移はしていないが，筋肉の層を超えて浸潤している．

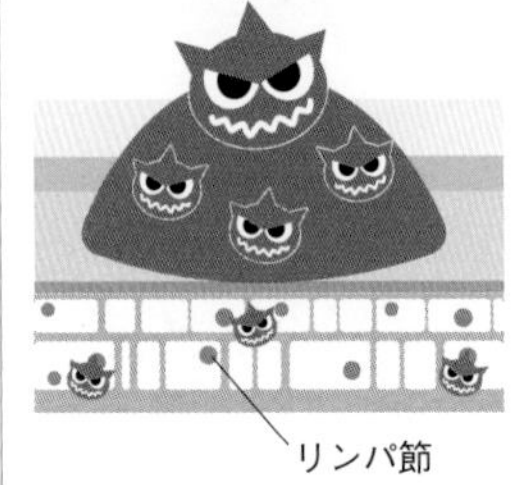

ステージⅢ（T2〜4，N1〜2，M0）
腫瘍が筋肉の層を超えて深く浸潤して臓器の壁を超えて露出しており，リンパ節転移もみられる．

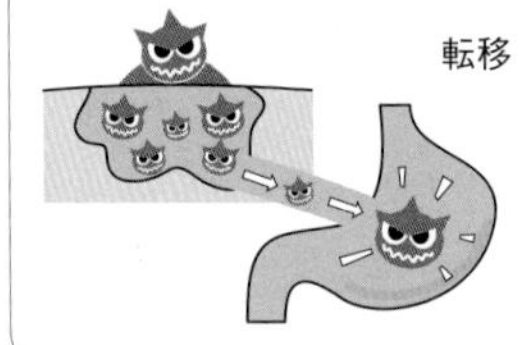

ステージⅣ（T4，N2，M0〜1）
がんが臓器の壁を超えて，まわりの主要な血管などに浸潤しているか，離れた他の臓器（胸水や腹水も含む）へ転移している．

（画像協力：がんのきほん　http://www.gan-info.com/Freeb 株式会社）

図２　がんのステージ

３）５年生存率

がんと診断された場合に，治療開始から5年後に生存している人の割合をいいます．

また，５年相対生存率はがんと診断された人のうち５年後に生存している人の割合が，日本人全体で５年後に生存している人の割合に比べてどのくらい低いかで表します．100％に近いほど治療で生命を救えるがん，0％に近いほど治療で生命を救い難いがんであることを意味します．

図３では，・限局（リンパ節転移なし）：ステージ0，Ⅰ
・領域（遠隔転移なし）：ステージⅡ，Ⅲ
・遠隔（遠隔転移あり）：ステージⅣ

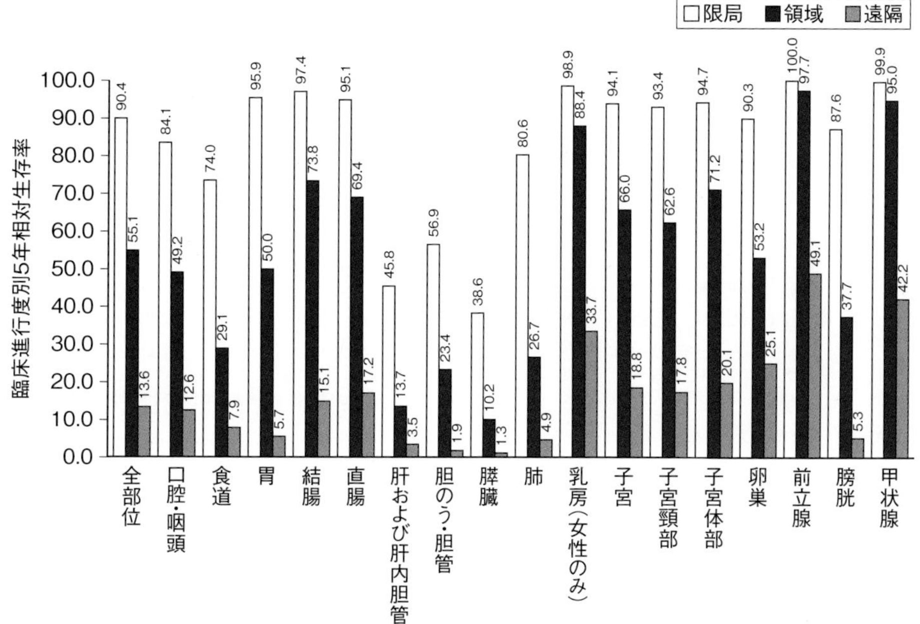

（全国がん罹患モニタリング集計　2006-2008 年生存率報告，国立研究開発法人国立がん研究センターがん対策情報センター，2016.
独立行政法人国立がん研究センターがん研究開発費「地域がん登録精度向上と活用に関する研究」平成 22 年度報告書．より作成）

図３　臨床進行度別５年相対生存率

となり，ステージ（図2）が進むほど，5年生存率も低くなっていきます．（田中創始）

4）骨転移と顎骨壊死

(1) 投薬による顎骨壊死

骨転移を起こしやすい固形がん（乳がん，前立腺がん，肺がんなど）や多発性骨髄腫などでは，病的骨折を防ぐなどを目的としてビスホスホネートやデノスマブ（抗RANKL抗体）などの骨吸収抑制薬（または骨修飾薬：BMA；Bone Modifying Agents）が投与される場合があります．その約1～2%前後に副作用の一つである顎骨壊死（ONJ；Osteonecrosis of the Jaw）が生じます．発症契機の約半数程度は抜歯ですが，自然発症するケースもみられます．上顎に比べて下顎に多く，ステロイド，糖尿病，口腔衛生不良，喫煙などがリスク因子と言われています[1)]．

ビスホスホネートによる顎骨壊死をBRONJ（Bisphosphonate-Related ONJ），デノスマブによる顎骨壊死をDRONJ（Denosumab-Related ONJ），両者を合わせてARONJ（Anti-resorptive agents-Related ONJ）と言います．また血管新生阻害薬などにおいても顎骨壊死を生じるため，これらを総称してMRONJ（Medication-Related

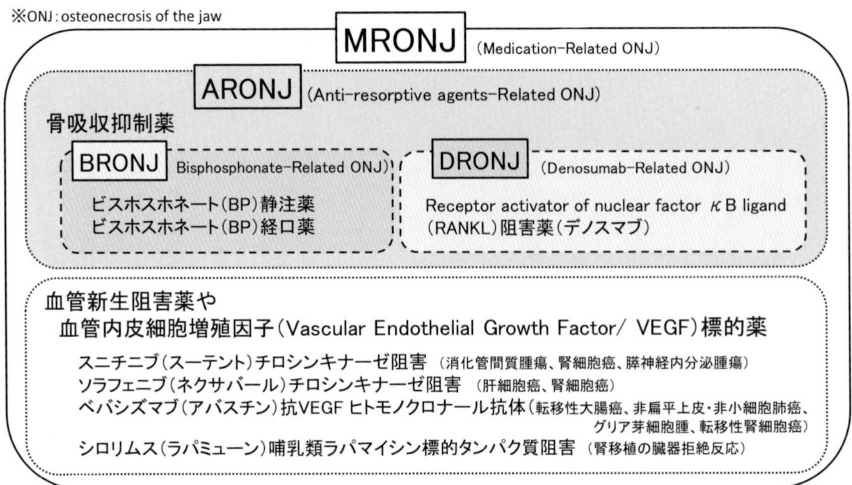

図４　薬の副作用としての顎骨壊死の分類

ONJ）と呼ぶことがあります（図４）.

(2) 骨吸収抑制薬投与時の歯科での対応

骨吸収抑制薬が処方される前には歯科受診を促し，口腔衛生指導を行います.

骨吸収抑制薬が開始されると抜歯や歯周外科手術などの侵襲的歯科治療が困難になるため，将来的に侵襲的歯科治療を行う必要性が高い歯についてはあらかじめ治療を完了しておく（不完全埋伏歯や被覆粘膜の薄い下顎隆起や口蓋隆起は除去しておく）ことが望まれます.

骨吸収抑制薬の処方中は口腔衛生状態を良好に保つことが肝要であり，抜歯の原因となるう蝕や歯周病に対する予防対策が必要です.

骨吸収抑制薬が処方された後に観血的処置が必要となった場合，あるいは顎骨壊死が発症してしまった場合において，がん患者では骨粗鬆症患者とは異なり，がんの治療を最優先にすべきです．したがって原則的に骨吸収抑制薬の休薬や中止は行いません．ただし骨転移の状況，患者の生命予後，患者が抱えている症状などを加味して総合的に判断する必要があり，患者や処方医と十分に相談しながら対応することが大切です.

（渋谷恭之）

2 がん患者に対する口腔ケアの目的

1）がんの手術の周術期における口腔ケアの目的

がんの手術における口腔に関連するトラブルとして，気管挿管時の偶発症，術後

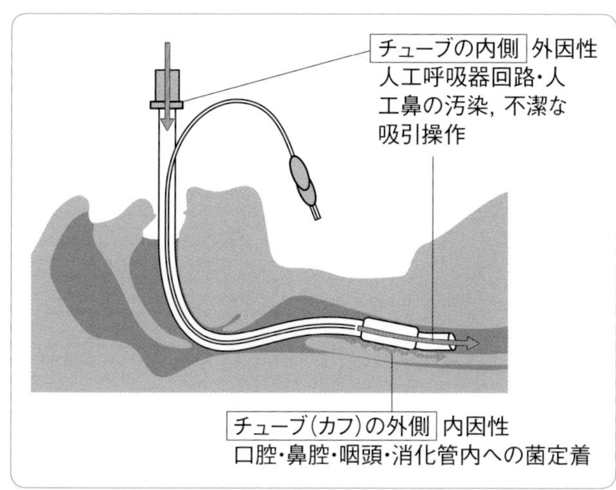

図５　VAP の感染経路

ICU などでの人工呼吸管理中に生じる肺炎，抜管後に起こる誤嚥性肺炎，創部感染などがあります．定期的に歯科に通わない患者さんは口腔に問題があることが珍しくありません．トラブルを予防するには，がんの手術を受けるまでに口腔の状態を的確に評価し，口腔環境を整備することが大切です．そのために，口腔ケアと患者教育を行い，必要に応じて歯科治療を施行します．口腔環境が整備されていると，術後早期からの経口摂取が可能になり，口腔の自浄作用が維持され，栄養状態も改善し，創部の治癒促進を図れます．がんの手術の周術期における口腔ケアの目的は以下の通りです．

(1) 全身麻酔時の歯の破折・脱落

上顎前歯部がう蝕や歯周病に罹患していると，気管挿管時に歯の破折や脱落を生じるリスクがあります．万が一，歯や破折片などを誤飲・誤嚥させると，その対応のため手術を始められませんので，予防はきわめて重要です．

(2) 人工呼吸器関連肺炎（VAP：Ventilator-Associated Pneumonia）

VAP は長期間，気管挿管をしている患者さんに発症する致死率が高い肺炎です．患者由来の汚染物が気管チューブのカフをすり抜けて，気管に垂れ込んで生じます（図5）．したがって，気管挿管が長期化しやすい食道がん，頭頸部がんの手術後や，術前から呼吸機能が悪い患者さんでは，VAP を生じるリスクが高くなります．経口気管挿管では気管チューブがあり口腔ケアが技術的に難しいので，術前からの口腔ケアが有効です．

(3) 誤嚥性肺炎

誤嚥には，舌がんの手術のように解剖学的形態の変化によるもの，脳腫瘍や反回神経麻痺のような神経の障害によるものがあります．高齢者の肺炎は不顕性誤嚥によるものが多く，肺炎の既往がある場合は，がんの手術を受ける時も要注意です．

不顕性誤嚥は絶食状態でも生じます．絶食は口腔・咽頭の自浄性を低下させるので，誤嚥しやすい患者さんでは，特に口腔ケアによる誤嚥性肺炎の予防が期待されます．手術前からの口腔ケアだけでなく，嚥下訓練やリハビリを行います．口腔環境を整備し，口腔細菌を減らすことと嚥下機能の改善が重要です．

(4) 手術創部感染

口腔や咽頭の手術では，細菌の増加が創部感染に直結します．特に，切除した部位を遊離皮弁で再建するような進行がんでは，術後のセルフケアが困難なうえ，絶食となる場合が多いため，口腔が不潔になり，創部感染のリスクが高くなります．

2）抗がん剤による化学療法，放射線治療（頭頸部）における口腔ケアの目的

抗がん剤や頭頸部への放射線治療（RT）の副作用による口内炎が重症化すると，治療を中止せざるを得ず，生命予後が悪化しますので，口腔ケアによる口内炎の重症化予防は，支持療法として期待されています．また，口腔に感染や乾燥を生じると QOL が著しく低下するため，歯科治療や口腔ケアによる予防や症状の緩和は不可欠です．

抗がん剤の種類・投与量，RT では照射方法・部位・量にもよりますが，①悪心・嘔吐，全身倦怠感，②びらん・潰瘍部分の接触痛，③血小板減少に伴う歯肉出血によって歯みがきを控える，などが単独もしくは重複して，セルフケアが低下しやすくなります．治療前に口腔を正しく評価し，専門的口腔清掃や口腔ケアに関する患者教育を徹底し，必要に応じて歯科治療を追加することで，清潔で潤った口腔環境を整備し，その維持を図ります．経口摂取は，口腔・咽頭の自浄性の維持の面でも意義深いです．

(1) 各種の口内炎を予防し，治癒を促す

RT，殺細胞性の抗がん剤であるフルオロウラシル*1，メトトレキサート*2，シスプラチン*3，分子標的薬であるエベロリムス*4，アファチニブ（ジオトリフ®）による口内炎の発症そのものを口腔ケアで予防することは困難です．担がん状態であることに加え，治療による全身状態の悪化で，ヘルペスや帯状疱疹などのウイルス性口内炎を発症することもあり，同様に発症自体の予防は困難です．しかし，二次感染を予防することで，口内炎の重症化を予防し，治癒を促進することを期待できます．重症化してからでは介入が難しいので，その前に口腔環境を早めに整備し，患者さんが維持できるよう指導することが大切です．

*1 フルオロウラシル（5-FU®）…代謝拮抗薬で，がん細胞の DNA 合成を阻害する．
*2 メトトレキサート（メソトレキセート®）…葉酸代謝拮抗薬で，がん細胞の DNA 合成を阻害する．
*3 シスプラチン（ランダ®）…プラチナ製剤で，がん細胞の DNA の複製を阻害する．
*4 エベロリムス（アフィニトール®）…分子標的薬で，mTOR を選択的に阻害して，がんの増殖を抑制する．

ステロイド外用薬や抗菌薬の使用で，菌交代現象によるカンジダ性口内炎が生じることがあります．義歯や口腔装置の素材となるレジンにもカンジダが付着しやすく，口腔清掃や抗真菌作用のある薬剤の使用を検討します．

(2) 歯性感染症の急性化・歯肉出血の予防

抗がん剤の副作用による白血球・血小板の減少やセルフケアの低下で，歯周炎（根尖性，辺縁性）や智歯周囲炎などの歯性感染症の急性化，歯肉の炎症による歯肉からの出血を生じやすくなります．がん治療開始前の歯科治療が予防の鍵の一つです．

(3) 顎骨壊死の予防・顎骨骨髄炎の予防

RT 後の晩発障害としての顎骨壊死は古くから知られてきましたが，最近，乳がん・前立腺がんの骨転移などの治療に投与されるビスホスホネートのゾレドロン酸（ゾメタ®）や抗 RANKL 抗体であるデノスマブ[*5]による顎骨壊死・顎骨骨髄炎も問題になっています．歯周炎など顎骨への持続感染や抜歯が顎骨壊死・顎骨骨髄炎の発症リスクを高めますので，がん治療を開始するまでの口腔環境の整備が重要です．特に RT 後は，唾液分泌が高度に減少し，う蝕に罹患しやすく，その進行も早まるため，フッ素の応用も含め長期の口腔管理が必要です．

（岸本裕充，森寺邦康）

3）がん治療後における口腔ケアの目的

がん治療が終了しても治療の副作用や合併症により口腔ケアを長期的に必要とする症例があります．

(1) 放射線治療後

頭頸部がんなどで顎口腔領域が照射範囲に含まれた場合には，放射線治療に伴う急性障害の一部残存と晩期障害の新たな出現の恐れがあり，これに配慮した口腔ケアが必要です（表 2）．

①放射線性口腔乾燥症と放射線性う蝕

唾液腺の漿液性腺房は最も放射線感受性が高く，25 Gy（グレイ）以上の照射で非可逆的な変化が生じると言われています[2)]．したがって漿液腺が多数を占める耳下腺などが照射を受けると唾液量が減少します(放射線性口腔乾燥症)．口腔内の自浄作用，免疫作用，pH 緩衝作用，再石灰化作用も低下し，歯の脱灰が進みます（放射線性う蝕）．口腔の保湿に心がけ，口腔清掃に留意し，フッ素塗布などを行います．

②放射線性顎骨壊死

顎骨がおおよそ 60 Gy 以上の照射を受けると，1 割弱程度に放射線性顎骨壊死が生じます．顎骨壊死の半数程度は照射後の抜歯が原因であり，顎骨壊死になるとその治

＊5 デノスマブ（ランマーク®）…モノクローナル抗体で，選択的に RANKL を抑制し骨の吸収を抑制する薬．

表２　頭頸部放射線治療に伴う障害

急性障害 （放射線の早期影響として出現する身体的障害）	晩期障害 （放射線の晩期影響として出現する身体的障害）
放射線性口腔粘膜炎	放射線性顎骨壊死
放射線性口腔乾燥症	瘢痕形成
口腔内感染症（カンジダ，ヘルペスなど）	開口障害
味覚異常	軟組織壊死
	放射線性う蝕

癒率は４割程度にとどまります．照射後は抜歯の原因となり得るう蝕や歯周病の予防対策が重要です．また予後不良の歯を照射前に抜歯しておくことも肝要です[3)]．義歯床下粘膜の褥瘡なども顎骨壊死の誘発因子になります．さらに照射範囲内に放射線性誘発がんを生じることもありますので経過観察が重要です．

③味覚異常

顎口腔領域への照射終了後の55～88％の患者に味覚異常が出現します[2)]．その回復には1～2年以上かかる場合があり，食事指導などの際に配慮が必要です．味覚異常は味蕾の放射線性障害に加えて口腔乾燥も原因の一つであり，口腔ケアの際には保湿や唾液腺マッサージなどを心がけます．

(2) 骨吸収抑制薬

固形癌（乳癌など）の骨転移や多発性骨髄腫の患者で，ビスホスホネートやデノスマブなどの骨吸収抑制薬を使用している場合には，顎骨壊死を生じる場合があります(9頁参照)．デノスマブは血中半減期が約１か月程度と短く，６か月程度でその効果は消失しますが，ビスホスホネートは体内に年単位で蓄積するため，過去の投与歴にも注意が必要です．口腔衛生状態を良好に保ち，抜歯の原因となるう蝕や歯周病に対する予防対策が重要です．

(3) 移植片対宿主病（GVHD；Graft Versus Host Disease）

骨髄移植によりドナー由来リンパ球が自己を攻撃することにより生じます．病理組織学的あるいは臨床徴候により急性GVHDと慢性GVHDに分けられます．ドナー由来リンパ球が唾液腺を攻撃すると口腔乾燥によりう蝕が多発します．またドナー由来リンパ球が口腔粘膜を攻撃すると難治性の口腔扁平苔癬様粘膜炎が生じます．口腔の保湿に心がけ，口腔清掃に留意し，必要に応じてフッ素塗布などを行います．骨髄移植後の固形癌発生率は5.6～22％と言われており，口腔がんが生じることもありますので経過観察時に配慮が必要です[4)]．

（渋谷恭之）

4）緩和ケアにおける口腔ケアの目的

平成28年診療報酬改定で周術期口腔機能管理（Ⅲ）の対象が放射線治療，化学療法を実施している患者に「緩和ケア」の患者が追加されました．「緩和ケア」とは，がんと診断されたときから行う，身体的・精神的な苦痛を和らげるためのケアです[5]．したがってすべてのがん患者が対象となりますが，ここでは終末期の口腔ケアについて述べます．

終末期とは，病気が治る可能性がなく数週間～半年程度で死を迎えるだろうと予想される時期であり，この時期に行われる終末期医療の目的は延命ではなく，死を目前にした患者の身体的・精神的苦痛を和らげ，QOL（Quality Of Life）を向上させることです[6]．ただ口腔ケアを行うのではなく，患者への精神的サポートも必要です．少しでも患者の気持ちを理解したい，不安や苦痛を和らげたいという思いで患者の話を傾聴・共感し，他職種との情報共有を行い，家族の希望や思いも把握したうえで患者の身体・精神状況に適した口腔ケアプランを作成します．最期に近づくと1週，あるいは1日単位で口腔内の状況が変わるので，短期的な口腔ケアプランに変更します．

(1) 口腔乾燥における口腔内環境の悪化

呼吸状態の悪化により経鼻チューブやマスクによる酸素吸入をしている際には著しい口腔乾燥がみられます．口の中がカピカピになった患者は呂律（ろれつ）が回りにくく会話困難となります．また，唾液による自浄作用の低下から口腔内細菌が増殖して口臭の悪化，痂皮や固着痰の付着などがみられ，それが誤嚥性肺炎の要因にもなります．専門的な口腔ケアに加え，必要に応じて話すことや食べることを目標とした摂食機能訓練を行う場合があります．好きな食べ物を少しでもお口から入れることで患者の楽しい時間につながり，家族も喜ばれます．

(2) 口腔カンジダ症

日和見感染により口腔カンジダ症がみられることもあります．口腔内の疼痛が悪化し，経口摂取困難につながるケースがありますので，抗真菌薬の使用を考慮します．

歯科衛生士の立場で重要なのは全身と口腔のアセスメントを行い，しっかりと問題点を抽出し，判断を行うことです．最期まで少しでも安楽に過ごせるよう患者の思いを尊重し，多職種連携を図り，患者や家族に質の高い緩和医療がなされるようにしっかりとサポートする必要があります．そのためには，がん患者の全身状態や化学療法などの知識を深めていくことは今後の歯科衛生士の課題です．（山内千佳）

3 口腔ケアの実例

今後，がん患者の口腔ケアは歯科衛生士にとって多職種連携の大きな鍵になると思われます．しかし，日本歯科衛生士会では，平成26年『医科歯科連携のチーム医療における歯科衛生士の取り組み状況に関するアンケート調査』において，「病院と地域の歯科医院との連携が少ない」，「医科の基本的な知識を身につけることが大切」，「今後ますます周術期の対象患者が増加していくことへの不安がある」，「新人でも対応できるように教育が必要」などの意見があったと報告しており，まだまだ問題点が多いのが現状です．そこで，本項では症例を提示しながら，がん患者の周術期口腔機能管理における口腔ケア方法や注意点などについて解説します．

1）外科的手術（前・後）における口腔ケア

(1) 手術前の口腔ケアポイント

手術前に歯石除去＋PMTCを施行します．人工呼吸器関連肺炎の予防のためにもできる限り口腔内細菌数が少ない環境を作っておくことが重要です．しかし症例によっては術前から咳やむせ，呼吸困難などがあったり，全身状態が著しく悪いケースもありますので，事前に必ず患者情報を確認しましょう（表3）．

①誤嚥の危険性が高い場合

注水下での歯石除去を禁止し，PMTCや歯ブラシ，歯間ブラシなどでの口腔清掃のみを実施します．患者に負担をかけない（休憩をはさみながら），誤嚥させないような体位をとる（図6），こまめにパルスオキシメーター（図7）で呼吸状態を確認する，などが重要です．また，排唾管（図8）の使用をお勧めします．処置の合間に口唇を閉鎖することで陰圧がかかり，貯留している分泌物を吸い取ってくれます．

(2) 手術後の口腔ケアポイント

手術後は翌日よりベッドサイドにて口腔ケアを行います（図9，10）．開胸手術後の場合は術直後より排痰が難しく，口腔内に痰や唾液が貯留しやすくなります．また酸素吸入により口腔乾燥が著しくなります．そのため口腔ケア後には「声が出しやすくなった」などの患者さんからの声をお聞きすることがあります．また，頭頸部がんで舌や歯肉に皮弁再建をしている場合は，皮弁の縫合部に細菌や食渣が付着すると感染の原因になります（図11）．スポンジブラシを使用した皮弁や粘膜のケアが重要となります．

食道がんや頭頸部がんで頸部郭清術を併用すると，創部（頸部）の瘢痕化が起こりやすく，頸部の可動域が狭くなり，また，食塊が食道を通過しにくくなるため，嚥下

表３　口腔ケア前に確認しておく情報

・37.5℃以上の発熱
・血液データ：白血球（易感染性）
　　　　　　　血小板（易出血性）
・食事形態：ミキサー，経管栄養，絶食

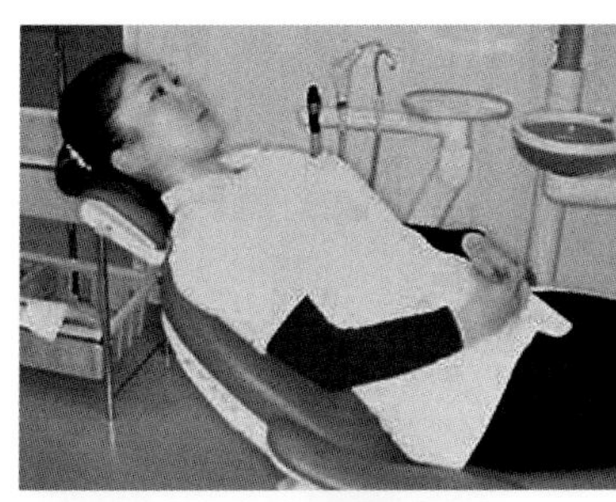

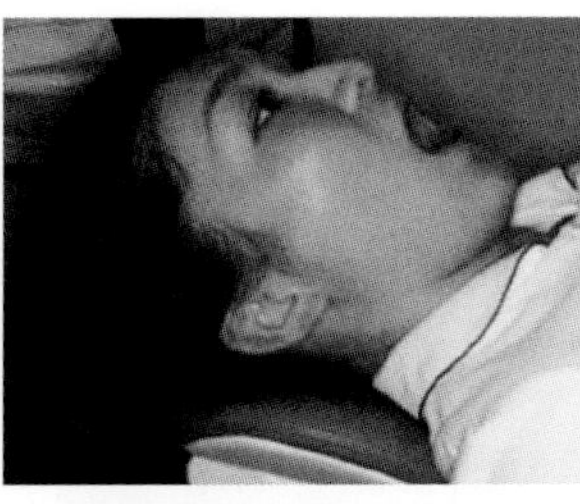

図６　誤嚥させない体位
ギャッジアップを30〜60°にして頸部を後屈させないように注意する．

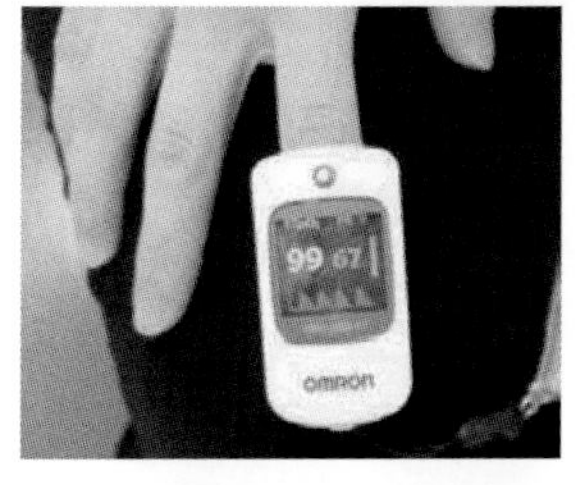

図７
パルスオキシメーター

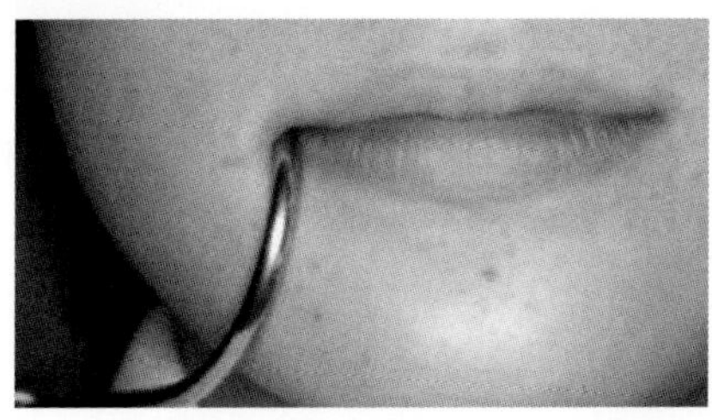

図８　排唾管

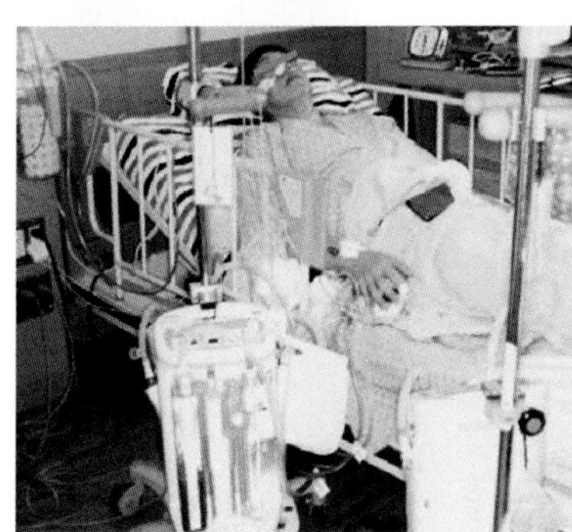

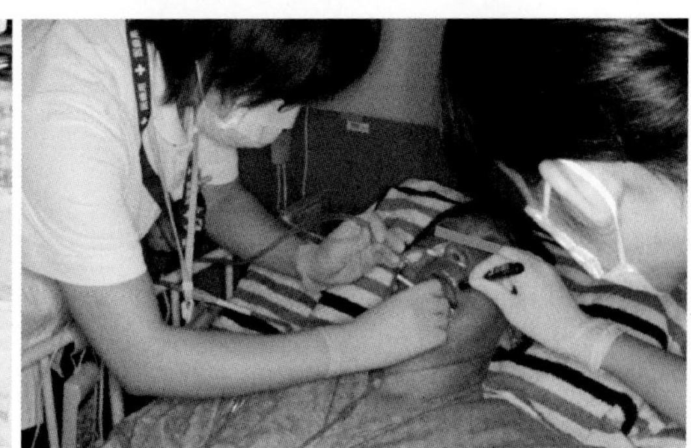

図９　術後の往診中口腔ケア

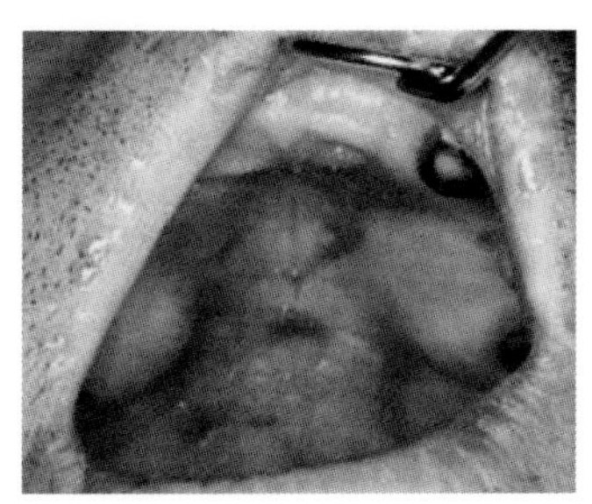

図10　術直後の口腔内

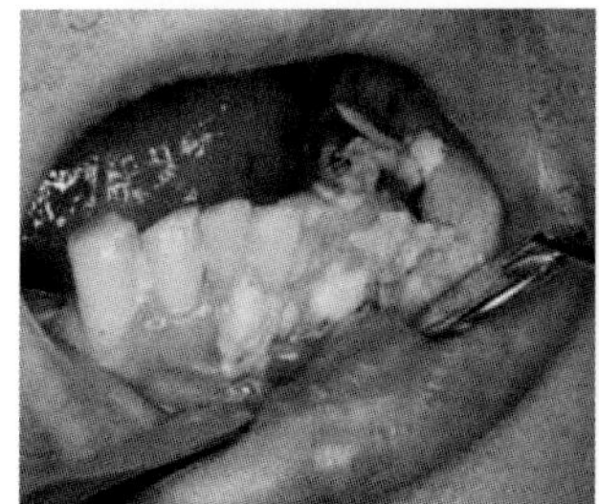

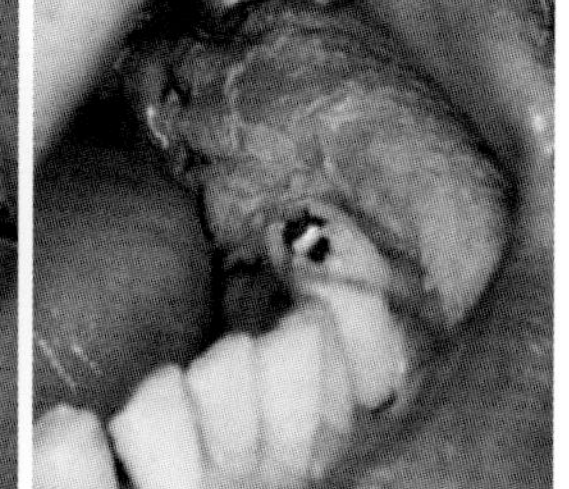

図11　口腔癌術後の皮弁部

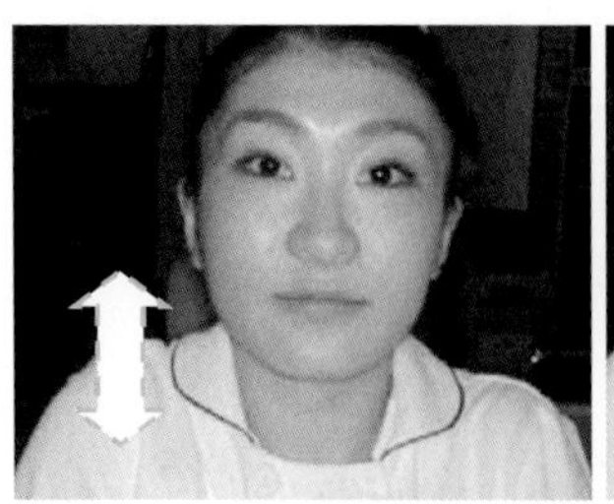
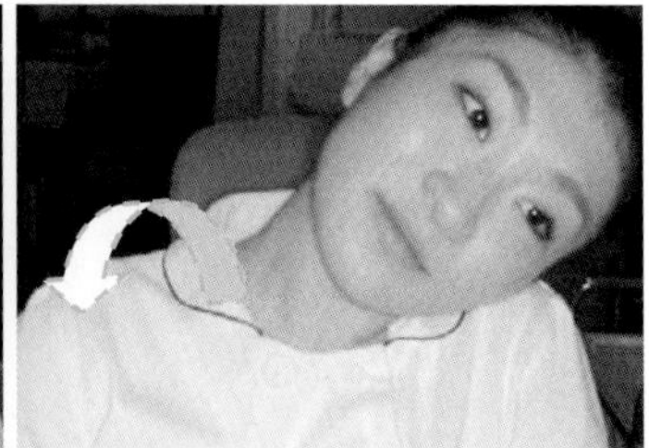

a：肩の上下の体操

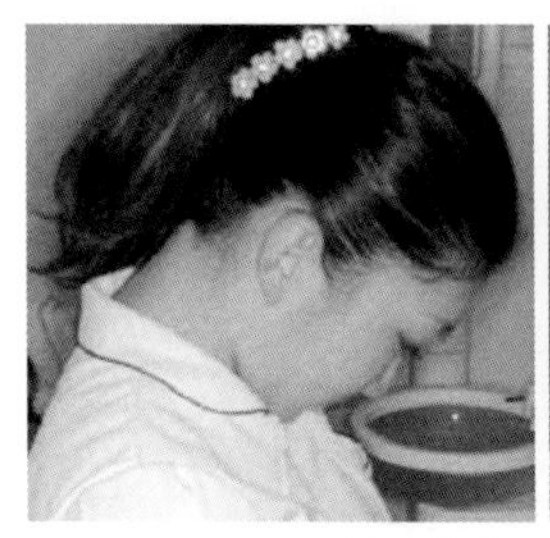
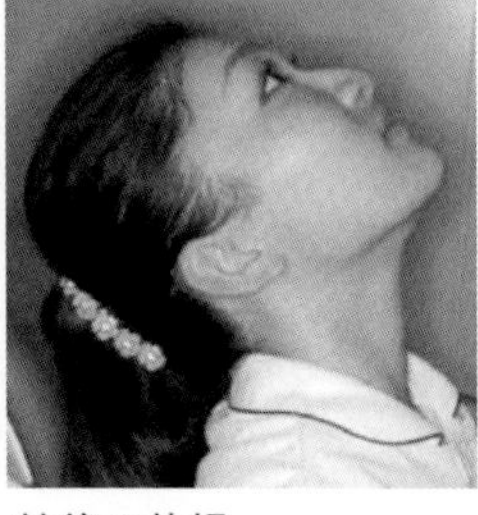

b：首の左右，前後の体操

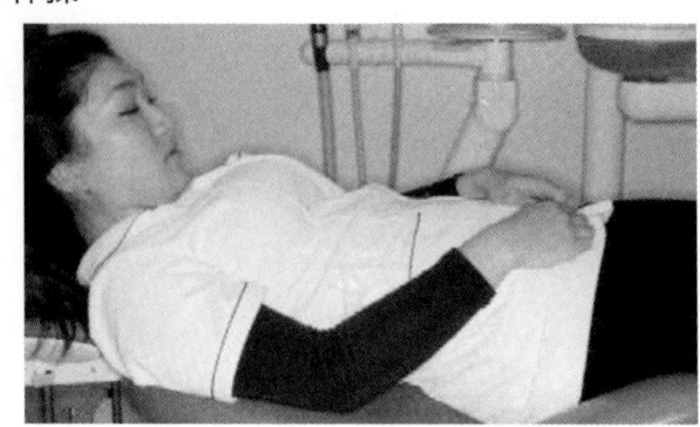

c：シャキア・エクササイズ

図 12　間接訓練

機能障害が起きやすくなります．患者には首や肩の体操や頭部挙上訓練（シャキア・エクササイズ）などの間接訓練を指導します（図 12）．

手術によって起こりうる術後の状況を理解し，患者にしっかりと事前に説明したうえで口腔ケアやセルフケア指導を行うことが重要です．

2）化学療法，放射線治療中の口腔ケア

(1) 口腔粘膜炎

がん化学療法時の約 30〜40%，また頭頸部に放射線治療を併用した場合にはほぼ 100%出現すると言われています．対応の基本は口腔ケアであり，MASCC/ISOO (Multinational Association of Supportive Care in Cancer and International Society of Oral Oncology) のガイドラインでも推奨されています．しかし口腔ケアで口腔粘膜炎を完全に予防することはできません．最も重要なのは早期から口腔ケアを実施し，口腔内を清潔に保つことで有害事象を抑制し，よく観察することで口腔粘膜炎を早期に発見することです．そのためには口腔粘膜炎を適切に評価し，それに合わせた口腔ケア計画を立案することが重要です（表 4）．

評価方法には WHO scale や NCI-CTCAE（National Cancer Institute-Common Toxicity Criteria for Adverse Events）Ver. 3.0 または Ver. 4.0 などがあります（表 5）．また口腔内全体の評価として ROAG（Revised Oral Assessment Guide）が使用できます（表 6）．アセスメント表を用いることで他職種との情報共有が行いやすく，

表4　口腔粘膜炎のGrade別の口腔ケア方法

	Grade 1	Grade 2	Grade 3	Grade 4
有害事象				
口腔ケア方法	・歯磨き（ブラシは普通～軟毛） ・含嗽（ハチアズレ） ・口腔乾燥がある場合は保湿剤	・歯磨き（ブラシは軟毛に変更） ・含嗽（ハチアズレ＋リドカイン） ・鎮痛薬（食事20～30分前，アセトアミノフェンなど） ・口腔乾燥がある場合は保湿剤	・歯磨き（ブラシは軟毛に変更） ・含嗽（ハチアズレ＋リドカイン） ・疼痛部位にリドカインゼリーを塗布 ・鎮痛薬，医療用麻薬 ・口腔乾燥がある場合は保湿剤	

表5　口腔粘膜の評価方法

WHO scale

Scale 0	Scale 1	Scale 2	Scale 3	Scale 4
不変	痛み，発赤	発赤，潰瘍；固形物摂取可能	潰瘍；流動食のみ摂取可能	食事摂取不能

・WHOでは経口摂取も考慮した評価となるため，口腔内症状よりも評価が高くなることもある．

NCI-CTCAE Ver. 3.0

粘膜炎/口内炎	Grade 1	Grade 2	Grade 3	Grade 4
診察所見	粘膜の紅班	斑状潰瘍 または偽膜	融合した潰瘍 または偽膜 わずかな外傷で出血	組織の壊死；顕著な自然出血；生命を脅かす
機能／症状	わずかな症状で摂食に影響なし	症状があるが，食べやすく加工した食事を摂取し嚥下することはできる	症状があり，十分な栄養や水分の経口摂取ができない	生命を脅かす症状がある

NCI-CTCAE Ver. 4.0

	Grade 1	Grade 2	Grade 3	Grade 4
口腔粘膜炎	症状がなし または軽度の症状 治療を要さない	中等度の疼痛 経口摂取に支障がない 食事の変更要す	高度の疼痛 経口摂取支障	生命を脅かす 緊急処置要す

・Ver. 3.0では診察所見と機能／症状で評価が別のため，評価がしやすくなっている．

表6　ROAG

カテゴリー	方法	スコア1	スコア2	スコア3
声	患者と会話	正常	低い or かすれた	会話しづらい or 痛い
口唇	観察	平滑でピンク	乾燥 or 亀裂 and/or 口角炎	潰瘍 or 出血
粘膜	観察 ライトと歯科用ミラーを使用	ピンクで潤いあり	乾燥 and/or 赤，紫や白色への変化	著しい発赤 or 厚い白苔 出血の有無にかかわらず水泡や潰瘍
舌	同上	ピンクで潤いがあり乳頭がある	乾燥，乳頭の消失 or 赤や白色への変化	非常に厚い白苔 水泡や潰瘍
歯肉	同上	ピンクで引き締まっている	浮腫性 and/or 発赤	手で圧迫しても容易に出血
歯／義歯	同上	きれい 食物残渣なし	1）部分的に歯垢や食物残渣 2）う歯や義歯の損傷	全般的に歯垢や食物残渣
唾液	歯科用ミラーを頬粘膜に当てて滑らせる	ミラーと粘膜との間に抵抗なし	抵抗が少し増すがミラーが粘膜にくっつきそうにはならない	抵抗が明らかに増しミラーが粘膜にくっつく，あるいはくっつきそうになる
嚥下	嚥下してもらう 観察・問診	正常な嚥下	痛い or 嚥下しにくい	嚥下不能

（Andersson P, et al.：Spec Care Dentist, 22（5）：181-186，2002. より和訳して引用）

・方法で歯科用ミラーがない場合は，舌圧子や指を使う．

口腔内の経時的変化も把握できます．ただし歯科医療従事者以外は口腔内を見る機会が少ないため，評価結果にバラツキが生じることあります．したがって他職種との勉強会などを通じて共通認識を持っておくことが大切です．

(2) 口腔乾燥

症例（後出図15）：30代女性
全身疾患：舌癌で舌亜全摘術後，脊椎多発転移・肺，腸腰筋転移

口腔ケア：方法は後出図15参照

化学療法中は唾液腺の細胞が変性し唾液が出にくくなり，放射線治療では唾液腺が照射範囲に設定された場合に口腔乾燥が必発します．自浄作用は低下し口腔内環境が劣悪になります（図13）．

口腔内の湿潤として有効なのが保湿剤です．保湿剤には様々な種類があり，どの商品も効果が期待できます（図14）．ただし，保湿剤を使い過ぎてしまうと，乾燥がひどい場合には保湿剤そのものが口腔内で固まってしまうため，注意が必要です．また，ミラーが頬粘膜にくっつくほど乾燥していたり，口腔粘膜炎が併発している場合に

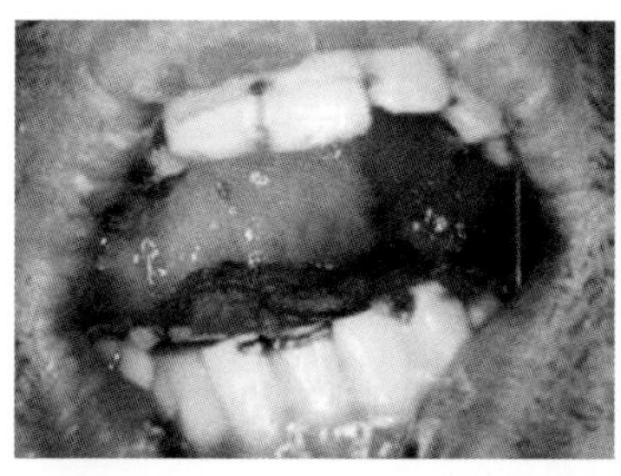
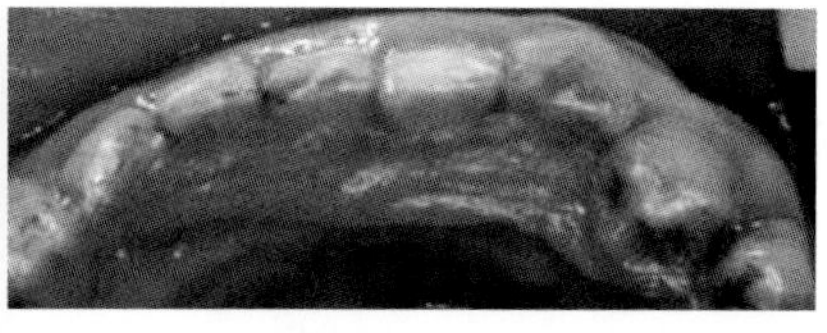

図13　口腔乾燥による舌苔や固着痰の付着

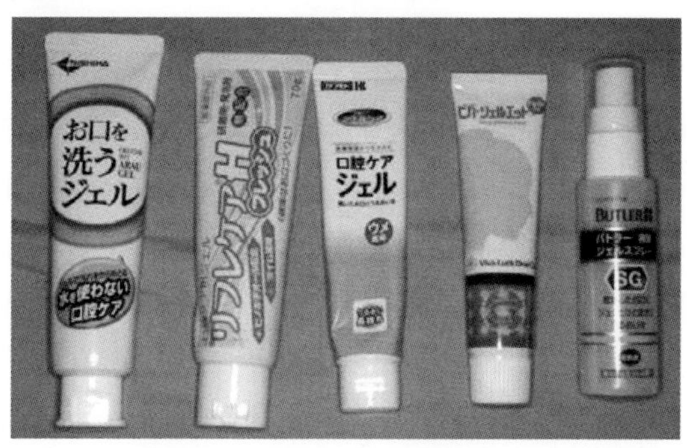

図14　保湿剤各種

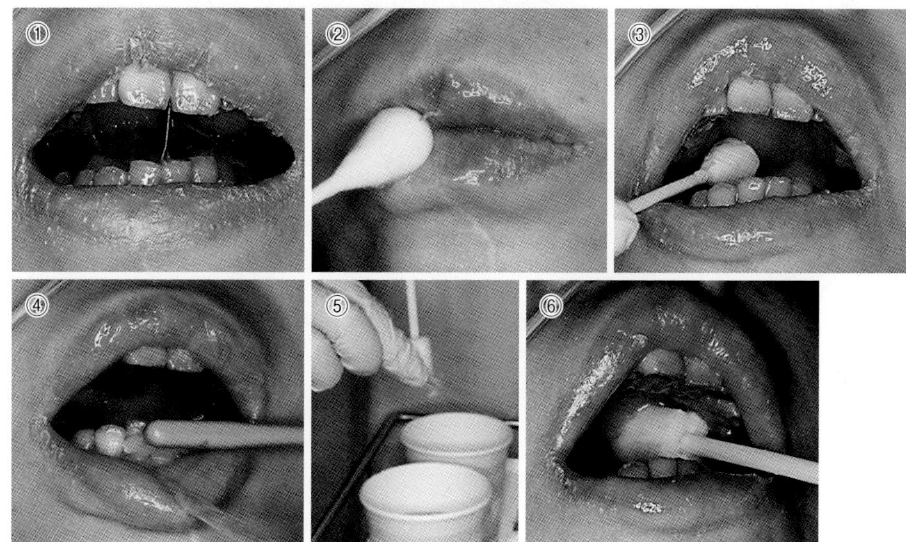

図15　含嗽や洗浄が困難な場合の口腔ケア手順

①口腔内評価. ②口唇にワセリン塗布. ③痂皮をふやかすために多めに保湿ジェルを塗布.
④ブラッシングする時は誤嚥させないように必ず吸引を行う.
⑤コップは汚染物を洗うために2個準備する. スポンジブラシは余分な水分を絞る.
⑥スポンジブラシで口腔内全体を清拭する.
仕上げに, 薄く保湿ジェルを口腔内全体に塗布して終了.
※口腔乾燥が強い場合, 保湿ジェルを多めに塗布すると痂皮の原因となるため注意する.

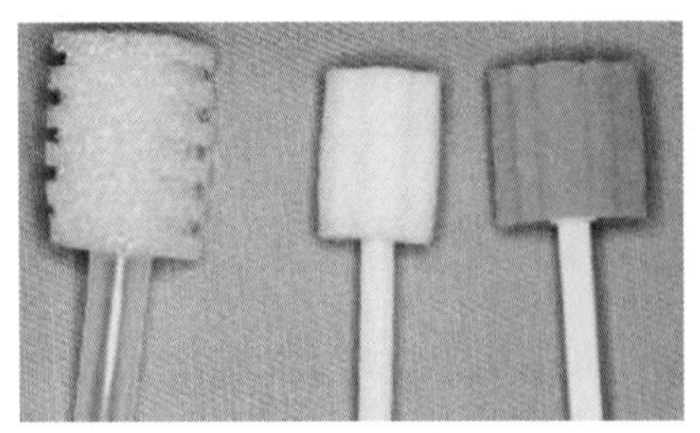

図 16　スポンジブラシ各種

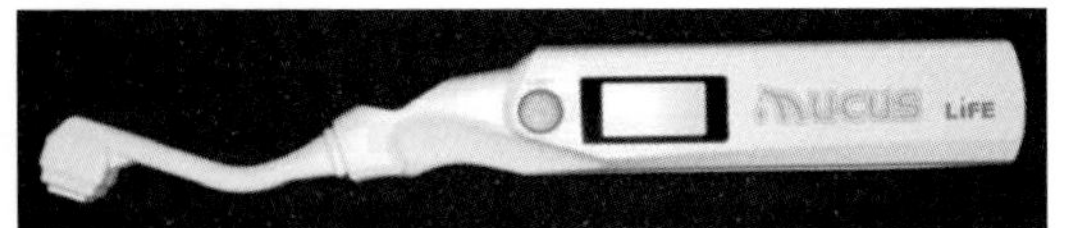

図 17　口腔水分計ムーカス®

連続 3 回測定し，その中央値を測定値とする．27～30 を境界域とし，27 未満の場合は，口腔内が乾燥状態であることが疑われる．（説明書より抜粋）

は，マウスウォッシュやスプレーがしみることがあります．その場合には持続時間が長く，かつマイルドな口あたりのジェルが効果的です．一方，ある程度の湿潤がみられるケースにジェルを使用すると，唾液と一緒に流れてしまうため効果が期待できません．化学療法による嘔気や嘔吐がある場合には，甘みの強いジェルを患者が好まないこともあります．

また，保湿剤を併用したスポンジブラシによる粘膜ケアも効果的です．保湿剤で口腔内を湿潤させて痂皮や剥離上皮をふやかしてからスポンジブラシで清拭していきます．その場合の口腔ケア方法は図 15（含嗽や洗浄が困難な場合の口腔ケア手順）を参照して下さい．スポンジブラシの種類には，スポンジが粗いタイプ，柄がプラスチックやペーパータイプのものなどがあります（図 16）．重度の口腔粘膜炎に対しては，スポンジが粗いタイプは偽膜が破れて出血したり疼痛を引き起こすため，お薦めできません．柄がペーパータイプの場合は時間とともにふやけて弱くなります．また，くいしばりがある患者では噛み切ってしまう恐れがあり，医療事故の原因になりえます．患者の口腔内の症状に合わせて適した口腔ケア用品を使用することが重要です．

口腔水分計ムーカス® で検査をしてから，患者に保湿の重要性を指導するのもひとつです（図 17）．

(3) 口腔カンジダ症

症例（後出図 19）：80 代女性　病名：スティーブンスジョンソン症候群
全身疾患：関節リウマチ，陳旧制心筋梗塞，シェーグレン症候群

口腔ケア：口腔内のびらんや出血があり口腔カンジダ症を疑い検査をしました．口腔内疼痛が強くアネトカインインゼリー® の表面麻酔を塗布し，疼痛緩和させます．以降は (2) 口腔乾燥の図 15 と同様の口腔ケアを週 2～3 回介入しました．口腔カンジダ症が陽性のため抗真菌薬が処方となりました．2 週間継続し口腔内のびらんや出血が改善されました．

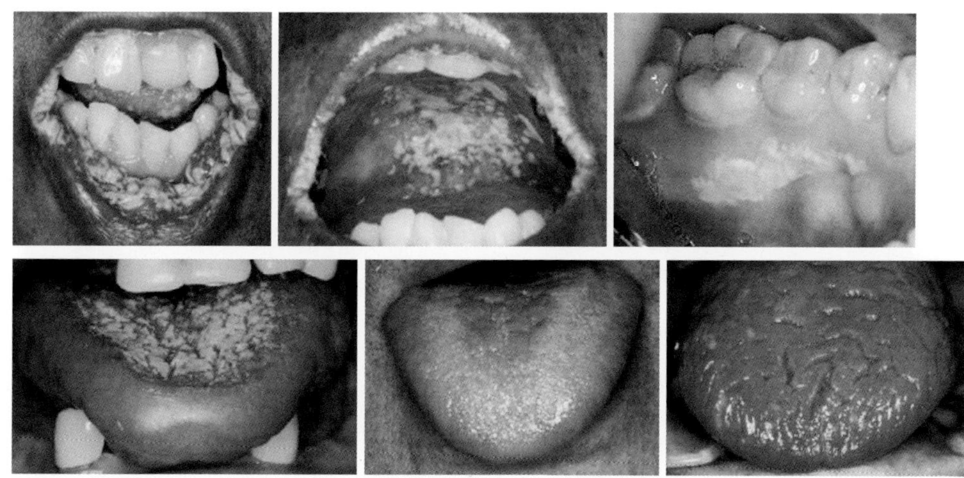

図18　口腔カンジダ症

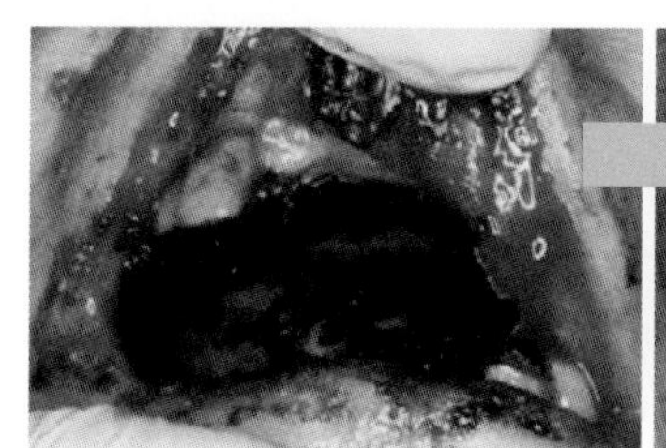

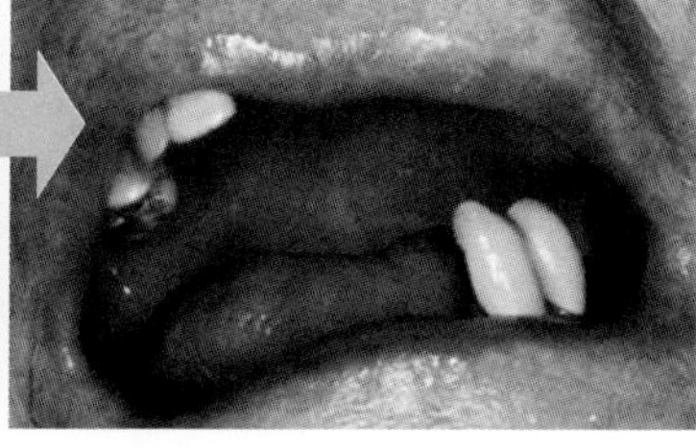

図19　口腔内出血を伴う口腔カンジダ症

口腔粘膜炎に対してステロイド軟膏（デキサルチン®，ケナログ®，デスパコーワ®）を使用する場合があります．しかし骨髄抑制期などの免疫低下状態ではカンジダ性口内炎を増悪させることがあるので配慮が必要です．

患者の訴えとして「ヒリヒリ，ピリピリする」，「お味噌汁など温かいものがしみる」という場合や，両側の口角炎，舌の乾燥，発赤，白苔・偽膜の付着などがみられる場合は真菌感染を疑います．早期に真菌検査を行うことが重要であり，口腔粘膜炎を重症化させないための一つの対処法です．

また，口腔カンジダ症の所見には白苔偽膜付着以外にもいくつか種類があります(図18)．カンジダ性口内炎の潰瘍が増悪すると出血を伴うこともあります(図19)．

患者の口腔内をしっかりと確認できるのは歯科衛生士です．前回の口腔内所見と比較して変化を見分けることや，怪しいと疑う目を持つことが早期発見につながります．

(4) その他

化学療法の口腔合併症として味覚障害や知覚過敏症などが発症する場合があります．またある種の抗がん剤では口腔粘膜に色素沈着を認めることがあります(図20)．

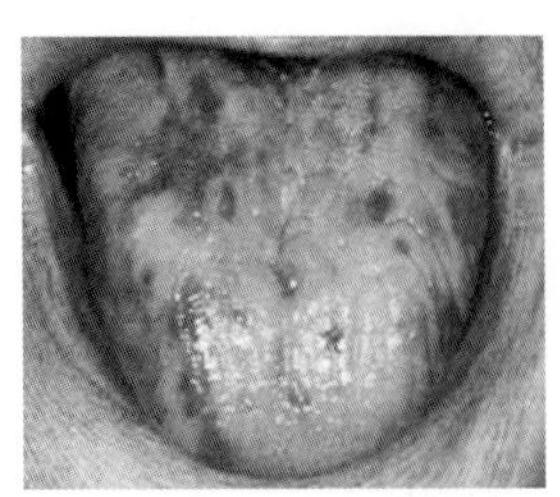

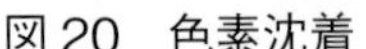

図20　色素沈着

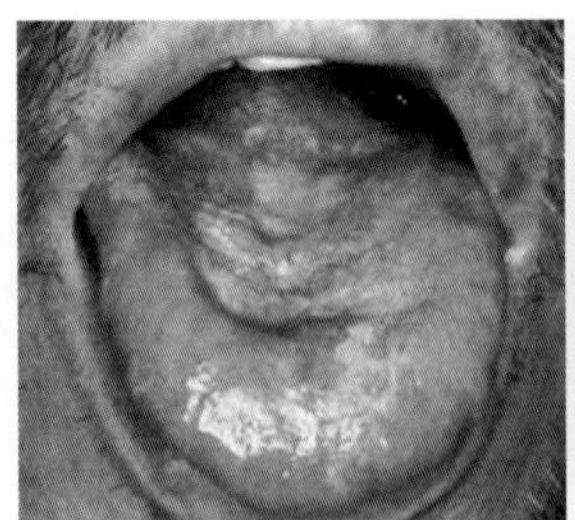

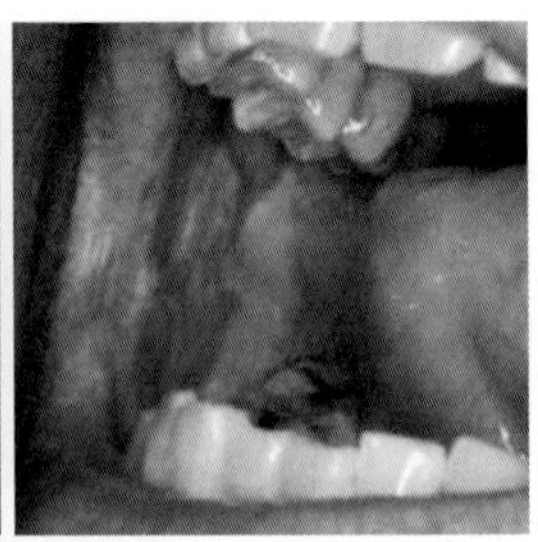

図21　慢性GVHD

舌や頬粘膜に牛柄模様の斑点ができて患者が驚いてしまうケースもありますが，治療前からしっかりと説明しておけば患者との信頼関係が崩れることもありません．

3）がん治療後における口腔ケア

(1) 造血幹細胞移植後の移植片対宿主病（GVHD）

慢性GVHDでは扁平苔癬様粘膜炎（レース状や白色線模様），口腔粘膜の角化による白斑や開口障害が発症します（図21）．また唾液腺障害として口腔乾燥を伴います．造血幹細胞移植ガイドラインGVHDを一部抜粋しますと「過剰角化，口および周囲皮膚の硬化性変化は診断症状であるが，特に過剰角化は二次がん（扁平上皮癌）との鑑別を要するため定期的な生検が勧められる」と記されています．したがって退院した後でも安心できません．

慢性GVHDを発症した場合でも歯石除去やPMTCは可能です．しかし退院後は口腔ケア方法の情報不足に陥りやすく，口腔衛生管理が中断してしまうこともあります．施設間連携が重要であり，歯科衛生士の間でも勉強会や情報提供書の交換など，連携体制作りが必要です．

(2) 放射線治療後の晩期障害

頭頸部がん患者で唾液腺が照射範囲に設定された場合，治療後も口腔乾燥が長期化します．口腔内の自浄作用が低下し，う蝕や歯周炎が増悪するケースは少なくありません（図22）．放置すると抜歯適応になってしまう場合もありますが，晩期障害としての放射線性骨髄炎・顎骨壊死のリスクがあるので抜歯は禁忌となります（図23）．抜歯適応とならないように照射後の口腔環境を整えることは歯科衛生士の役割です．

患者にとって，骨髄炎・顎骨壊死は理解しづらい疾患であり，言葉だけでなく写真などを見せて具体的に理解してもらうことが，セルフケアのモチベーション向上につながります．

(3) 薬剤性顎骨壊死（ARONJ）

がん骨転移の治療薬であるビスホスホネート製剤（BP剤）やデノスマブ（ランマー

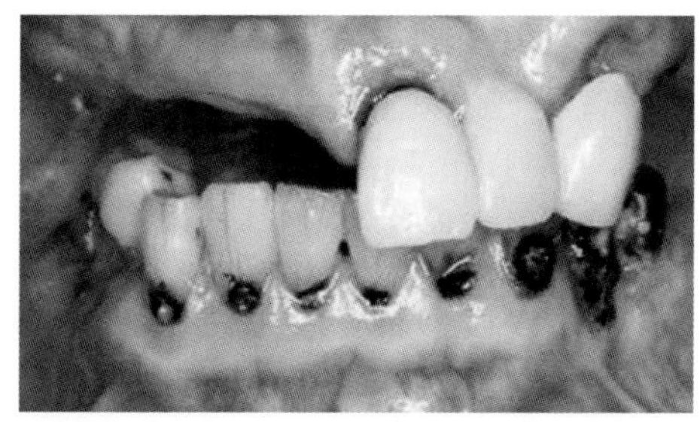

図 22　放射線性う蝕

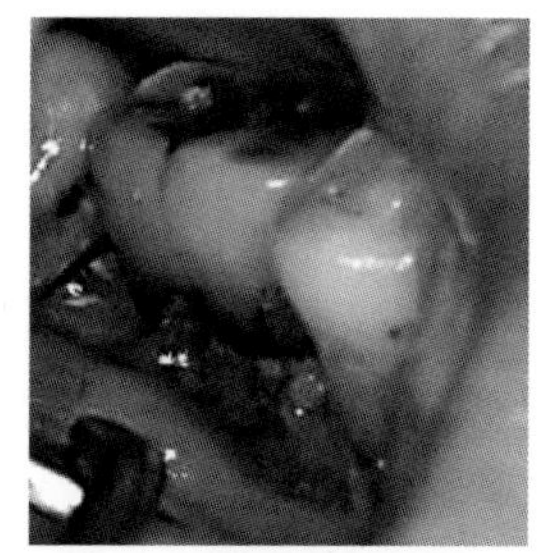

図 23　放射線性顎骨壊死

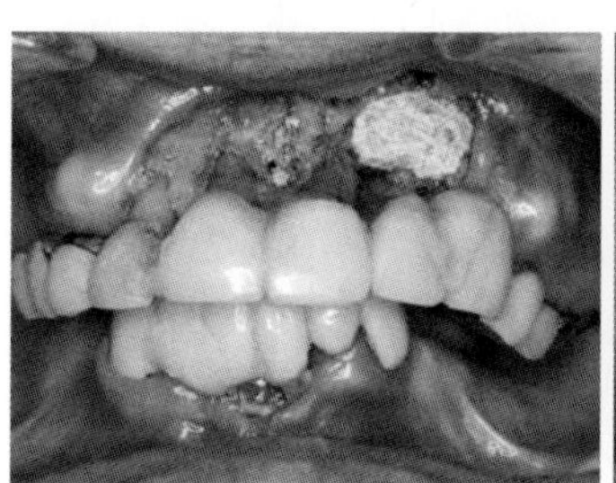

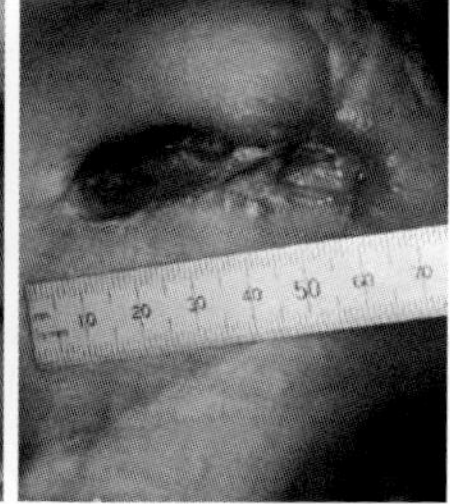

図 24　薬剤性顎骨壊死

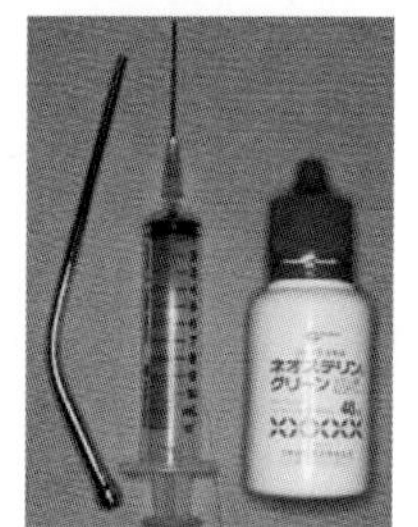

図25　洗浄セット

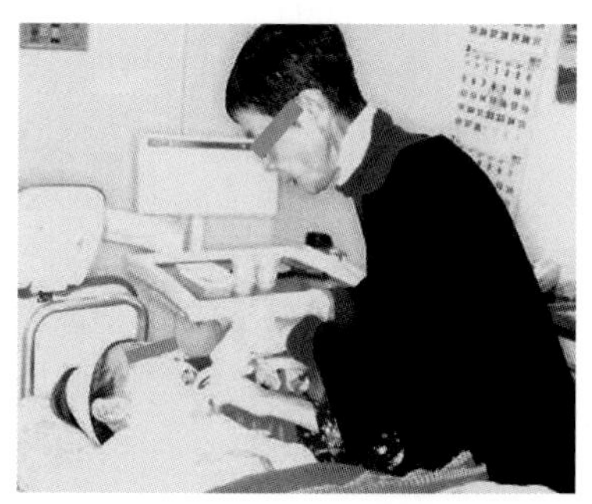

図 26　家族による口腔ケア

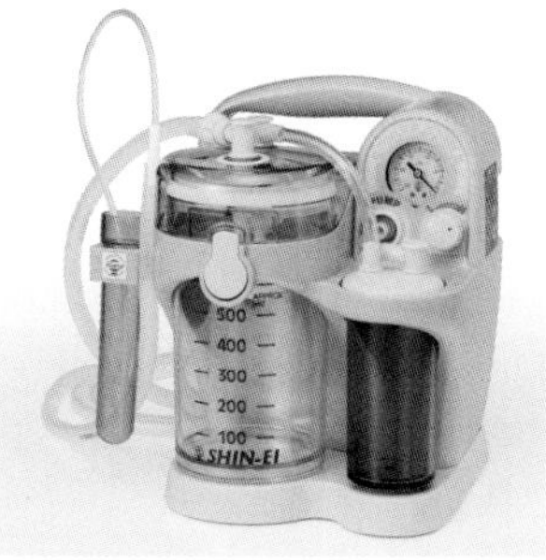

図 27　卓上吸引器（パワースマイル，新鋭工業）

ク®）には薬剤性顎骨壊死（ARONJ）のリスクがあります．ARONJ は難治性であり，壊死の範囲は経時的に広がって悪臭を放ち，精神的・身体的にも QOL が低下します（図 24）．顎骨壊死部はシリンジで毎日洗浄する必要があります（図 25）．ただし在宅で毎日の訪問歯科を利用することは難しいため，入院期間中から家族や訪問看護師に口腔ケア方法（図 26）やレンタル卓上型吸引器（図 27）の使用法などを説明しておき，退院後も継続してもらえるようにしています．

4）緩和ケア（終末期）

最期まで少しでも安楽に過ごせるように，歯科衛生士の立場からサポートしていくことが重要です．訪室する前に患者の状況（身体的・精神面，一番つらいことや気にしていること，趣味など）を収集し，口腔ケアの際は積極的に会話を行い，少しでもストレスが解消できるよう心がけています.

終末期は口腔ケアは重要ですが，最期が近づくにつれて全身状態が悪化し積極的な介入が難しくなることもあります.

それでも経口摂取ができない患者さんが「お茶が飲みたい」と強く訴えた場合には，お茶スプレー（スプレー容器にお茶を入れて噴霧）やスポンジブラシをお茶に浸して清拭するなどを行うこともあります.

最期は家族と連携しながら患者さんを支えることが大切だと感じます.　（山内千佳）

文　献

1）日本口腔外科学会：BRONJ 治療に関する実態調査，67-68，2015 年 12 月.

2）若尾文彦，上野尚雄：全国共通がん医科歯科連携講習会テキスト（第 1 版），77，国立がん研究センターがん対策情報センター，国立がん研究センター中央病院，2012.

3）Reuther T, Schuster T, Mende U, Kübler A：Osteoradionecrosis of the jaws as a side effect of radiotherapy of head and neck tumour patients--a report of a thirty year retrospective review. Int J Oral Maxillofac Surg. 32（3）：289-295, 2003.

4）三浦真香，梅田正博，他：骨髄移植後 GVHD 患者に発生した頬粘膜癌の 1 例．日口診誌，19：164-168，2006.

5）特定非営利活動法人　日本緩和医療学会：緩和ケアとは. 緩和ケア. net. http://www.kanwacare.net/kanwacare/（2017 年 1 月 30 日参照）

6）看護 roo!：終末期．看護用語辞典　ナース pedia. /https://www.kango-roo.com/word/3675（2017 年 1 月 30 日参照）

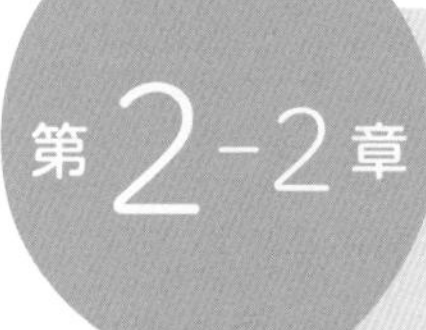

脳卒中

1 脳卒中について

1）脳卒中の分類

脳卒中には，脳の血管が閉塞する虚血性脳卒中（＝脳梗塞）と頭蓋内で出血する出血性脳卒中（＝頭蓋内出血）があります．

(1) 脳梗塞

脳梗塞には脳血栓症と脳塞栓症があります（図 1）．

①脳血栓症：脳の動脈硬化が進行して血管が狭くなることで，血液の流れが悪くなって最終的に閉塞し，そこから先の脳組織に血液を送ることができない状態です．高コレステロールなどに起因するアテローム血栓性脳梗塞が脳梗塞全体の 20〜30% を占めます[1)]．その多くは睡眠中や朝の覚醒時に発症します．

②脳塞栓症：血液や脂肪等のかたまり（栓子）が他の部位から脳に運ばれて脳血管が閉塞する状態です．心房細動などにより心臓から栓子が運ばれる心原性脳塞栓が脳

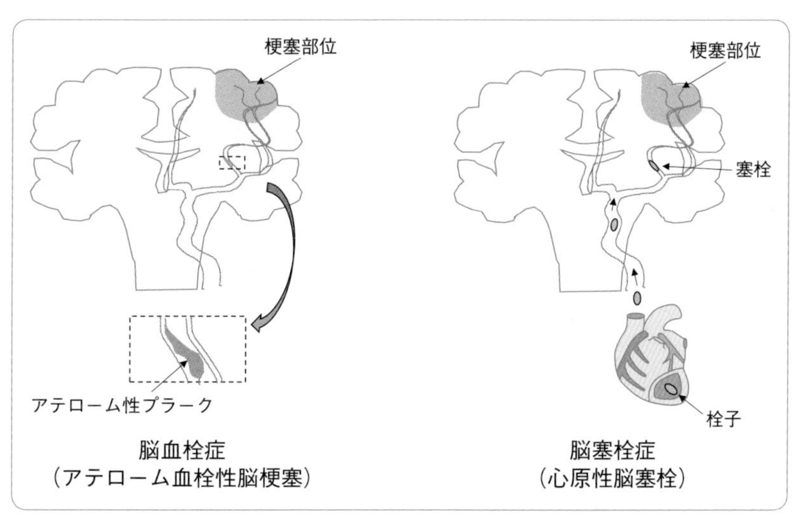

図 1　脳血栓症と脳塞栓症の違い

梗塞全体の20～35%を占めます[1)]．日中活動時や起床直後に多く発症します．

(2) 頭蓋内出血

頭蓋内出血には脳出血やクモ膜下出血などがあります．

- 2014年の我が国の死因別死亡数の割合において，脳卒中を含めた脳血管疾患は悪性新生物，心疾患，肺炎に次いで第4位となっています[2)]．
- 1970年以降は高血圧の治療を受ける人が増加し，その一方で重労働が軽減され，食塩摂取量が減少，暖房が普及するなどにより脳出血が大きく減少しました．相対的に現在では脳卒中の中での脳梗塞の割合が増加しています．
- 脳卒中予防のためには高血圧や高脂血症（高コレステロール）にならないように注意することが肝要であり，糖尿病，心房細動，喫煙，飲酒，肥満なども危険因子となります．

2）脳卒中リハビリテーション（急性期，回復期，維持期）

脳卒中のリハビリテーションは急性期，回復期，維持期に分けられます．

平成19年に施行された改正医療法により，原則としてそれぞれの都道府県が脳卒中診療を担う医療機関や施設の名称を急性期，回復期，維持期に分けて公表しています．

急性期，回復期，維持期を担当する病院や診療所がグループとなり，その中で統一した地域連携パスを用いて切れ目のない継続した脳卒中診療を行う「脳卒中地域連携パス」が全国で広がっています．

(1) 急性期

急性期脳梗塞に対する血栓溶解剤であるrt-PA（recombinant tissue-type plasminogen activator，アルテプラーゼ）が2005年10月に保険適用されました．rt-PAを発症数時間以内に静脈内投与することで，脳卒中の予後改善が期待できます．こうした急性期治療に合わせて行われるのが急性期リハビリテーションです．脳卒中の発症直後から廃用症候群や合併症の予防，セルフケアの早期自立を目的として，ベッドサイドでの他動的関節可動域訓練，筋力維持訓練，座位訓練などが行われます．おおよそ脳卒中が生じてから2か月程度の期間になります．

(2) 回復期

急性期治療が終了してからおおよそ6か月間は回復期として集中的かつ包括的なリハビリテーションが行われます．必要に応じて器具や装具などを使用しながら，患者の運動麻痺や失語症などの状態に合わせて，起立・歩行訓練，日常生活活動訓練（食事・整容・更衣・排尿・排便・入浴など），言語訓練，嚥下訓練などが行われます．回復期の当初は会話困難で，ほとんどを臥位で過ごしているような患者さんでも，回復期の後半には杖をつきながら歩行し，経口摂取が可能になるまで回復するケースがあります．したがって患者さんの回復程度に合わせてリハビリテーションプログラムを修正する必要があります.

(3) 維持期

維持期リハビリテーションの目的は，回復期リハビリテーション後の筋力，体力，歩行能力などの維持や，さらなる向上です．自宅や病院，施設などで実施されます．医療保険を利用した通院によるリハビリテーション以外の多くは介護保険が適用されます．地域での多職種連携が継続できる環境を整えることが重要です．

- リハビリテーションの最終目標は患者さんやその障害が，身体的，心理的，社会的，経済的に最大限の自立度に至るまで回復することです．したがって患者さんの個々の状況に合わせた目標設定がなされます．

3）脳卒中の合併症・後遺症

(1) 脳卒中後のうつ状態

脳卒中後，2〜3割の患者でうつ状態になることがあります[1]．年齢に関わらず発症後の急性期から2年目までに起こることが多いとされています．やる気の低下などがみられるケースもあります．セルフケアへの意欲が低下している場合でも，患者さんの心理面に配慮しながら急ぐことなく患者のペースに合わせて指導を行うことが大切です．

(2) 運動麻痺

単麻痺，片麻痺，交代性片麻痺，四肢麻痺などがあり，それぞれに完全麻痺と不完全麻痺があります（図2）．脳卒中の多くは一側性の上肢・下肢に生じる片麻痺です（約7割程度と言われています）．左右の大脳から下降する運動神経は脳幹で交叉し反対側の上肢，下肢へ分布するため，たとえば左の大脳に脳血管病変が出現すると右片麻痺が生じます．患者さんの利き腕側に片麻痺が生じると口腔清掃が難しくなります．

(3) 高次脳機能障害

脳卒中では記憶，言語，認知，思考などのさまざまな高いレベルの機能（高次脳機能）が障害を受けることがあります．以下に口腔ケアに関わる主な高次脳機能障害について説明します．

①失語症：言葉の表出（話す，書く，音読）と理解（聞く，黙読）において様々な障害が生じます．話すことができなくても聞き取りはできる場合がありますので，対応に注意が必要です．右利きの場合，言語中枢は主に左大脳半球にあるため（約95%），失語症は左側の脳血管障害が生じて右片麻痺（利き腕側）となった場合にみられます．一方，左利きの場合，言語中枢は約60〜70%で左大脳半球に，約20%で両側大脳半球にあるため[3]，利き腕（左腕）が麻痺になっても多くの場合は失語症がみら

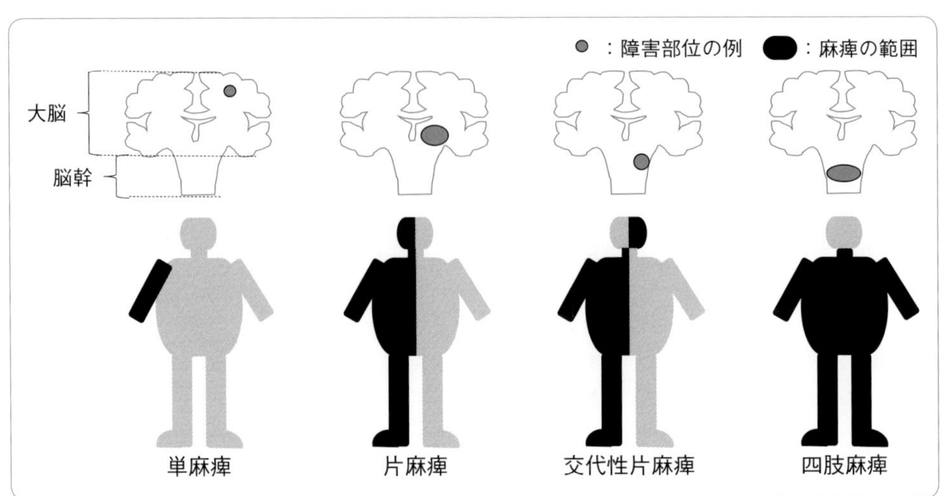

図２　障害部位と麻痺の範囲

れません．

②半側空間無視：右大脳半球の障害による左側半側空間無視が一般的であり，右側の脳血管障害が生じた場合の3〜4割程度にみられます[1)]．患者自身は空間の半側を認識していないため，たとえば食事の際にトレーの半側の料理に全く手をつけていないにもかかわらず，本人は全部食べたと自覚している場合があります．半側の空間を無視していること自体に本人は気づいていませんので，歯ブラシ指導の際には配慮が必要です．

③観念失行：道具の使用に関する障害であり，使い方を熟知しているはずの道具を正しく使用できない状態です．たとえばマッチ箱からマッチを取り出して，それを擦ってタバコに火をつけるといった一連の動作はできなくなります．歯ブラシやコップなどを使用する際に注意が必要です．

④口腔顔面失行：顔面下部，舌，喉頭，咽頭の筋を用いた意図的な動作ができなくなる障害です．ただし自動的，反射的な運動は正常です．食事，あるいは「あくび」をする場合の開口は可能ですが,「口を開けてください」といった指示に従って開口することはできません．咬合採得などは困難になります．

⑤視覚失認：視力に問題がないにもかかわらず，物品を見てもそれが何かを理解することができません(名前や使用方法がわからない状態です)．したがって歯ブラシやコップを見ても使用方法が理解できません．ただし手に触れることで理解可能となるケースがあります．

（渋谷恭之）

4）脳卒中患者の摂食嚥下機能評価

摂食嚥下障害は脳卒中急性期に高率で起こる障害の一つです．急性期には50％以上に嚥下障害を認め[4)]，多くは数週間から数か月で改善しますが，発症後6か月以上まで障害が残る例が11〜13％程度に認められます[5)]．嚥下障害は，2次的に誤嚥性肺炎・窒息・低栄養・脱水などの合併症を引き起こします．これらの合併症は，嚥下リハビリの開始を遅らせ，長期臥床により廃用を強め，合併症の再燃や疾患の再発など悪循環をもたらし回復の阻害因子となります．実際，脳卒中患者で嚥下障害があると約3倍も肺炎のリスクが高まることが報告されています．この比率は，誤嚥がある嚥下障害患者でさらに高まり，約11倍にまで上がると言われています[4)]．

こうした状況から，脳卒中患者では，発症後できる限り早く嚥下障害の有無を診断し，詳細な評価によって摂食嚥下障害を引き起こしている原因の理解やリスク要因を明らかにして，適切な対応法を導くとともに合併症の予防につとめる必要があります．こうした取り組みは，ヒトにとっての永遠の「食べる楽しみ」につながり，QOL向上にも影響します．

摂食嚥下障害の基本的な流れは，問診→身体所見→スクリーニング→画像診断です．

(1) 問診（表1）

現在の症状を把握して，摂食嚥下障害の有無や原因を判断していく手がかりとなる診断の第一段階です．脳卒中では嚥下障害の可能性が高いことを考慮しながら聴取していきます．

(2) 身体所見・神経学的所見・ADL（表2）

全身症状，局所症状，神経学的症状，日常生活動作（ADL）を把握して，摂食嚥下障害が引き起こしている二次的問題の有無や種類，嚥下障害のリハビリの阻害となる問題点などを把握します．

(3) スクリーニング検査

嚥下障害の患者さんを判別する「ふるい分け」が目的となります．そのため，簡便，短時間で行える，侵襲が少ない，低コストが条件となってきます．現状では，どれ一つをとっても完全なスクリーニングテストはないため，複数のテストを組み合わせて精度を上げる必要があります．スクリーニングは「ふるい分け」が目的で，異常の見落としが一番問題になるため，感度が高いことが重要です．以下は，本邦でよく用いられる代表的なスクリーニング検査です．

①反復唾液嚥下テスト（RSST：repetitive saliva swallowing test）[6)]

唾液の嚥下を促し，30秒間で何回嚥下できるかを測定します．3回／30秒未満であれば嚥下障害が疑われます．示指と中指で舌骨と甲状軟骨を触知して嚥下を確認する

表１　問診項目

主訴	むせる，のどにつまる，飲み込みにくい 食事の好みが変わった，食事に時間がかかる，やせてきた，よく熱を出す（必ずしも主訴があるわけではない）
徴候	食事中や食後のむせ，夜間の咳嗽，湿性嗄声，痰の増加，体重減少等
病歴	（一般および嚥下に関連するもの）いつ頃から主訴あるいは徴候がみられるか，徴候の頻度の変化，摂食嚥下障害の原因となる疾患の既往
摂食状態	現在の食形態，摂取量，摂取時間，食欲等
薬剤	嚥下機能に影響を及ぼす薬剤の服薬の有無：てんかんや精神科関連疾患（抗けいれん薬，抗うつ剤），神経因性膀胱（抗コリン薬），高血圧（カルシウム拮抗薬），

表２　身体所見・神経学的所見・ADL

身体所見	意識	
	全身状態	体温，血圧，脈拍，体重，るい痩や浮腫の有無，脱水・低栄養の徴候の有無，座位の安定性，頸部の可動域
	呼吸器症状	誤嚥性肺炎の徴候の有無：発熱，呼吸困難，肺雑音，チアノーゼなどの有無
	血液検査結果	低栄養・脱水の有無（血清アルブミン Alb，尿素窒素 BUN など），炎症反応（C 反応性タンパク CRP，白血球 WBC），貧血の有無（赤血球 RBC，血色素量 Hb，ヘマトクリット値 Ht）
	口腔咽頭状態	食物残留，口腔衛生，痰の量・性状，う歯，歯と義歯の有無，義歯の適合性，唾液の性状など
神経学的所見	脳神経所見	Ⅴ　咀嚼力，口腔内知覚 Ⅶ　口唇閉鎖，舌前 2/3 の味覚 Ⅸ，Ⅹ　軟口蓋挙上，カーテン徴候，咽頭反射，舌 1/3 の味覚，発声，嚥下反射惹起 Ⅻ　舌偏位，萎縮，攣縮
	認知機能	失語症，その他高次脳機能障害の有無，失行・失認の有無
ADL	ADL	基本動作，歩行能力，日常生活の自立度，介護者の有無，家屋環境，介護サービス利用の有無

ことで喉頭挙上を触診し，挙上の程度を大まかに評価できます．通常は覚醒が低い場合や指示に従えない対象者には実施できませんが，安全で簡易であり発症早期から実施可能です．誤嚥の有無を判別する感度は 0.98，特異度は 0.66 です．

②改訂水飲みテスト（MWST：Modified Water Swallowing Test）[7]

冷水 3 mL をシリンジで口腔前庭に注ぎ，嚥下を促し，むせや湿性嗄声[＊1]の有無，呼吸状態の変化を観察し評価します（表３）．カットオフ値[＊2]を３点とすると，誤嚥検

＊1 湿性嗄声…痰や唾液が絡んだようなゴロゴロとした湿った音を指す．
＊2 カットオフ値…嚥下障害ありと嚥下障害なしを分ける点数を指す．

表３　改訂水飲みテスト手技と判定基準

手技	①冷水３mL を口腔底に注ぎ嚥下を指示する ②嚥下後，反復嚥下を２回行わせる ③評価基準が４点以上なら最大２施行繰り返す ④最低点を評点とする
判定基準	1. 嚥下なし，むせる and/or 呼吸切迫 2. 嚥下あり，呼吸切迫（不顕性誤嚥の疑い） 3. 嚥下あり，呼吸良好，むせる and/or 湿性嗄声 4. 嚥下あり，呼吸良好，むせなし 5. 4 に加え，反復嚥下が 30 秒以内に２回可能

（才藤栄一：平成 11 年度厚生科学研究費補助金「摂食・嚥下障害の治療・対応に関する統合的研究」報告書，1999.）

出の感度は 0.70，特異度は 0.80 です．

水飲みテストは，世界的によく行われているスクリーニング検査であり，様々な負荷量が用いられています[8,9]．負荷量が増えれば嚥下障害検出の感度はあがりますが，同時に誤嚥のリスクも高まることを念頭において，段階的に負荷量をあげて評価していくことも有効です．ただしいずれも不顕性誤嚥[*3]の検出は困難です．

(4)　画像を用いた評価

スクリーニング検査では異常の有無が明らかになっても，対処法などに関する情報は乏しいことが多くあります．スクリーニング検査で，嚥下障害ありと診断された場合は，より詳細な評価をして原因と問題点を明らかにし，リスク管理とともに治療的介入を見つけ出すことが必要です．

代表的なものが画像を用いた評価で，嚥下造影検査と嚥下内視鏡検査（図３）が標準的に用いられています．

①嚥下造影検査[10]

X 線透視下に口腔期から食道期までの一連の嚥下動態を観察できる検査法です．検査の目的は，1．誤嚥や咽頭残留などの症状を把握し，諸器官の形態的異常や機能的異常を評価して症状と病態の関係を明らかにする，2．誤嚥や咽頭残留を軽減させる食形態，姿勢，訓練アプローチを検討する（治療指向的評価）ことです．特に不顕性誤嚥を含め，誤嚥の評価に関して最も標準的な検査法です．

②嚥下内視鏡検査[11]

経鼻的に内視鏡を挿入し，安静時と嚥下時の咽頭と喉頭を直視下に観察する検査法です．検査の目的は，1．嚥下後の咽頭・喉頭の観察から咽頭残留，誤嚥の症状を把握し，咽頭，喉頭の形態的異常や機能的異常や衛生状態を評価して症状と病態の関係を

＊3 不顕性誤嚥…誤嚥をすると，通常むせます．しかし誤嚥をしても，むせない誤嚥を不顕性誤嚥を言う．

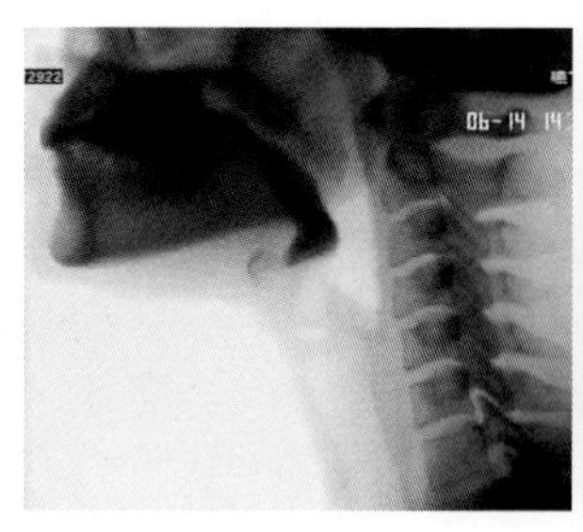
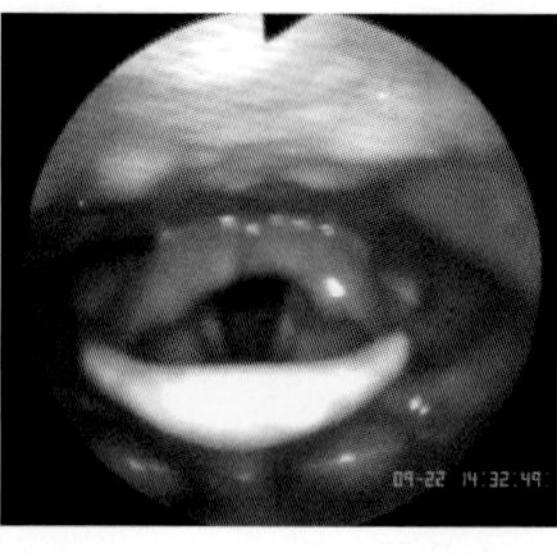

図３　嚥下造影画像（左），嚥下内視鏡画像（右）

明らかにする，2. 咽頭残留や誤嚥を軽減させる食形態，姿勢，訓練アプローチを検討する（治療指向的評価）ことです．場所を選ばずにどこでも行える検査であり，発症直後で全身状態や意識状態が不良なときから，ベッドサイドで実施できる点が有利です．

食塊の物性と量の違いによって誤嚥のしやすさは異なるため，いずれの検査でも，異なる物性や量を複数試して，誤嚥や咽頭残留をしない，安全に摂取可能な食物形態と液体のとろみの濃度と一口量を決定していきます．基本的に，とろみが負荷されたもの，まとまりやすいもののほうが簡単であり，とろみ水→固形物→液体→混合物（固形物と液体の二相性食物）の順に難易度が上がっていきます．さらに頭頸部・体幹の姿勢の効果を評価し，誤嚥や咽頭残留軽減のためのアプローチを検討します．また誤嚥残留のメカニズムを考え，有効な訓練を検討します．（稲本陽子）

2 脳卒中患者の口腔ケアの目的

1）急性期

脳梗塞急性期には前述（28 頁参照）のような治療が優先されるため，臨床現場での歯科的介入がおろそかになるケースがあります．そのような症例では口腔内環境が著しく悪化していますので，これを改善することが第一の目的になります．人工呼吸器管理が行われている場合には人工呼吸器関連肺炎（VAP：Ventilation-Associated Pneumonia）に注意し（52 頁参照），嚥下機能が低下している場合には誤嚥をさせないように適切な体位を維持しながら，しっかりとバキュームを併用して口腔ケアを行うことが重要です．症例によっては必要最小限の口腔ケアにとどめます．

2）回復期

ペンフィールド・ホムンクルスの脳地図（図４）でもわかるように，口腔の知覚を司る脳の体性感覚野は広いため，口腔に刺激を与えることによる脳への影響も大きい

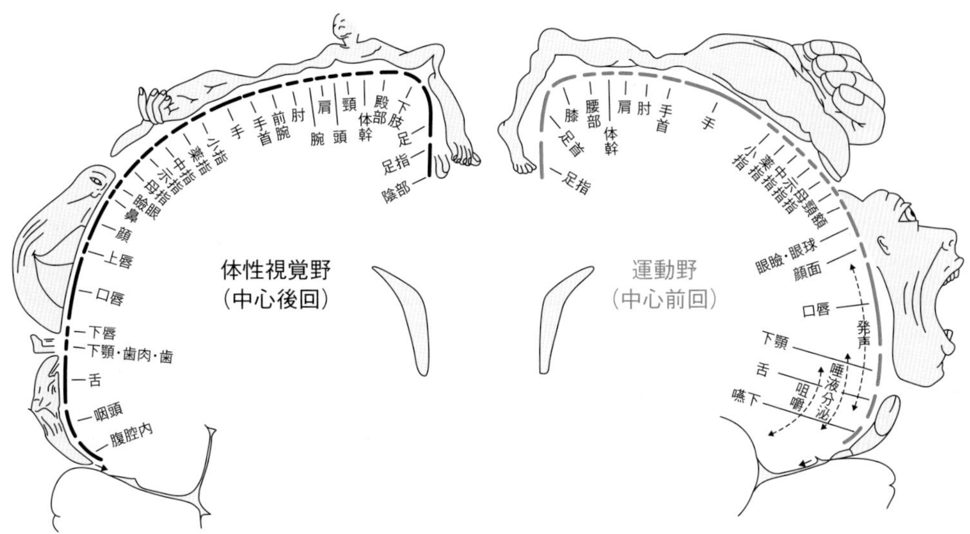

(Penfield W., Rasmussen T.：The cerebral cortex of man. Macmillan, New York, 1950. より改変)

図４　ペンフィールド・ホムンクルスの脳地図

と考えられます．したがって回復期の当初に意識があいまいで会話もできず，ほとんどを臥位で過ごし，胃瘻や経鼻栄養が実施されているような患者さんにおいては，口腔ケアが誤嚥性肺炎を防ぐと同時に，脳の活性化を図るための口腔内刺激としても有用と考えます[12]．

回復期のリハビリが進むにつれて，当初は自立度が低かった患者さんでも回復期の後半には劇的に日常生活動作（ADL）が改善するケースがみられます．したがって口腔ケアの方法は患者さんの自立度に応じて変更する必要があります．当初は全く義歯を使用できなかった患者さんでも最終的に義歯が必要になることがあり，長期間義歯を使っていないことで鉤歯の移動などがみられる場合には，この時期に義歯新製を行うことがあります．ただし手が不自由で義歯の着脱が困難な場合がありますので，患者さんに時間をかけて指導すると同時に，家族や介護者にも着脱方法を伝えておくことが重要です．舌と口蓋の接触が不十分な症例では，言語聴覚士などと連携をとりながら舌接触補助床（PAP：Palatal Augmentation Prosthesis）を作製する場合があります．自宅での生活や社会復帰に向けた環境整備を行う時期でもあり，回復期終了後の歯科的介入をどこで誰が行うかなどについての協議も必要になります．

３）維持期

この時期は自宅や施設でのセルフケアを継続していくことが重要なポイントになります．自立度が低い場合には電動歯ブラシや音波歯ブラシを使用させたり，歯ブラシの柄を太く，あるいは曲げて使いやすいように工夫するなどの必要性が生じます．患者さん本人に対して口腔清掃の自立を促すのはもちろんのこと，家族や地域の看護師，言語聴覚士，介護福祉士，歯科衛生士などと連携して口腔ケアを継続できる環境を整えることが肝要です．

●脳卒中患者ではバイアスピリン®やワーファリン錠などの抗血栓薬が処方されている場合がありますので，観血的処置を行う場合には十分配慮する必要があります．

（渋谷恭之）

3 口腔ケアの実例

1）体位の確保と介助法

脳卒中患者は運動障害・感覚障害の出現とそれに伴う不良姿勢が起こりやすく，また，姿勢の保持も難しい場合があります．そのため，誤嚥が起こりやすくなったり，口腔ケア時の事故が起こりやすくなったりします．ですから，対象者・施術者ともに口腔ケアに適した体位の確保が必要になります．

(1) 体位の確保

①基本的な考え方

安定した体位であり，対象者にとって“楽”で“安全”な体位であることが重要です．また，施術者にとっても“楽”で“安全”で“施術しやすい”体位であることが重要です．

②具体的には

a．ベッドは30～45度に背上げし，頸部が伸展しないように枕やクッションを使用します（図５）．→誤嚥を防ぐため

b．ベッドの膝上げ機能やクッション等を利用し，膝をやや屈曲位にします（図５）．→臀部が下方へ滑るのを防ぐため

c．健側への半側臥位にし，リラックスできるように背中にクッション等を入れます（図６）．→麻痺側への咽喉頭侵入を防ぐため

d．体とクッションの接触面を広くし，体圧を分散させます．→対象者の体をより安定させるため／褥瘡を予防するため

e．ベッドを実施しやすい高さにします．→施術者の視野を確保し，施術時の事故を防ぐため／施術者の腰痛を防ぐため（腰を曲げずに実施できる）

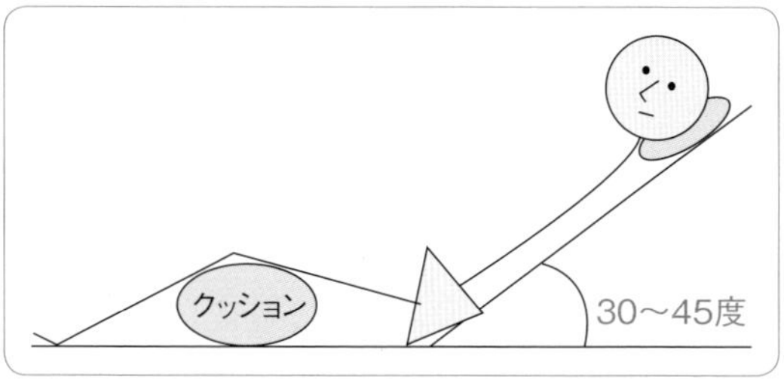

図５　左方向から見た図（右片麻痺の場合）

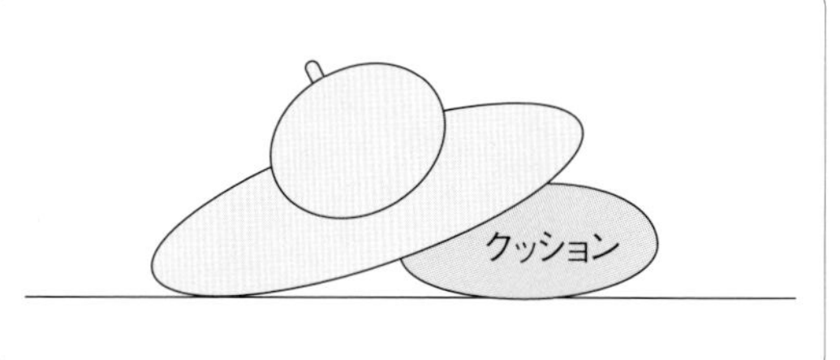

図６　頭頂方向から見た図（右片麻痺の場合）

(2) 介助法

①基本的な考え方

対象者にとって“楽”で“安全”な介助法であることが重要です．また施術者にとっても“楽”で“安全”で“施術しやすい”介助法であることが重要です．

②具体的には

a．体位を安定させる際，クッションは隙間なく入れます．→対象者の体とクッションの接触面が増えることで体圧が分散され，褥瘡の予防となるため／対象者の体が安定し，過度の緊張を防ぎ，対象者がリラックスできるため

b．体位を安定させる際，施術者はなるべく対象者に近づきます．→施術者の腰痛を防ぐため

c．対象者の口に対し，3〜4 時もしくは 8〜9 時の位置に立ちます．→施術者の視野を確保し，対象者の口腔内を見やすくするため／施術者の腰痛を防ぐため（体を捻らずに実施できる）

d．短時間で実施します．→対象者の疲労と褥瘡を防ぐため／施術者の疲労を最小限にするため

③注意点

a．1 人での介助が困難な場合は，看護師やリハビリテーションスタッフなどと協同で実施します．

b．対象者は頭を上げることで起立性低血圧を起こす可能性があるため，常にバイタルサインを確認します．

c．半側臥位で口腔内に唾液が貯留しやすいため誤嚥に注意し，必要な場合は吸引を行います．

d．回復の度合いに合わせた介助法および介助量で行います．

e．常に声掛けをしながら，対象者の恐怖心や不安を取り除きます．　（笹野弘美）

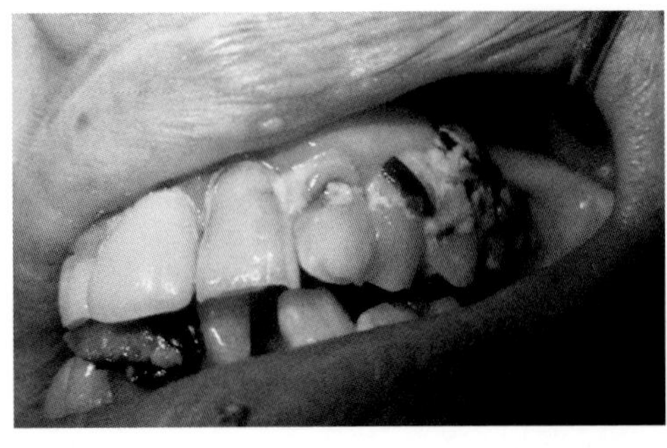

図7　症例1
70歳，男性．心原性脳塞栓症により左片麻痺と左半側空間無視，口腔顔面失行などがあり開口指示が伝わらない．自浄性の低い左側は特に食物残渣が見られる．

2）口腔ケアの実例

ここでは脳卒中回復期リハビリテーションにおける口腔ケアの実例を示します．口腔ケアを行う際は患者さんならびに家族の自己決定権を尊重することが大切です．

(1) 口腔内急性症状への対応

口腔内の急性症状として，急性歯周炎，急性歯髄炎，歯の動揺や口腔内からの出血などが挙げられます．これに対して観血的処置を伴う場合には，まず始めに抗血栓療法の有無を確認する必要があります．

というのも脳卒中患者の多くを占める脳梗塞の中で，非心原性脳梗塞（アテローム血栓性梗塞など）にはアスピリンなどの抗血小板療法が，心原性脳梗塞患者にはワルファリンなどの抗凝固療法が実施されていることが多いからです．そのため，観血的処置に際しては主治医へのコンサルテーションを行い，抗血栓療法患者の抜歯に関するガイドライン[13)]などに準拠したうえで十分な止血処置（止血剤の使用や縫合処置）が必要です．また患者さんが高齢であることから，骨粗鬆症併発の有無やビスホスホネート（BP）製剤などの内服の有無についても確認しておく必要があります．

回復期リハビリテーションでは作業療法士や理学療法士によるリハビリテーションが日々行われています．抜歯当日は作業療法士や理学療法士に抜歯後出血のリスクを伝え，比較的安静にできるリハビリテーションメニューへの変更をお願いしています．

(2) 日常の口腔清掃とその教育について

脳卒中患者では片麻痺に伴う口腔機能障害により自浄作用が低下するだけでなく，運動障害により自己での口腔清掃が困難になっており，口腔衛生状態が不良となっている例が多くみられます（図7）．また，嚥下障害を認める場合には誤嚥性肺炎のリスクが上昇するため厳重な口腔管理が重要となります．しかし，脳卒中の後遺症には構音障害や失語障害があることから，言葉のやり取りだけによる口腔清掃指導は困難な場合があります．

必要に応じてTell-Show-Do法[*4]などを行い，患者さんの実際の清掃動作を確認す

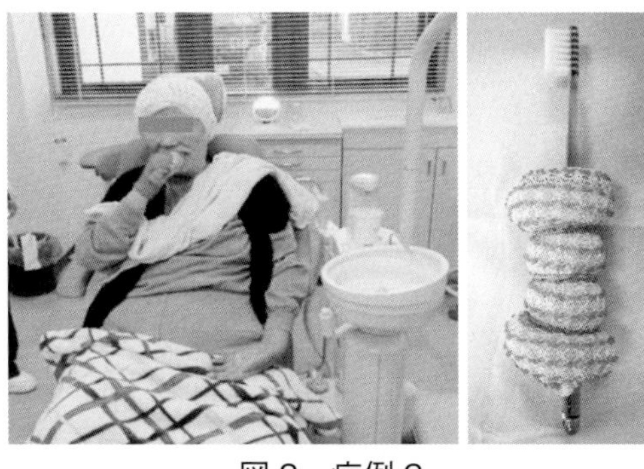

図８　症例２

69歳，女性．脳梗塞による左片麻痺がある．利き腕の左手が使用できないため，右手にスポンジを巻き付けて太くした歯ブラシ（右）を使用して口腔清掃指導を実施した．

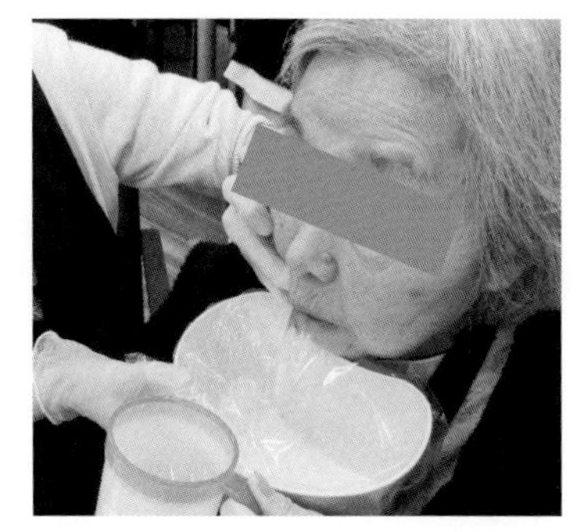

図９　症例３

80歳，女性．左視床出血により右片麻痺がある．自分で右口角を指でおさえることが困難なため，介助者が含嗽時に口角をおさえて吐出している．

る必要があります．また，鏡を見せながら指導するのが一般的ですが，半側空間無視（30頁参照）がある場合には，本人が認識できる半側の視野の範囲内において口腔清掃指導を行うことが重要です．本人に対してのみの口腔清掃指導では十分でないと判断した際には，家族やスタッフにも指導を行います．

握手した際に握力が弱いと判断した場合には，歯ブラシの柄に輪ゴムでスポンジを巻き付けて太くすることでより把持しやすいものに変更させたり（図8），音波歯ブラシの使用を推奨しています．

含嗽時には，麻痺側から水が溢れてしまうこともあるため，介助者が指で口角をつまんで含嗽させたり，麻痺側の口角を麻痺側に傾けて吐出させるなどの指導を行っています（図9）．自身で上半身を起こせない方や体幹が弱くて姿勢を維持できない，あるいは屈曲できない方に対しては背中を支えて介助し，ガーグルベースンなどの使用を考慮します．

義歯の清掃は家族やスタッフが行うこともありますが，ブラシに吸盤を付与したもの（図10）を説明し，患者さん自身が片手でも行えるように指導することもあります．

こういった介助のポイントや指導内容に関しては歯科衛生士実地指導用紙に記入し，部屋に掲示したり本人や家族，さらに病院スタッフに配布を行ったりして周知させるよう工夫を行っています．

＊4 Tell-Show-Do法…Tell：これからどのようなことを，どのようにして行うかを話し，Show：用いる器械・器具を見せ，Do：鏡で見せながら実際に行う方法のこと．

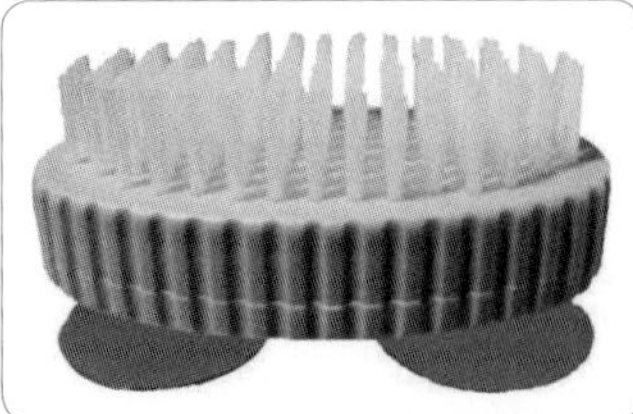

図 10　吸盤付ブラシ（ウィズ）
吸盤による固定をしているため，片手でも義歯が清掃できる．

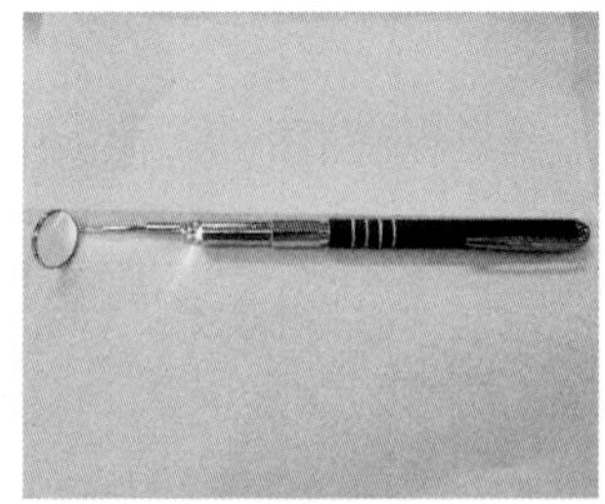

図 11　ライト付デンタルミラー
往診先の暗い口腔内にも対応しやすい．

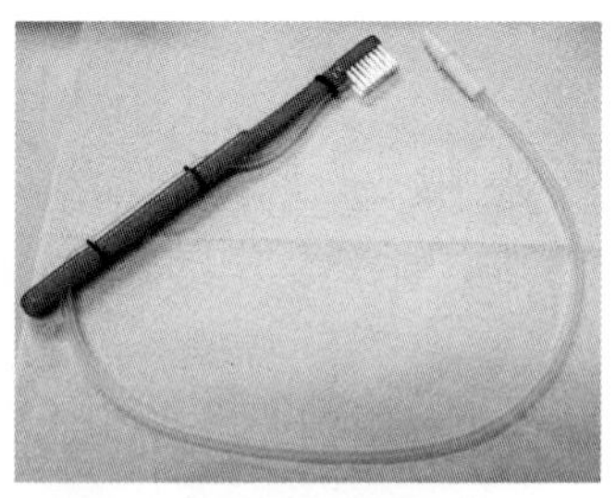

図 12　吸引器付歯ブラシ
ベッドサイドの吸引器にも接続できるため院内の往診には有用である．

歯科衛生士が口腔ケアを行う場合には，事前に嚥下障害の程度を主治医や言語聴覚士（ST）に確認し，カフ付きカニューレ装着中や重度嚥下障害のある場合には含嗽はさせず，可能な限りガーゼやスポンジブラシで拭き取るように指示しています．スピーチカニューレ装着中の場合には診療台（ユニット）をあまり倒しすぎないようにして（約 45〜60 度程度），誤嚥のないように心がけています．

ベッドサイドで口腔ケアを行う場合には，基本セットや，開口器，ヘッドライト，ライト付デンタルミラー（図 11），吸引器付歯ブラシ（図 12），外科用吸引管などを使用して，十分な採光のもとで行っています．

(3) 診療台（ユニット）への移乗と体位の管理

脳卒中患者の多くは急性期の治療が優先されるため，自浄性や清掃性の低下からう蝕や歯周炎を全顎的に罹患している症例も多く，治療はユニットで行うことが理想的です．しかし，半側麻痺などの症例の多くは，ユニットへの移乗そのものが困難である場合も少なくありません．麻痺の程度に応じて様々な対応が必要となります．

ギャッジアップ困難な症例や感染症により隔離が必要な場合には，ベッドサイドでの診療になります．ベッド上安静でもギャッジアップ可能ならば，ギャッジアップ可能なストレッチャー上での診療を考慮します．座位が可能な症例では，座位のままで可能な診療内容（義歯の咬合採得など）において，車椅子の持ち手に着脱可能なポータブルヘッドレスト（図 13）を装着しています．車椅子上での治療において 45 度程度までの角度調節が必要な場合（下顎の根管治療など）は背もたれの長いリクライニング車椅子（図 14）を使用します．

①移乗：上顎の根管治療などで，車椅子上での治療が困難な症例では，ユニットへの移乗を考慮します．たとえば右片麻痺の場合，ユニット右側に車椅子を並べて置き，ユニット右側の肘掛けと車椅子左側の肘掛けを外し，体重が軽い女性なら 2 人で担い

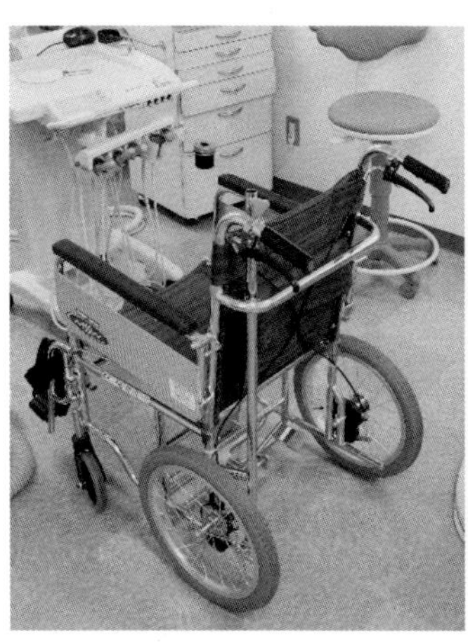
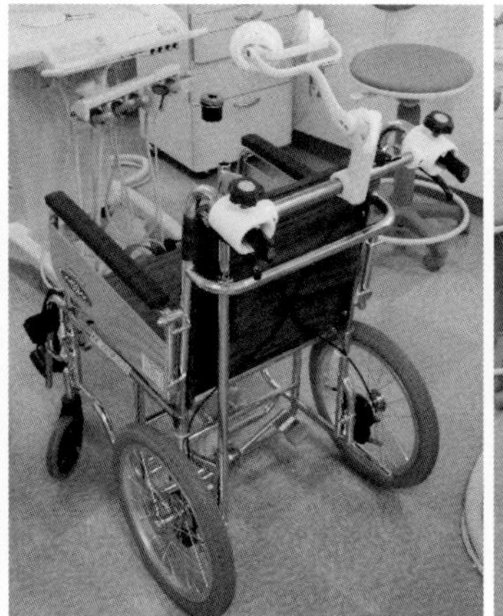
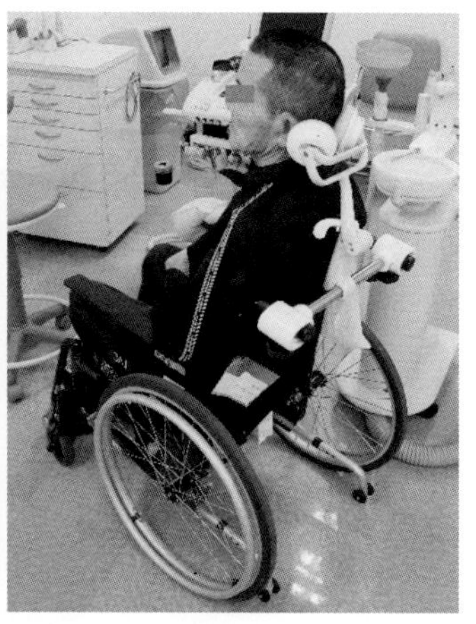

図13　車椅子に着脱可能なヘッドレスト
移乗が困難な方や，移乗の必要性がない歯科処置内容（咬合採得など）の際に有用．

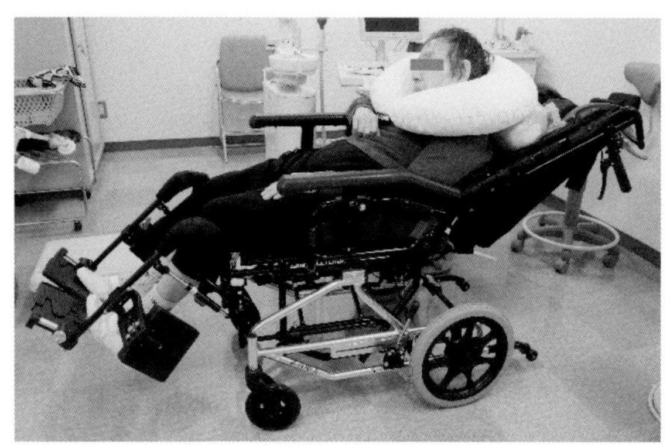

図14　移乗が困難な症例
45度程度のリクライニングで対応できる歯科処置内容の場合には，背もたれの長いリクライニング車椅子で対応している．

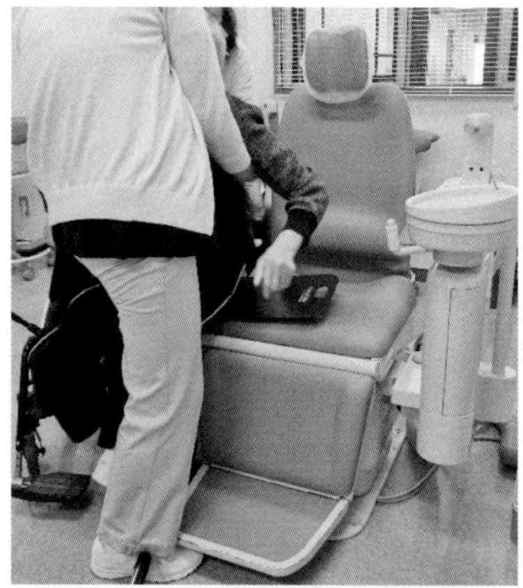

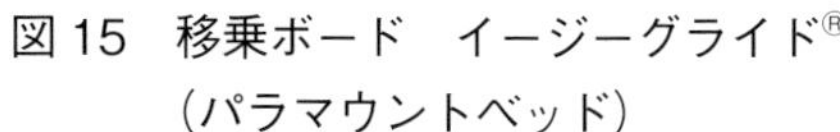

図15　移乗ボード　イージーグライド®（パラマウントベッド）
車椅子からユニットへ簡単に移乗できる．ただし介助者は患者を持ち上げる必要がある．

で移乗するか，補助的にスライド用のボードを使用します（図15）．体重が重い場合にはリフト（図16）により患者をユニットへと移乗します．

立位が少しでも可能であれば，患者さんのすぐそばにユニットがくるように車椅子を移動させ，患者正面に立つ介助者が両腕を患者の脇に入れ，患者背面に立つ介助者がズボンの後ろを持ちながら移乗させます．回復期リハビリテーション期間中は日常

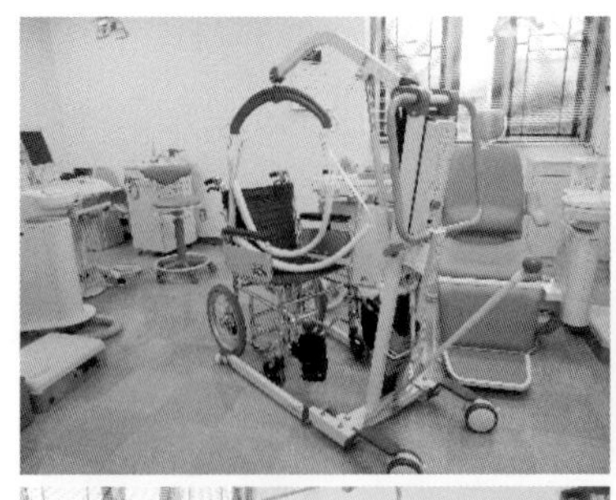
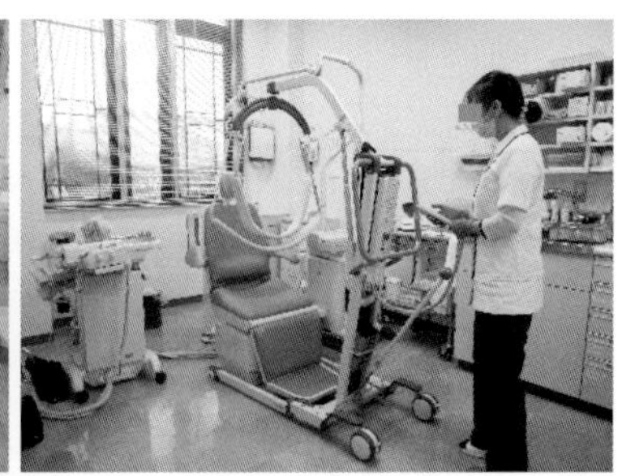
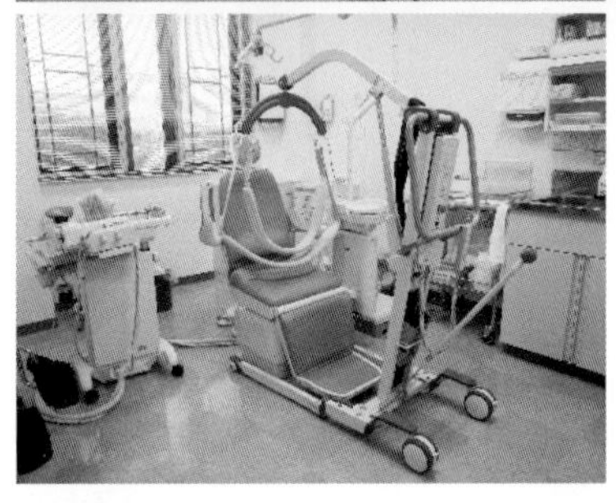

図16　床走行式電動介護リフト
（パラマウントベッド）
介助者が持ち上げられない（体重が大きい）場合に使用する.

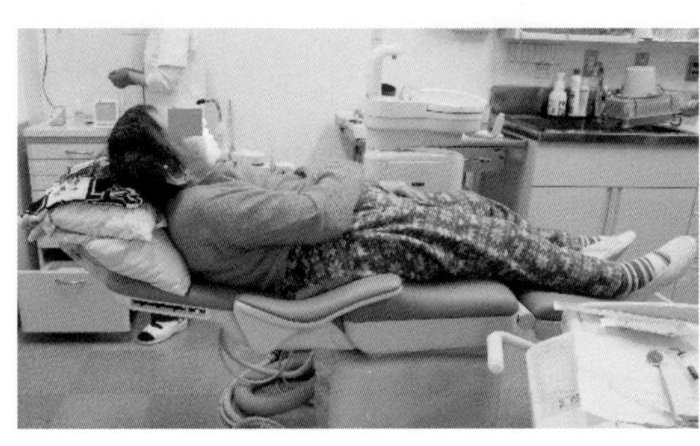

図17　円背がある場合にはタオルやビーズクッションなどで体幹を安定させる

生活動作（ADL：Activities of Daily Living）の回復程度が日々変化しますので，状況に応じた対応が必要です.

②移乗後の体位管理：移乗が終わった後に患者さんの麻痺側の手足がユニットから落ちてしまうことがありますので，体幹保持の補助が必要になることがあります．麻痺側の足がユニットから落ちないように大腿から膝関節裏面にかけてビーズクッションを置いたり，円背（脊椎が丸まるように湾曲した状態）があれば頸部にタオルやクッション，ビーズクッションなどを置くことで体幹を保持します（図17，36頁参照）.

麻痺側の腕に関しては，肩関節脱臼予防のため三角巾を使用する，またはビーズクッションで補助するか，健側の手で保持してもらうかのいずれかの対応としています．尿道バルーン装着の場合は，逆流防止のため膀胱より低い位置に採尿バックを吊るします.

移乗と移乗後の体位安定化により，多くの歯科診療は通法どおり行えますが，嚥下障害により口腔内での水の使用がリスクになりうると判断した場合には，軟化象牙質除去などを可能な限り非注水下にコントラで行うなど，注水量を減らす工夫が必要です．また，水を使う処置の場合には必ず排唾管と口腔内バキュームを併用するなどしています．

(4) 歯科診療と口腔機能の維持・向上

①歯科診療：回復期リハビリテーション期間中に，多くの時間を割く歯科治療の一つが義歯作製です．

回復期施設に入院した場合，その入院期間はおおよそ3か月であることから，入院期間の後半から歯科治療に着手した症例では，義歯作製が可能であっても義歯調整に要する期間が足りないことがあります．したがって，かかりつけ歯科医院（バリアフリー対応が望ましい）との連携協力が必要になることをあらかじめ説明しておく必要があります．

高齢者の脳卒中患者では認知症が進んでいる場合も多く，事前に患者さん本人だけでなく家族の同意を取得しておく必要があり，可能であれば処置前に家族の立ち合いのもとで説明を行い，治療の必要性やその困難性について直接理解してもらえると，治療中はもちろん，治療終了後のかかりつけ歯科医院との連携がスムースに実施できると考えています．また，口—顔面失行がある場合には，開閉口の指示が患者さんに伝わらないため，咬合採得が困難なうえに完成しても咬合調整などが行いにくく，事前に家族やスタッフなどにその点を説明しておく必要があります．

義歯設計上の注意点としては，なるべく片手で取り外しが可能となるようなシンプルなデザインとし，クラスプがきつくなりすぎないように調整します．

言語聴覚士（ST）からの義歯作製依頼も多く，義歯装着により食事形態の変更や構音改善が可能となる症例があり，これらの点をSTと双方で情報共有することで，患者のQOL改善を図っています．

②パノラマX線撮影：車椅子のままで撮影できるよう，低い位置まで管球が移動できる撮影機器が便利です．ただし，パノラマX線撮影中には車椅子の持ち手が管球の回転に巻き込まれる恐れがあり，撮影時には車椅子の形状に注意する必要があります．また頸部が安定しない患者さんでは後頸部を介助者が支える場合があります．

(5) 最後に

回復期施設退院後に介護施設や在宅などへ転出した後も，継続した口腔衛生管理が必要です．歯科治療の内容や，口腔内の状況，ケアの留意点などを添付した診療情報提供の作成を心がけ，シームレスな口腔管理が実施できるよう働きかけています．

（筧　康正，渋谷恭之）

文　献

1）田川皓一：脳卒中症候学，222-225，西村書店，東京，2010.

2）厚生労働省：平成 26 年人口動態統計月報年計（概数）の概況．http://www.mhlw.go.jp/toukei/saikin/hw/jinkou/geppo/nengai14/（2017 年 1 月 30 日参照）

3）田口芳雄，上谷いつ子：最新脳卒中患者ケアガイド，97-102，Gakken，東京，2007.

4）Martino R, Foley N, Bhogal S, et al.：Dysphagia after stroke：Incidence, diagnosis, and pulmonary complications, Stroke, 36：2756-2763, 2005.

5）Smithard DG, O'Neill PA, England RE, et al.：The natural history of dysphagia following a stroke, Dysphagia, 12：188-193, 1997.

6）小口和代，才藤栄一，馬場　尊，他：機能的嚥下障害スクリーニングテスト「反復唾液嚥下テスト」（the Repetitive Saliva Swallowing Test：RSST）の検討（2）　妥当性の検討，リハ医，37：383-388，2000.

7）才藤栄一：平成 11 年度厚生科学研究費補助金（長寿科学総合研究事業）「摂食・嚥下障害の治療・対応に関する統合的研究」総括研究報告書，摂食・嚥下障害の治療・対応に関する統合的研究，平成 11 年度厚生科学研究費補助金研究報告書：1999.

8）Kidd D, Lawson J, Nesbitt R, MacMahon J.：Aspiration in acute stroke：a clinical study with videofluoroscopy, The Quarterly journal of medicine, 86：825-829, 1993.

9）DePippo KL, Holas MA, Reding MJ.：Validation of the 3-oz water swallow test for aspiration following stroke, Archives of neurology, 49：1259-1261, 1992.

10）日本摂食嚥下リハビリテーション学会医療検討委員会：嚥下造影の検査法（詳細版）　日本摂食嚥下リハビリテーション学会医療検討委員会 2014 年度版．日摂食嚥下リハ会誌，18：166-186，2014.

11）日本摂食・嚥下リハビリテーション学会医療検討委員会：嚥下内視鏡検査の手順 2012 改訂．日摂食嚥下リハ会誌，16：302-314，2012.

12）力丸哲也，他：口腔内ブラッシングによる大脳前頭前野の活性変化についての検討　近赤外線分光法を用いた機能局在の解析，老年歯学，29：329-339，2015.

13）日本有病者歯科医学会，他 編：科学的根拠に基づく抗血栓療法患者の抜歯に関するガイドライン　2015 年改訂版，学術社，東京 2015.

参考文献

1. 藤本篤士，武井典子，他 編：5 疾病の口腔ケア，医歯薬出版，東京，2014.
2. 角　保徳：歯科医師・歯科衛生士のための専門的な口腔ケア，医歯薬出版，東京，2015.
3. 神部芳則，井上千恵子，他 編：はじめましょう有病者の口腔ケア，学建書院，東京，2015.
4. 藤島一郎，大城昌平 監修：地域包括ケア時代の脳卒中慢性期の地域リハビリテーション，メジカルビュー，東京 2016.

第2-3章 心疾患

1 心疾患について

1）心疾患の分類

(1) 心疾患とは

心臓は血液を全身に送るポンプの役割をしており，1日に約10万回拍動しています．心疾患を分類するうえで，心臓の構造を知っていると理解しやすくなります（図1）．これらのどこかに異常が生じると心疾患となります．①冠動脈の血流が悪くなる虚血性心疾患，②刺激伝導系に問題が生じる不整脈，③弁の異常による弁膜症，④心筋に異常が生じる心筋症や心筋炎，⑤心内膜に細菌が付着した感染性心内膜炎，⑥心膜に異常が生じる心膜疾患，⑦生まれつき異常のある先天性心疾患があります．心不全は病名というよりも心臓が悪くなったために起こった体の状態をあらわす疾患名です．

(2) 代表的な心疾患

代表的な心疾患を表1にまとめました．その中でいくつかの疾患を解説します．

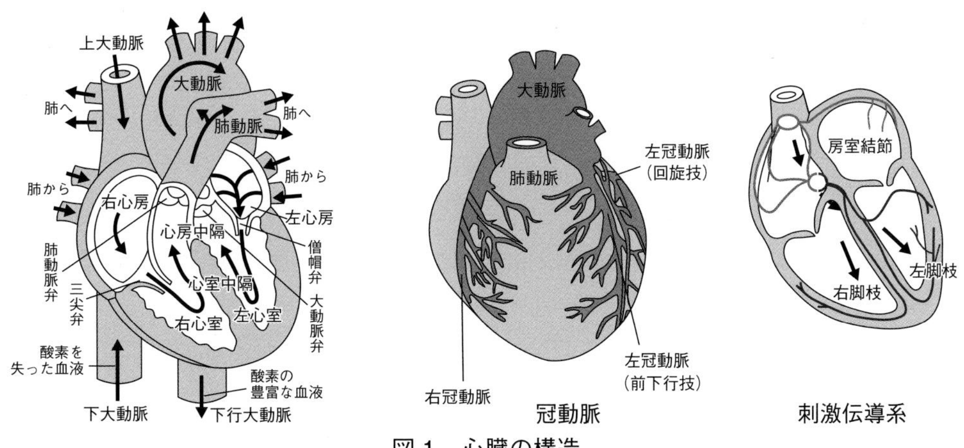

図1　心臓の構造

心臓の内面を心内膜が覆っており，心臓全体を心膜が包んでいる．

表1　代表的な心疾患

分類	小分類	疾患
虚血性心疾患	狭心症	労作性狭心症 冠攣縮性狭心症
	急性冠症候群	不安定狭心症 急性心筋梗塞
不整脈	徐脈性不整脈	洞不全症候群 房室ブロック
	頻脈性不整脈	発作性上室性頻拍 心房細動 心房粗動 心室頻拍 心室細動
	期外収縮	上室（性）期外収縮 心室（性）期外収縮
弁膜症	狭窄症	大動脈弁狭窄症 僧帽弁狭窄症
	閉鎖不全症	大動脈弁閉鎖不全症 僧帽弁閉鎖不全症 三尖弁閉鎖不全症 （僧帽弁逸脱症）
	人工弁置換術後	

分類	小分類	疾患
心筋疾患	心筋症	肥大型心筋症 （閉塞性肥大型心筋症） 拡張型心筋症 二次性心筋症
	心筋炎 たこつぼ心筋症	
感染性心内膜炎	感染性心内膜炎	
心膜疾患	心外膜炎 収縮性心膜炎 心タンポナーデ	
先天性心疾患	心房中隔欠損症 心室中隔欠損症	
心不全	急性心不全 慢性心不全	

①虚血性心疾患

冠動脈の血流が悪くなることで心筋が虚血状態となり，胸痛（狭心痛）が生じる病気です．

a．狭心症：労作性狭心症は，動脈硬化などで冠動脈の内腔が狭くなっており運動した後などに胸痛を生じます．一過性の血流障害であるため，症状は5～10分で消失し，心筋は壊れません．冠攣縮性狭心症は，一過性に冠動脈が縮むことで胸痛が生じます．いずれもニトログリセリンが効きます．

b．心筋梗塞：急性心筋梗塞は，冠動脈が閉塞することで心筋が壊れてしまう病気です．突然死を含めた様々な合併症があり，治療後も心臓にダメージが残るため治療の継続が必要となります．発症から1か月以上経過した心筋梗塞を陳旧性心筋梗塞と呼びます．

c．虚血性心疾患の治療：虚血性心疾患の治療は，薬物療法，冠動脈を内側からステントで広げるカテーテル治療，開胸して行う冠動脈バイパス術が中心となります．いずれも血液を固まりづらくする抗血小板薬を服用しますが，一部の種類のステント（薬剤溶出ステント）を使って治療した人では抗血小板薬を中断してはいけません．

②不整脈

正常な心拍リズム（洞調律）が乱れることを不整脈といいます．不整脈には，心拍数が遅くなる徐脈性不整脈，速くなる頻脈性不整脈，予定のリズムよりも速く心臓が拍動してしまう期外収縮があります．不整脈の発生する場所が心房の周辺のものを上室性，心室のものを心室性と呼びます．

a．徐脈性不整脈：心拍数が60（50）/分以下のもの，心拍が2秒以上遅れるものをいいます．代表的な病気には洞不全症候群と房室ブロックがあります．失神やめまい，息切れなどの自覚症状がある時はペースメーカーの留置を行います．

b．心房細動：心臓の拍動が速くなり，リズムは不規則になります．加齢とともに頻度が増え，80歳になると約10%にみられます．無症状の場合もありますが，動悸，息切れ，胸部圧迫感といった自覚症状を起こしたり，脳梗塞を起こしたりします．このため，脳梗塞の危険性が高い人には，脳梗塞予防のための抗凝固薬療法を行います．

c．心室頻拍・心室細動：致死性不整脈と呼ばれ，突然死を起こす最も危険な不整脈です．発生直後に自動体外式除細動装置（AED）などで電気ショックを加える必要があります．この不整脈を経験した人は，再発作に備えて植込み型除細動装置（ICD）の植込みを行います．

●ペースメーカーと歯科治療：電気的根管長測定器，歯髄診断器やイオン注入器などの機器は原則的に使用禁忌です[1)]．また，超音波スケーラーは，添付文書上でペースメーカー装着患者への使用は禁忌とされています．

③弁膜症

弁が上手く開かなくなり血液が通りづらくなる状態を狭窄症，弁が上手く閉じなくなり血液が逆流してしまう状態を閉鎖不全症といいます．ここに4つある弁の名前をつけると病気の名前になります．代表的な弁膜症として，大動脈弁狭窄症，大動脈弁閉鎖不全症，僧帽弁狭窄症，僧帽弁閉鎖不全症，三尖弁閉鎖不全症があります．また，僧帽弁にある二枚の弁がずれてしまう僧帽弁逸脱症があります．

弁膜症が重症になると手術が必要になります．その中で新しい弁に取り換える手術を人工弁置換術といいますが，この人工弁置換術を行った人は，感染性心内膜炎を予防するうえで最も注意が必要とされます．人工弁には生体弁，機械弁がありますが，機械弁の人はワルファリンという血液を固まりづらくする薬を中断してはいけません．

④**心筋の疾患**

a．心筋症：心臓のポンプ機能が低下する心筋疾患を心筋症と呼びます．原因不明の特発性心筋症と，原因が特定できる二次性心筋症があります．特発性心筋症の代表病気に肥大型心筋症と拡張型心筋症があります．

a）肥大型心筋症：原因不明の異常な心筋肥大が起こり，それにより左室の柔軟性が低下します(拡張障害)．肥大した心筋によって左室の出口が狭くなる閉塞性肥大型心筋症は，他の肥大型心筋症よりも問題が起きやすくなります．

b）拡張型心筋症：原因不明の心筋障害により心筋が進行性に弱ってしまい心拡大と収縮力の低下（収縮障害）を起こします．治療をしないと5年で半分の人が死に至ります．

c）二次性心筋症：高血圧，糖尿病，虚血性心疾患，弁膜症，心筋炎後，アミロイドーシス，サルコイドーシス，アルコール，抗がん剤などが原因になり，拡張型心筋症に似た状態になったものです．

⑤**感染性心内膜炎**

心腔内側や弁は心内膜という膜で覆われています．この心内膜に細菌がくっついて増殖してしまい，発熱の原因となったり，弁などを破壊したり，細菌の塊が全身に飛んだりして様々な症状を起こしたりする病気です．心疾患でもあり，感染症でもあります．感染性心内膜炎の診断には難渋することが多く，不明熱の原因疾患の一つとして有名です．

歯科治療後に原因不明の発熱が続く時は，感染性心内膜炎の可能性を考える必要があります．特に人工弁置換術後や先天性心疾患，弁膜症や閉塞性肥大型心筋症の人では注意が必要です．ペースメーカーのような人工物が入っている人でも注意が必要であり，ペースメーカーのリードへの感染は診断が難しいため診断が遅れやすく，その治療にはペースメーカー本体とリードの抜去を要します．

歯科における手術や処置予定の1時間前には抗菌薬（アモキシシリン）を服用することが推奨されています[2)]．

⑥**心膜の疾患**

心臓全体は心膜(心外膜)という膜で覆われています．この膜は2枚になっており，間に心嚢液という液体が少量入って潤滑油の働きをしています．この心膜や心嚢液に異常を生じた病気です．

⑦先天性心疾患

生まれつき心臓の形や働きに異常があります．様々なタイプがありますが，心房中隔に穴の開いた心房中隔欠損症，心室中隔に穴の開いた心室中隔欠損症が代表的です．

(3) 心不全

心不全とは，何らかの原因で心臓がうまく動けなくなり，全身に酸素を送れなくなったり，戻れなくなった血液が体に溜まったりする状態です．このため，呼吸困難や息切れ，むくみ，疲労感，食欲低下などの症状が出現し，日常生活に悪影響があらわれます．心不全はすべての心疾患の病状が進行した結果として起こる終末的な病態であり，生命に関わる疾患の一つです[3)]．心不全の原因は，心疾患だけなく，高血圧や腎臓の病気，肺の病気，貧血，加齢なども原因となります．

心不全はいくつかの分類があります．まず急性心不全か慢性心不全かに分けられます．急性心不全は，急性心筋梗塞などにより急激に心不全症状が出現したものと，慢性心不全の人の症状が急激に悪化したものがあります．慢性心不全は，慢性の心筋障害により心不全の状態になったものであり，無症状の人から日常生活も困難な人まで症状はさまざまです[3)]．

また，心臓のどこに問題かあるかで左心不全にと右心不全に分けられ，両方が同時に起こると両心不全といいます．

（正木克由規）

2）服用薬剤が原因となる口腔症状

心疾患の服用薬剤が原因となる口腔症状としては，唾液分泌低下による口腔乾燥症，外科処置の際の易出血性，歯肉増殖，血管神経浮腫が挙げられます．

(1) 薬剤性唾液分泌低下

口腔乾燥症（ドライマウス）は，唾液の分泌量が低下して口腔内が乾く疾患で，広義では自覚症状として口腔乾燥を訴える患者も含みます．その原因は，加齢，ストレス，唾液腺障害，がんの放射線治療などがありますが，薬剤の副作用が原因となることも多いです．

一般に薬剤の添付文書には「口腔乾燥」ではなく，そのほとんどは「口渇」と書かれています．「口渇」が副作用に挙げられている薬剤は多く，精神神経用薬，解熱鎮痛薬などが代表的ですが，心・循環器用薬である血圧降下薬，不整脈薬，利尿薬，血管拡張薬なども含まれています．

口腔症状としては，唾液分泌量の低下に伴い，口腔内の粘稠感や不快感，う蝕，舌苔，口臭，歯周病，舌痛症，味覚障害などがみられます．

口腔乾燥症の完治は困難なことが多いですが，薬剤の副作用による口腔乾燥は治療薬の中止あるいは減量で治癒が可能です．

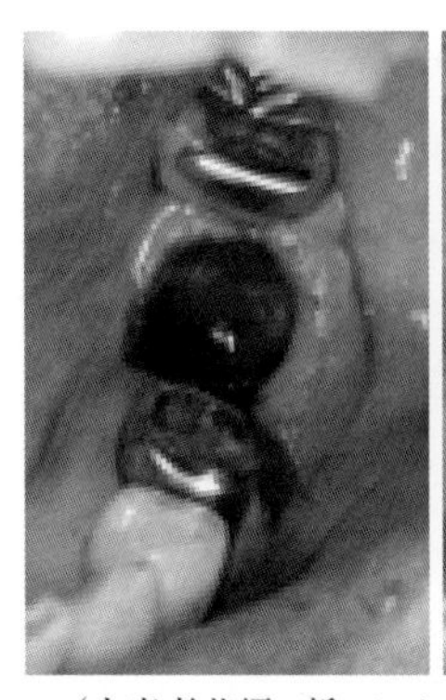
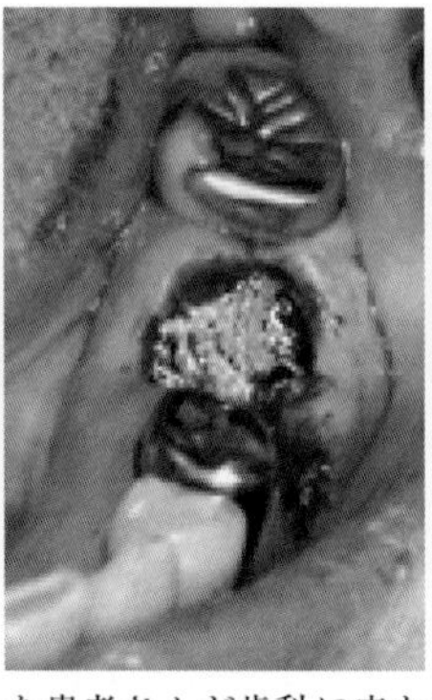
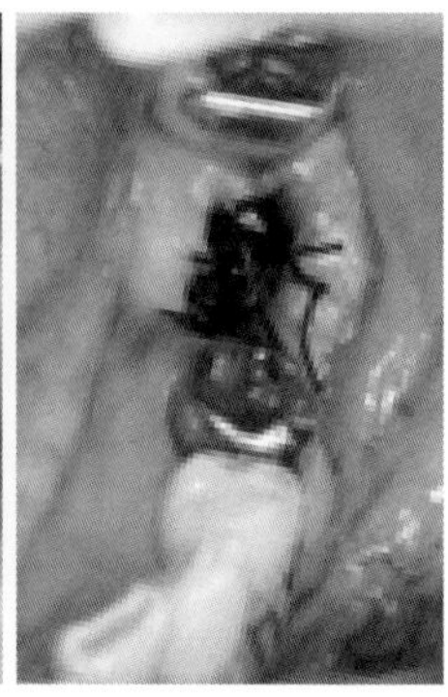

（古森孝英編：新・こんな患者さんが歯科に来たときは？，42，第一歯科出版，東京，2014．より転載）

図２　抗血栓薬服用中患者の抜歯

（左）抜歯直後，（中）抜歯窩に局所止血剤（酸化セルロース）を挿入，（右）さらに縫合して確実な止血に努めている．

薬剤性唾液分泌低下についても通常の口腔乾燥と同様に，保湿を中心とした口腔ケアを行います．

(2) 抗血栓薬による易出血性（図２）

心疾患患者では，ワルファリンカリウム（ワーファリン）やアスピリン（バイアスピリン®）などの抗血栓薬が投与されていることが多いです．

このような患者に対して，抜歯などの観血的処置を行う際には，最近では休薬せずに局所止血をしっかりして処置を行う傾向が強いので，易出血性に注意する必要があります．

実際の抜歯では，局所止血剤，縫合，止血シーネなどを用いて，確実な止血に努めますが，術後に後出血を認める場合もありますので，注意深い経過観察が必要となります．

専門的口腔ケアは抜歯などの観血的処置の前に行いますが，処置後止血するまでは創部を傷つけないように注意して清拭を行います．

(3) 薬剤性歯肉肥大（図３）

ある種の薬剤が誘因となって歯肉の増殖をきたすことがあり，薬剤性歯肉肥大と呼ばれています．てんかん治療薬のフェニトイン，免疫抑制薬のシクロスポリンとともに，高血圧や狭心症の治療薬のニフェジピン，塩酸ジルチアゼム，塩酸ベラパミルなどが代表的です．

症状としては，早期には歯肉縁と歯間乳頭に発赤が生じ，次に歯肉の腫瘤様増殖を示し，さらに進行すると分葉状あるいは多結節状の歯肉肥大を呈します．高度の場合には，歯冠をほとんど覆い隠すこともあります．増殖部の歯肉には圧痛，潰瘍，排膿などの炎症症状はなく，歯槽骨の吸収も軽度であることが多いです．

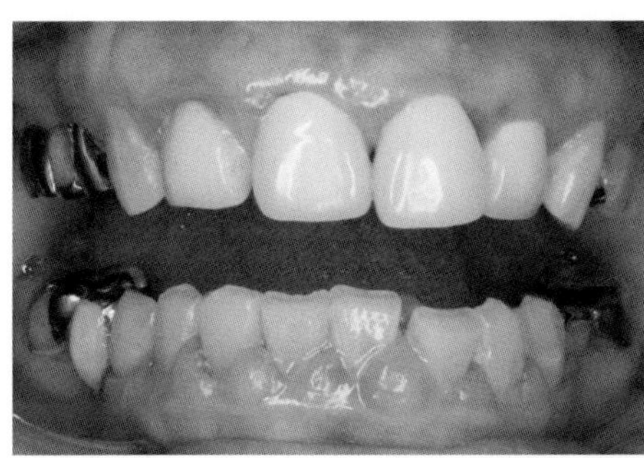
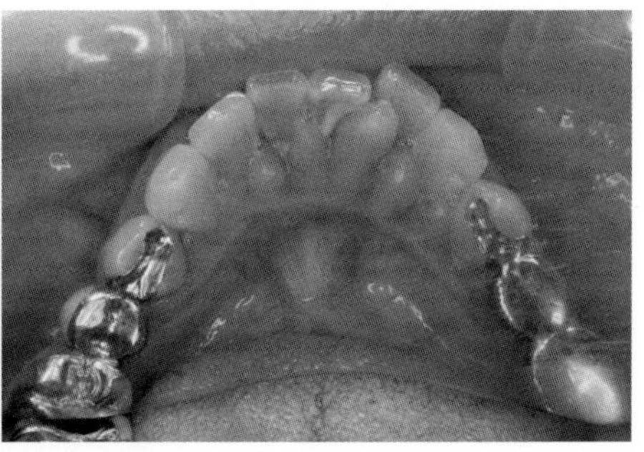

図3　薬剤性歯肉肥大
（左）下顎前歯部に歯肉増殖を認める，（右）下顎前歯部舌側にも歯肉増殖を認める．

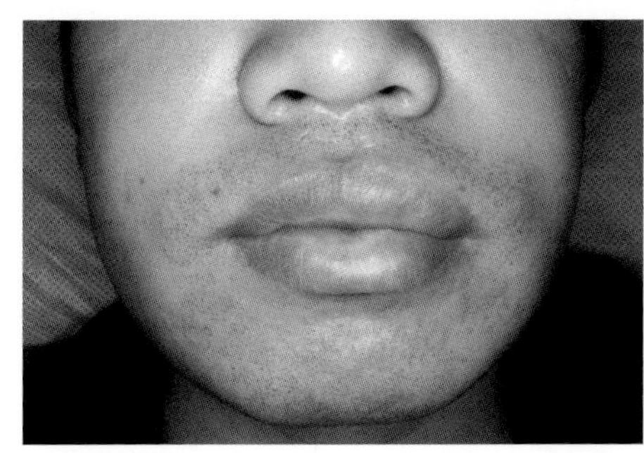

図4　血管神経浮腫
上下口唇に浮腫が認められる．

歯肉肥大は口腔清掃あるいは薬物投与の中止により改善をみることが多いですが，高度の場合は歯肉切除を行います．

(4)　血管神経浮腫（図4）

血管神経浮腫は，急性限局性の皮膚あるいは粘膜下に生じる浮腫で，Quincke浮腫とも呼ばれています．非ステロイド系抗炎症薬（NSAIDs）や，降圧剤であるアンジオテンシン変換酵素（ACE）阻害薬，ペニシリンや食物によって誘発されるアレルギーが関与するとされています．

症状としては，突発的に局所浮腫が皮膚や粘膜に生じ，数時間から数日続いた後，自然消失します．発生部位は，口唇，頬部，眼瞼，舌などの顔面部が多いです．

治療としては，原因として疑われる薬剤などを中止し，抗ヒスタミン薬，ステロイド薬を投与します．

口腔ケアは浮腫部を刺激しないように注意して行います．（古森孝英）

2 心臓病患者の口腔ケアの目的

1）手術における口腔ケアの目的

心臓手術は侵襲が大きく，また人工心肺などを使用することもあり，周術期の全身管理には多くの配慮が必要です．特に人工呼吸器管理を行う場合には人工呼吸器関連肺炎（VAP）を発症するリスクがあります．気管内挿管中は口腔・鼻腔の分泌物が挿管チューブを伝わって気管に流入することがあり，口腔ケアにより口腔細菌数を減らしておくことはVAP発症の抑制につながると期待されています[4]．

また，感染性心内膜炎の予防も大切です．感染性心内膜炎は弁膜疾患や先天性心疾患にともなう異常血流や人工弁などにより生じた非細菌性血栓性心内膜炎に細菌が付着することで生じます．日常の歯磨きでも口腔内細菌が一過性に血中に入ることがあり（一過性菌血症，表2）[5]，心臓手術前から口腔ケアにより口腔細菌数を減らしておくことが重要です[6]．

2）心臓リハビリテーションにおける口腔ケアの目的

心臓リハビリテーションとは，心血管系疾患を有する患者の身体的・心理的・社会的・職業的状態を改善し，基礎にある動脈硬化や心不全の病態の進行を抑制あるいは軽減し，同疾患の再発率や死亡率を減少させ，快適で活動的な生活を実現することをめざして，個々の患者の「医学的評価」，「運動処方に基づく運動療法」，「冠危険因子是正」，「患者教育およびカウンセリング」，「最適薬物治療」を多職種チーム医療によって実践する，長期にわたる多面的・包括的プログラムと定義されています[7]．

当初は早期離床と社会復帰をめざす機能回復訓練が主体でしたが，その後は患者のQOLと長期予後の改善をめざす疾病管理プログラムに変化し，現在では循環器疾患の予防的介入としても期待されています．

表2　医療処置などによる一過性菌血症の頻度

処　置	頻度（%）	処　置	頻度（%）	処　置	頻度（%）
抜歯	18～100	感染根管治療	15	気管内挿管	0～16
歯周外科	60～90	扁桃摘出	33～38	尿道カテーテル留置	0～26
歯磨き	7～90	内視鏡（上部）	0～8	気管支鏡（硬性）	15
智歯抜歯	55	内視鏡（下部）	0～5	自然分娩	1～5

（坂本春生：抜歯後菌血症，今日の感染症：16（3）18-19，1997より改変）

近年，心臓血管系の疾患と歯周病が深く関連しているとの指摘があり[8]，心臓リハビリテーションにおける歯科の介入は，感染性心内膜炎の予防をはじめ，冠動脈疾患に対する予後改善効果，心不全に対するQOL改善，入院期間縮小に寄与できる可能性があり，その意義は大きいと考えられます．（渋谷恭之）

3 心疾患患者の歯科処置時の注意点

心疾患患者の歯科処置を行う際には，合併している心疾患の病態を理解し，問診で心肺機能を評価することが重要です．筆者は身体活動能力質問表[9]を用いて評価しています．平坦な道を普通の速度で2～3分間歩く，一人で入浴する，階段を普通の速度で2階まで上る，などの活動ができれば心肺機能に大きな問題はありません．

1）人工ペースメーカー装着患者への対応

心臓に刺激伝導系の障害があると，心拍出量の減少のため脳血流量が著しく低下する結果，めまいやふらつき，意識の低下，失神などの症状が出現します．ペースメーカーはこのような症状を回避するために，電気的な信号を発生させて心筋を収縮させるものです．ペースメーカーは多くの症例で，左側あるいは右側の前胸部鎖骨下に植え込まれます．それは体表面からわずかに突出しておりその存在を容易に知ることができます．

ペースメーカー装着患者が携帯しているペースメーカー手帳から得られる情報には，①ペースメーカーが植え込まれた年月日，②ペースメーカーのモード，③心拍数のプログラムレート，④ペースメーカーをチェックした年月日，⑤ペースメーカー内の電池の状態，⑥ペーシング率などがあり[10]，中でも重要な項目は②③④です．

歯科治療時にペースメーカーの誤作動が生じる可能性のある機器には，電気メス，電気的根管長測定器，電気歯髄診断器，超音波スケーラー，超音波根管洗浄器，フッ素イオン導入器，歯科用レーザー装置，コンポジットレジン修復で使用される光照射器などがあります．これらを使用する際には，患者さんの心拍数がプログラムレート以上であること，すなわち自己心拍であることが必要です．そのためには心電図をモニタして，ペーシング刺激波とQRS幅を確認しながら歯科治療を行うことが安全です（図5左上段，右）．

2）処置時のモニタリング

(1) 心電図

心電図は，心筋の興奮に伴って生じた活動電位を記録したものです．その正常な電気刺激は，洞結節から左右心房，房室結節，ヒス束，左脚と右脚，左右のプルキンエ

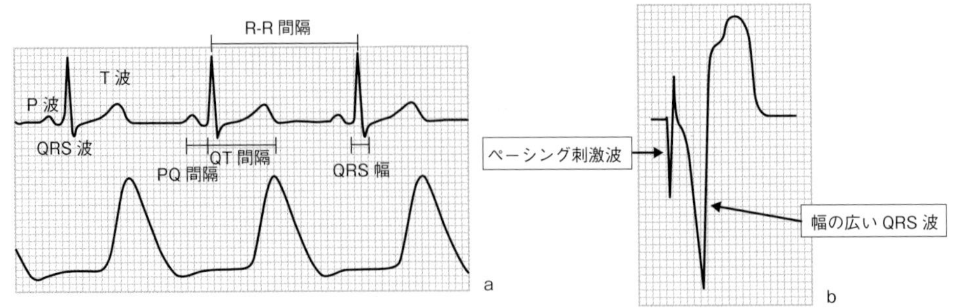

a. 正常な第Ⅱ誘導心電図波形（上段）とパルスオキシメータによる指尖容積脈波（下段）

上段に，P 波，QRS 波，T 波，PQ 間隔，QRS 幅，R-R 間隔および QT 間隔を示す．心電図の印字速度は 25 mm/秒で，したがって 1 mm は 0.04 秒である．正常値は，P 波：幅<0.11 秒　高さ<2.5 mm　PQ 間隔：0.12-0.20 秒　QRS 幅　0.06-0.10 秒　Q-Tc 間隔：<0.425　ST：±0.5 mm 以下．この心電図波形の心拍数は 68 回/分である．QRS 波は心室筋が収縮する電気活動を示し，下段のパルスオキシメータの脈波の上昇する時点は測定部位での心臓から拍出された血流を示す．

b. 心室を刺激する様式のペースメーカが機能している時の心電図

自己心拍である心電図では，左上段に示したように QRS 波の幅は狭く，かつ心拍数はペースメーカーのプログラムレートの心拍数より多い．しかし，ペースメーカーが正常に作動し機能している時（患者自身の心臓の電気刺激による自己心拍ではない時）には，ペーシング刺激波が QRS 波の前に出現し，かつ QRS 波は幅が広い．そしてその時の心拍数は，ペースメーカーのプログラムレートの心拍数に一致している．

図５　第Ⅱ誘導心電図とパルスオキシメータ波形，ペースメーカーの心電図波形

線維，左右心室へ伝導されます（図６）．心電図モニタの電極は，赤・黄・緑の３極です．赤を右腕に，黄を左腕に，緑を左足に貼付します．これで双極肢誘導が測定できます．第Ⅰ誘導は心臓を左から右方向（黄から赤）へ見た誘導，第Ⅱ誘導は心臓を左下方から右上方（緑から赤）へ見た誘導，第Ⅲ誘導は心臓を下から上方向（緑から黄）へ見た誘導です．このため誘導によって心電図波形が異なってきます．歯科診療中のみならず麻酔管理中の心電図モニタとして，多くは第Ⅱ誘導が使用されます（図５左上段，図７上段）．理由は，P 波を検出しやすいため不整脈を診断しやすく，さらに心臓下壁の心筋虚血を診断しやすいからです．正常な心電図波形は，①R-R 間隔が一定で，心拍数が正常範囲内にある，②正常な P 波がある，③PQ 間隔が正常である，④QRS 波が正常であることが必要で，これに相当しない波形がある場合には不整脈が出現していると判断できます[11]．

(2) 血圧

間接的な血圧測定は現在，ほとんどがオシロメトリック法による自動血圧計を使用して行われています．空気で加圧したカフ内圧を徐々に減圧させると動脈壁が振動し，これを圧力センサで測定するのがオシロメトリック法です．

血圧測定用カフは，幅が広いと測定値は低くなり，幅が狭いと高くなります．一般的に上腕の周囲の長さの 40％の幅のサイズのカフを使用します．水平位でも座位でも

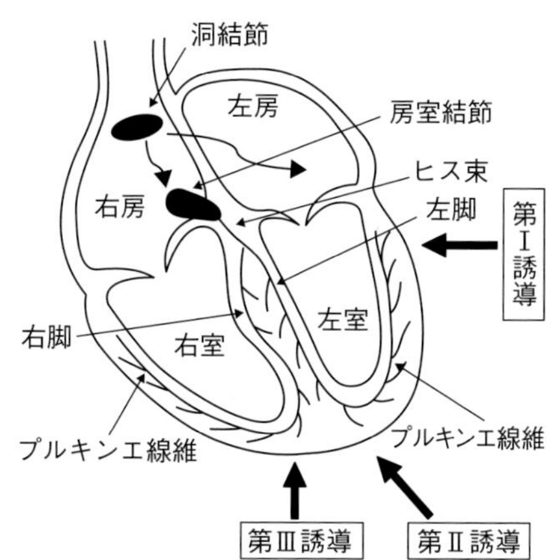

(畠山　登：麻酔科医として必ず知っておきたい周術期の循環管理，137，羊土社，2016. より改変して転載)

図６　心臓の刺激伝導系と標準肢誘導

心臓の電気的な興奮は，洞結節→心房→房室結節→ヒス束→左脚，右脚→プルキンエ線維→心室筋へ伝導される．
・第Ⅰ誘導は心臓を左→右，
・第Ⅱ誘導は心臓を左下→右上，
・第Ⅲ誘導は心臓を下→上
方向へ見た誘導である．
したがって，誘導によって心電図波形が異なる．

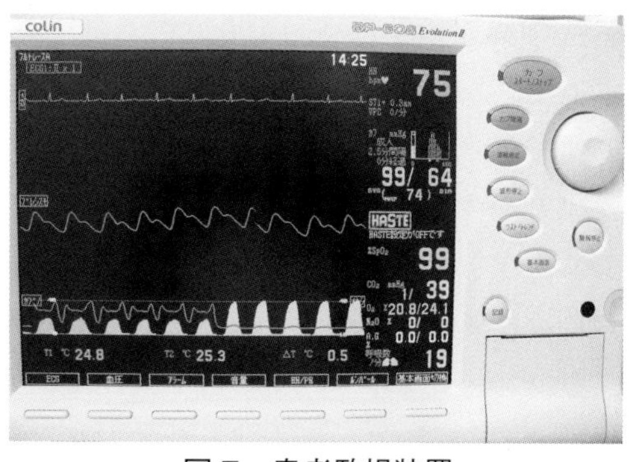

図７　患者監視装置

上段：第Ⅱ誘導心電図　中段：パルスオキシメータ波形　下段：カプノメータによるカプノグラム
カプノグラムの始めの６波形は酸素吸入下，後の５波形は空気吸入下での波形．
測定値は，心拍数 75 回/分，血圧 99/64 mmHg，経皮的酸素飽和度 99%，呼気終末 CO_2分圧 39 mmHg，呼吸数 19 回/分．

心臓と同じ高さの位置にカフを装着し，手指が２本入る程度の強さで巻きます[12)]．歯科治療時にはＳ（小児学童用），Ｍ（標準的な体格の成人用），Ｌ（肥満者用）サイズがあればよいでしょう．

測定は 2.5〜5 分間隔で行います．拡張期血圧の低下は臓器血流量（特に冠血流量）の低下に直結するため，注意が必要です．

(3) パルスオキシメータ

パルスオキシメータは，非観血的に連続的に経皮的動脈血酸素飽和度（以下，SpO_2）と脈拍数を測定できる有用なモニタです（図５左下段，図７中段）．歯科治療時に使用する際の注意事項として以下のことが挙げられます．高度の血圧低下，低体温，著しい不整脈，測定部位の血管圧迫，体動などでは低く測定されます．マニキュア（特にブラックやブルー）を塗っている指では，低く測定されます．この際には測定プローブを，爪を避けて指の側面から装着すると支障なく測定できます．また足指より手指に装着した方が SpO_2の反応はより速くなります．

SpO_2の正常値は96～100％です．しかし，肥満者や妊婦では下肺野の換気障害によって，高齢者では肺毛細血管や肺胞の閉塞によってSpO_2は低下しやすくなります．95％以下では深呼吸を促します．90％未満では，高度の低酸素血症のためチアノーゼが生じやすく，口唇や皮膚，爪の色の変化も観察します．そして酸素マスクや鼻カニューラを用いて酸素を吸入させることが必要です．

(4) カプノメータ

カプノメータは，呼気中の二酸化炭素分圧を連続的に測定する装置です．測定方式にはメインストリーム方式とサイドストリーム方式がありますが，患者監視装置に装備されているものは後者の方式です．

呼吸停止や気道閉塞などの重篤な状況に陥った場合でも，SpO_2の明らかな低下が現れるのは健康成人で20～30秒後です．すなわち，SpO_2の低下が認められたその20～30秒前に，何らかの換気の異常が発生していたということです．この換気の異常をただちに知ることのできる手段は，連続的な呼吸音の聴取と胸郭の動きの観察です．これに取って代わるモニタが呼気終末二酸化炭素分圧（以下，$P_{ET}CO_2$）と二酸化炭素分圧曲線（以下，カプノグラム）を連続的に測定し描出するカプノメータです．鼻カニューラに呼気サンプリングチューブをテープ固定するだけで簡単にカプノグラムを得ることができ（図8），低換気や過換気を容易に知ることができます．筆者は，静脈内鎮静法で麻酔管理する際には必ず，鼻カニューラから2L/分の酸素を吸入させながらカプノメータをモニタします．正確な$P_{ET}CO_2$を測定する時には酸素投与を一旦中断します[13)]（図7下段）．歯科治療中には，パルスオキシメータとカプノメータを同時にモニタすることで，患者の呼吸と循環の状態をより正確に知ることができます．

3）歯科用局所麻酔薬使用時の注意点

広く使用されている1/8万アドレナリン添加2％リドカインカートリッジ（キシロカイン®，エピリド®，キシレステシンA®，オーラ®注）やシタネスト-オクタプレシン®，スキャンドネスト®の使用基準には表3に示すものがあります[14)]．

4）AEDについて

AEDは，貼付されたAEDの電極パッドから傷病者の心電図を自動的に解析して，電気的除細動の必要性を判断し，救助者に電気ショックの必要の有無の音声メッセージを出します．通電するエネルギー量もすでに設定されており考慮する必要がありません．これが，AEDと従来のマニュアル型除細動器の大きく異なる点です．

AEDが到着したらまずAEDの電源ボタンを押します．機種によってはAEDのケースを開けると自動的に電源が入るものもあります．電源が入った以後はAEDの音声メッセージに従って行動します．救助者が二人以上の場合には，胸骨圧迫を中断

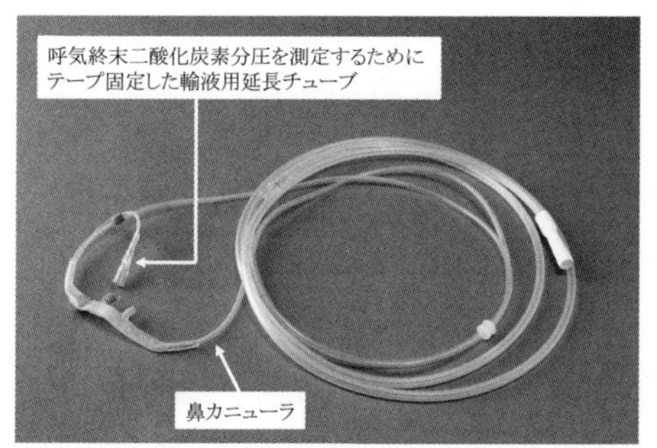

図8　鼻カニューラと呼気ガスサンプリングチューブ

鼻カニューラに輸液用延長チューブをテープ固定し，呼気ガスのサンプリングチューブとしたもの．呼気ガスサンプリングチューブをカプノメータに接続し，連続的に呼気終末二酸化炭素分圧とカプノグラムをモニタする．

表3　歯科用局所麻酔薬の使用基準

患者の日常活動での状態・合併症による分類	歯科用局所麻酔薬の使用基準・注意事項
ニューヨーク心臓協会心機能分類１度，２度（日常の身体活動で疲労，呼吸困難，動悸，狭心痛を生じる．具体例：2～3分間の早歩きや軽い農作業がつらい）	1/8万アドレナリン添加2%リドカインカートリッジは２本まで使用できる
ニューヨーク心臓協会心機能分類３度（日常の活動以下でも疲労，呼吸困難，動悸，狭心痛を生じる．具体例：普通の速度で2～3分間歩くことや２階までゆっくり上がるのがつらい）の患者やβ受容体遮断薬服用患者	1/8万アドレナリン添加2%リドカインカートリッジは１本までの使用にとどめる
肥大型心筋症を合併した患者	アドレナリン添加薬剤の使用は禁忌（β作用のある薬物は使用禁忌）
抗うつ薬服用患者	1/8万アドレナリン添加局所麻酔薬の使用で，血圧上昇や頻脈を誘発しやすい
フェノチアジン系やブチロフェノン系の抗精神病薬服用患者	1/8万アドレナリン添加局所麻酔薬の使用で，血圧低下を誘発しやすい
虚血性心疾患や冠動脈硬化症を合併した患者，高齢者	シタネスト-オクタプレシン®は，カートリッジ２本までの使用にとどめる
循環系疾患や代謝・内分泌系疾患の合併患者で血管収縮薬の使用を避けたい場合	スキャンドネスト®が使用できる．観血的処置以外では1/8万アドレナリン添加2%リドカインと同等の効果を期待できる

いずれの場合においても，局所麻酔薬を投与する際はできるだけゆっくりと少量ずつ注入する．注入時の疼痛や血管収縮薬による頻脈は，心筋の酸素需要供給バランスを悪化させるためである．

することなくAEDの電極パッドを貼付します．その位置は，右鎖骨下で胸骨の右縁と左前腋窩線上で腋窩の5～8 cm下（およそ人差し指の長さ）で左乳頭の外方斜め下です（図9）．また小学校に入学する前の未就学の小児に対しては，小児用モードやキーの付いたAEDを使用するか，エネルギー減衰機能のある小児用の電極パッドを

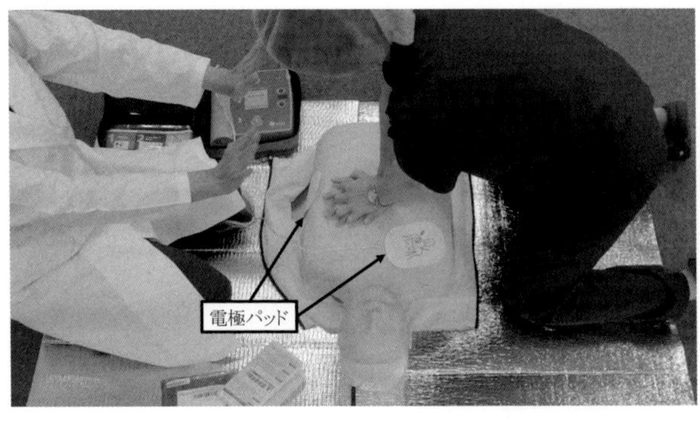

図 9　AED 電極パッドの貼付位置と胸骨圧迫

AED の電極パッドは胸骨圧迫を継続しながら貼付する．その位置は，右鎖骨下で胸骨の右縁と左側前腋窩線上で腋窩の 5〜8 cm 下（左側乳頭の外方斜め下）である．
AED が“心電図を解析中です．体から離れて下さい”という音声メッセージを発したら，図のように胸骨圧迫の中断の指示を音声と行動で示す．

貼付します（小児用パッドがない場合には成人用パッドを貼付してもよいですが，パッド同士が接触しないように貼ります．例えば体幹の前後に）．

次に，電極パッドを貼付する際の注意点を述べます．①パッド全体を傷病者の肌に密着するように，シワがないように貼ります．②貼付部位に汗や水滴が認められる場合には，乾いた布や衣類で拭います．③狭心症や冠動脈硬化症，心筋梗塞の既往などの虚血性心疾患を有する患者には，しばしば狭心症治療薬の持続的経皮吸収型製剤が処方されています．また他に喘息治療薬，ホルモン製剤，禁煙補助薬，麻薬性鎮痛薬などもあります．これらのテープ製剤がパッドの貼付部位に貼付されている場合には，先ずテープ製剤を除去し，かつその部位を拭ってからパッドを貼付します．④ペースメーカーや埋め込み型除細動器（ICD）が電極パッドの貼付部位に埋め込まれている場合には，これらから離して貼付してください．

AED を使用した心肺蘇生により，幸いに傷病者に循環が回復した症状（目を開ける，呼びかけに応じる，正常な呼吸がある，目的に応じた仕草がある，など）が出現した場合には，心肺蘇生を一旦中断してもいいですが，AED の電極パッドは貼付したままで AED の電源も入れたままの状態にしておきます．（山田正弘）

4 口腔ケアの実例

1）手術前後の口腔ケア

(1) 手術前の口腔ケア

『感染性心内膜炎の予防と治療に関するガイドライン（2008 年改訂版）』では感染性心内膜炎（IE）予防として歯科に関する記載が 5 ページだったのが 2017 年改訂版では 9 ページと増え IE と歯科との関連性がより一層重要視されました[15]．

当院の心臓手術予定患者に対しては緊急手術の場合を除いて手術日までに余裕をもっ

た歯科受診を促し，必要に応じて上記ガイドライン（2017年改訂版）に従った抗菌薬の予防投与を行ったうえで歯周ポケット検査や歯石除去を実施しています（表4）．2008年改訂版では15〜30倍に希釈したポビドンヨードガーグル15 mLを用いた歯科処置約30秒前の軽い口腔洗浄も推奨されていました[16]．下記では口腔ケアをする上で

表4　IE高リスク患者における，各手技と予防的抗菌薬投与に関する推奨とエビデンスレベル

抗菌薬投与	状況	推奨クラス	エビデンスレベル
予防的抗菌薬投与を行うことを強く推奨する	・歯科口腔外科領域：出血を伴い菌血症を誘発するすべての侵襲的な歯科処置（抜歯などの口腔外科手術・歯周外科手術・インプラント手術，スケーリング，感染根管処置など） ・耳鼻科領域：扁桃摘出術・アデノイド摘出術 ・心血管領域：ペースメーカや植込み型除細動器の植込み術	I	B
抗菌薬投与を行ったほうがよいと思われる	・局所感染巣に対する観血的手技：膿瘍ドレナージや感染巣への内視鏡検査・治療（胆道閉塞を含む） ・心血管領域：人工弁や心血管内に人工物を植え込む手術 ・経尿道的前立腺切除術：とくに人工弁症例	IIa	C
予防的抗菌薬投与を行ってもかまわない．ただし，IEの既往がある症例には予防的抗菌薬投与を推奨する	・消化管領域：食道静脈瘤硬化療法，食道狭窄拡張術，大腸鏡や直腸鏡による粘膜生検やポリープ切除術，胆道手術 ・泌尿器・生殖器領域：尿道拡張術，経腟分娩・経腟子宮摘出術，子宮内容除去術，治療的流産・人工妊娠中絶，子宮内避妊器具の挿入や除去 ・心血管領域：心臓カテーテル検査・経皮的血管内カテーテル治療 ・手術に伴う皮膚切開（とくにアトピー性皮膚炎症例）	IIb	C
予防的抗菌薬投与を推奨しない	・歯科口腔外科領域：非感染部位からの局所浸潤麻酔，歯科矯正処置，抜髄処置 ・呼吸器領域：気管支鏡・喉頭鏡検査，気管内挿管（経鼻・経口） ・耳鼻科領域：鼓室穿孔時のチューブ挿入 ・消化管領域：経食道心エコー図・上部内視鏡検査（生検を含む） ・泌尿器・生殖器領域：尿道カテーテル挿入，経尿道的内視鏡（膀胱尿道鏡，腎盂尿管鏡） ・心血管領域：中心静脈カテーテル挿入	III	B

IE：感染性心内膜炎
（日本循環器学会：感染性心内膜炎の予防と治療に関するガイドライン（2017改訂版）．http://www.j-circ.or.jp/guideline/pdf/JCS2017_nakatani_h.pdf（2019年12月8日参照）より一部抜粋）

の注意点を述べます．

①ワーファリン（抗凝固薬）服用者

必ず抗凝固薬や抗血小板薬の服用歴を確認します．ワーファリン（抗凝固薬）服用者ではPT-INRなどの血液データも確認します．日本循環器学会『肺血栓塞栓症および深部静脈血栓症の診断，治療，予防に関するガイドライン（2017年改訂版）』のPT-INR基準値は1.5～2.5の範囲とされており，70歳以上の患者にはPT-INR 1.6～2.6が推奨されているため[17]，出血傾向にある場合（PT-INRが高い場合）にはその対策を歯科医師に相談します．

②チアノーゼのある患者

症状として口唇や指先の爪の色などが青紫色になっています．口腔ケア前～後でバイタルチェックを行い，指先の色調変化や肩や胸の動き，パルスオキシメーターによる酸素飽和度を観察し，必要に応じて酸素投与を考慮します．

血圧変動に注意を要する患者さんでは痛みによる血圧上昇に配慮し，局所麻酔薬に含まれる血管収縮薬にも注意します．

③その他

症例（図10）：40代男性，狭心症で冠動脈バイパス術予定のため歯科受診
全身疾患：糖尿病・高血圧・慢性腎不全で透析

口腔ケア：術前では抗菌薬の予防投与を行い，ポビドンヨードガーグルで消毒し，歯石除去とPMTC施行しました．歯磨きの習慣がないため，口腔内細菌と感染性心内膜炎の関係性を説明し，最低一日1回軟毛歯ブラシで磨くことから始めてもらいました．退院時は，かかりつけ歯科（2年前が最終）に情報提供書を作成しました．

心臓手術以外の全身麻酔下手術全般にもいえることですが，重度歯周炎で動揺が2～3度の歯や歯質が欠けてもろくなった歯は，気管挿管の操作中，あるいは留置した挿管チューブそのものの接触により歯が損傷，脱落する危険性があります．抜歯適応歯は事前に抜歯する，あるいは予防的にマウスピースを装着させることがあります．

患者さん自身が口腔衛生管理の重要性をあまり認識されておらず，口腔内環境が不良な患者さんも少なくはありません（図10）．何十年と歯科受診をされていない患者さんもみられます．発見されたう蝕などの歯科疾患にはその都度対応し，患者さん自身がセルフケアを行えるように丁寧に指導します．

一方，緊急手術の場合は観血処置はせず，歯ブラシやPMTCなどの口腔ケアで対応しています．

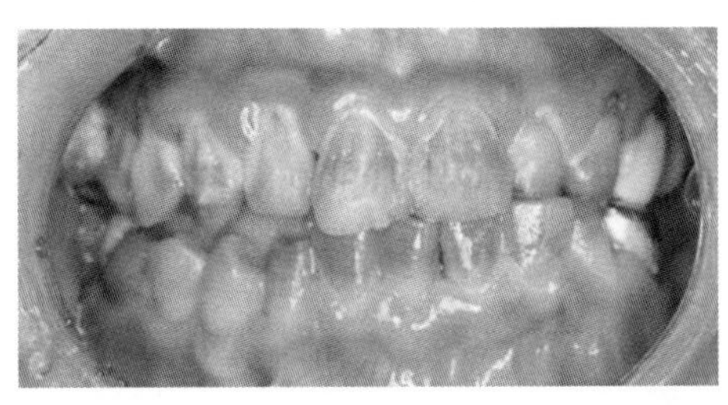

図10　口腔衛生不良

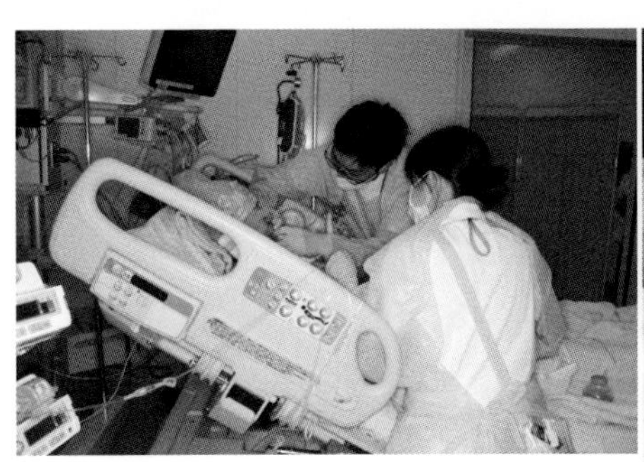

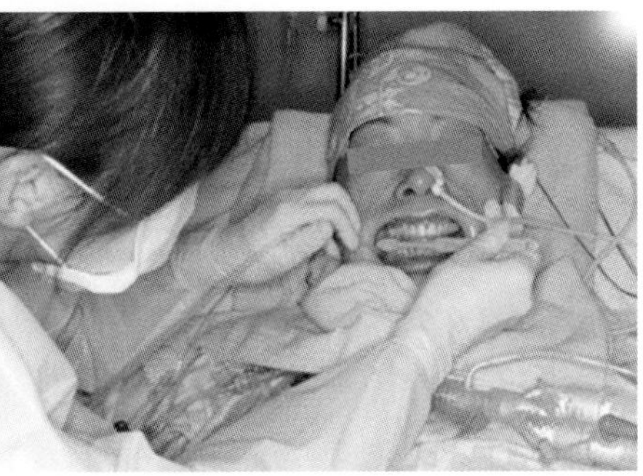

図11　ICU看護師による口腔ケア
ICUでの口腔ケアは必ず二人体制で行う（左）.

(2) 手術後の口腔ケア

症例（後出図14）：60代女性，大動脈弁置換術施行
全身疾患：既往として感染性心内膜炎，慢性糸球体腎炎で透析中

口腔ケア：術後1日目にICU往診し，口腔乾燥が著しくICU看護師に保湿ジェルを使用した口腔ケアを行うように伝えました．また口角炎もあり口腔カンジダ症を疑いましたので，検査をしました．口腔カンジダ症が陽性のため抗真菌薬が処方となり，徐々に白苔偽膜も軽減し，口腔内も湿潤されセルフケア良好となりました．転院のため歯科介入は終診となりました．

手術直後は人工呼吸器を接続したまま集中治療室（ICU）へ移動し，循環や呼吸状態が安定するまでは挿管チューブが抜管されない症例を多く見受けられます．そのためICUではVAP（前述）のリスクがあり，VAP予防策としての口腔ケアの重要性が高まっています（図11）．口腔ケア前には誤嚥に配慮して挿管チューブのカフ圧を確認し（20〜30 cmH_2O），体位は15〜30°程度に頭部を挙上します．（頭部挙上不可の場合，側臥位または患者さんの頭部を横に向けます）日本での人工呼吸器関連肺炎予防バンドルでは頭部挙上30°程度[18]，またアメリカでの人工呼吸器バンドルでは30〜45°

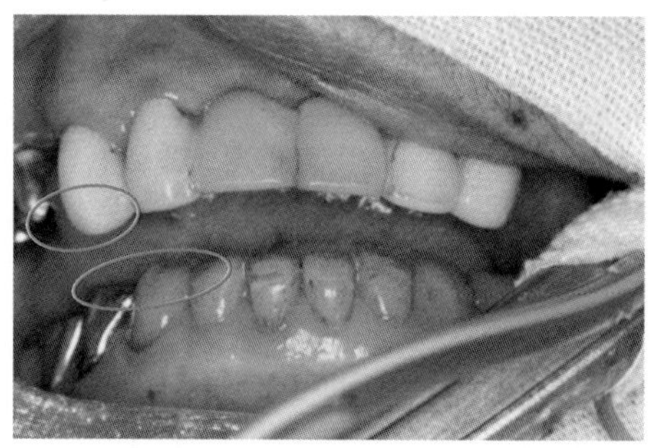

図12　挿管チューブ
舌の浮腫や歯の鋭縁部が圧接する舌縁や挿管チューブが擦過する口角は潰瘍ができやすくなる.

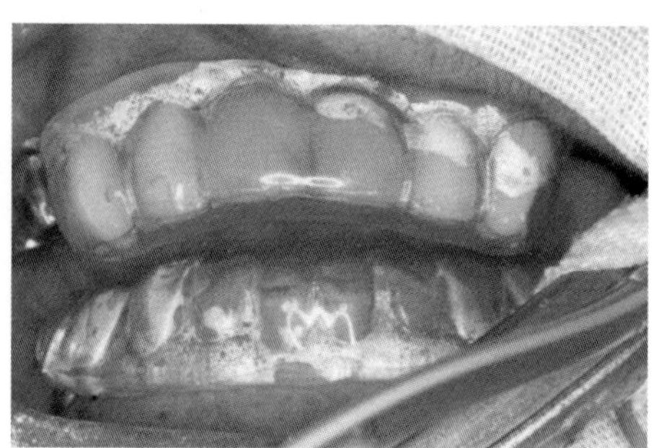

図13　圧痕や潰瘍の予防のマウスピース
毎週のICUラウンド時に潰瘍形成の危険性があれば印象採得をします.

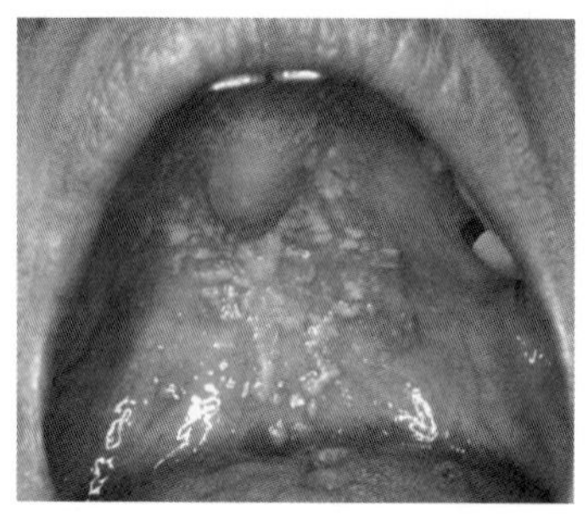

図14　偽膜性カンジダ症

が推奨されています[19,20]. 術後の浮腫により挿管チューブと舌や口蓋が擦過して潰瘍ができやすいので（図12），しっかりと口腔粘膜の観察が必要です. 必要に応じて擦過防止用のマウスピースを作製します（図13）. 当院ICUでは挿管チューブの固定は口角から約1 cm離し，口腔ケアごとに再固定しています.

当院では週1回歯科医師・歯科衛生士がICUラウンドを行います. 口腔内の状況は20頁のアセスメント表を用いて看護師とともに評価し，情報共有をしています.

一般病棟に戻った後も，開胸手術などの場合は侵襲が大きく，また長期絶食により廃用症候群となり，嚥下機能が低下して誤嚥性肺炎を生じる場合もあります. 術後の日和見感染から口腔カンジダ症を発症する場合も少なくはありません（図14）. そのため一般病棟でも定期的な口腔ケアが重要です.

さらに退院後も，う蝕や歯周炎の治療を含めたかかりつけ歯科での対応が必要となります. 口腔衛生状態が不良に戻ってしまうと，菌血症や術後合併症としてのIEを発症する可能性がありますのでセルフケアの指導は重要です. また手術後も抗血栓薬を継続する患者が多く口腔内出血への配慮が必要です.

セルフケアのモチベーション向上への教育や歯科への定期的な受診の重要性を指導することが，術後から退院までの歯科衛生士の役割であると感じています．

（山内千佳）

2）心臓リハビリテーション患者の口腔ケア

症例：89歳，男性，体重61 kg，身長156 cm，BMI 25.1，血圧106/50 mmHg
脈拍54回/min，SpO_2 99%（room air），FIM（functional independence measure：機能的自立度評価法）87点
現病歴：急性心筋梗塞，経皮的冠動脈形成術後，慢性心不全に対する心臓リハビリテーションを目的に当院へ入院．
既往歴：発作性心房細動，高血圧，貧血，認知症，難聴
入院時の口腔内所見（図15）：OAG（oral assessment guide）合計スコア12点（声1，嚥下1，口唇2，舌2，唾液1，粘膜1，歯肉2，歯と義歯2），重度歯周炎，動揺歯（1～3度），インプラント周囲炎，義歯不適合，義歯性潰瘍
投薬内容：アスピリン，クロピトグレル，アピキサバン錠，エナラプリルマレイン酸塩，スピノロラクトン，ランソプラゾール，アトルバスタチンカルシウム，フェブキソスタット，硫酸鉄，酸化マグネシウム，オロパタジン塩酸塩，ラメルテオン
入院時の問題点：運動時の血圧低下，強い倦怠感，不整脈（心室性期外収縮），口腔内疼痛による清掃不良と経口摂取不良

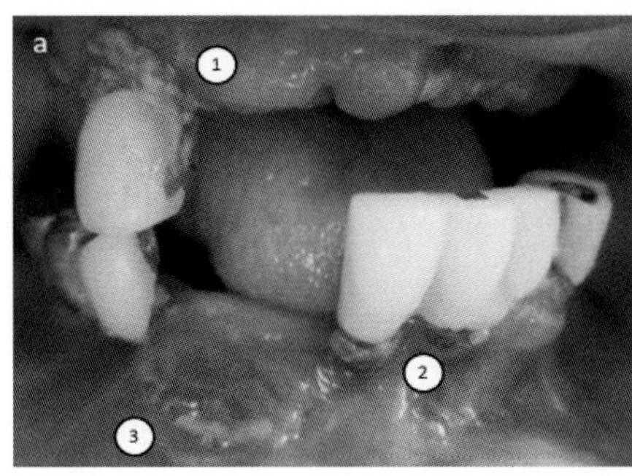

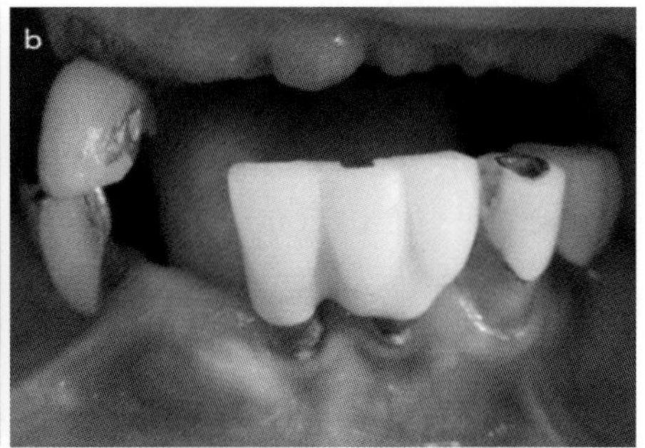

図15　口腔内所見

a：入院時；OAG合計スコア12点（声1，嚥下1，口唇2，舌2，唾液1，粘膜1，歯肉2，歯と義歯2）①全顎的に歯頸部へプラークの付着を認める．②歯石が沈着している．③義歯による褥瘡性潰瘍を生じている．
b：1か月経過後；1か月経過後のOAG合計スコア9点（声1，嚥下1，口唇1，舌1，唾液1，粘膜1，歯肉2，歯と義歯1）a（入院時）に認められたプラークや歯石，義歯による褥瘡性潰瘍は軽快している．

(1) 心臓リハビリテーションカンファレンス内容

安静時・運動時ともに強い倦怠感が認められたが，降圧薬の過剰投与による血圧低下，並びに利尿薬による脱水と起立性低血圧が原因と疑われたため内服薬を調整し，1週間後に再評価を行うことにしました．またその間，脱水と起立性低血圧を起こしやすいため転倒に注意するよう確認を行いました．歯科的には，移動やチェアの傾斜時と処置時などの血圧変動と口腔乾燥に注意して介入し，まず口腔内環境の改善を図ることにしました．

(2) 入院後経過

口腔内環境を改善するため，まずは歯科医師による義歯調整を実施しました．歯周処置は歯肉の疼痛が著しいため，はじめに生理食塩水で洗浄後，ペリオフィール®で消炎を図りました．その後歯科衛生士による口腔ケアを開始しました．また，看護師への紙面による口腔衛生指導（紙面はベッドサイドに掲示）を行い，口腔ケア介助を依頼しました．本人にも歯磨き習慣を再習得できるように，口腔衛生指導と練習を繰り返し実施しました．

1週間後，スケーリング時に縁下歯石を除去するにはやや疼痛を伴う様子であったため，消炎目的に歯周ポケット内のプラークを除去後，PMTCを行いました．利尿薬による口腔内乾燥はなく，この頃より歯肉の炎症は改善傾向を認めました．口腔内の疼痛が消失したことにより，経口摂取が進みました．また内服薬の調整により倦怠感の訴えも軽減し，リハビリテーションに対して意欲的になりました（FIM 91点）．

1か月経過後には口腔衛生状態が改善し，セルフケアに積極的に取り組むようになりました（図15-b）．最終的にSRPを行いましたが，縁下歯石除去時も疼痛の訴えはなくなりました．心不全増悪予防のため血圧は低値のまま一定にコントロールされ，心不全の増悪を引き起こすことなく良好に経過し，ADLの向上を認めました（FIM 111点）．

(3) まとめ

心臓リハビリテーションカンファレンス（表5，図16，17）で多職種と情報を共有し協議を行ったことで，血圧変動などの心疾患のリスクに留意し，安全に歯科診療を行うことが可能でした．また，歯科診療以外でも看護師や言語聴覚士に口腔ケアなどを協力してもらい，口腔内を観察し清潔を保つことで，感染や経口摂取不良に伴う栄養低下などのトラブルで心臓リハビリテーションを中断することなく，より効果的に心臓リハビリテーションを遂行することに寄与できると考えます．

表5　多職種の主な役割

職種	主な役割
医師	診断，治療方針の立案，治療，処方
看護師	観察，ケア，職種間のサポート，生活指導
薬剤師	薬剤の管理，服薬指導
歯科医師 歯科衛生士	口腔機能管理 口腔衛生管理

職種	主な役割
理学療法士 作業療法士 言語聴覚士	運動耐容能の向上 日常生活動作の改善 言語・音声・嚥下障害の改善
管理栄養士	栄養評価，栄養指導等
医療ソーシャルワーカー	入院中・退院後のサービスの調整

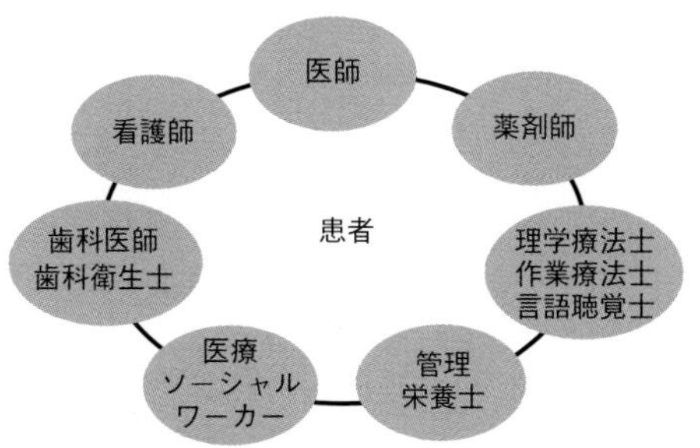

図16　(心臓リハビリテーションチーム　多職種協働の概念図)

多職種が患者の情報を共有し，定期的に再評価を行い，柔軟に患者へ適した医療を提供していく．

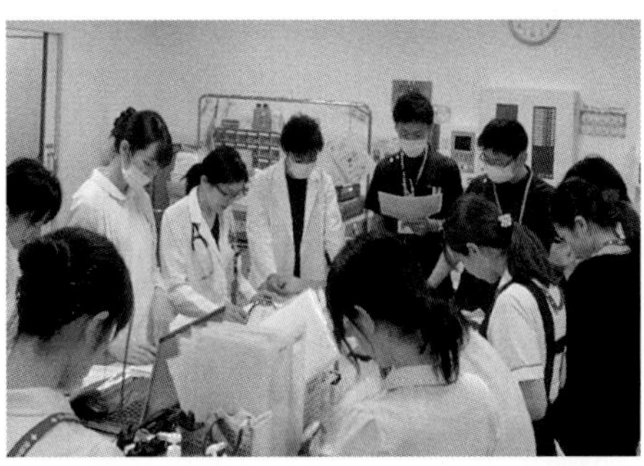

図17　心臓リハビリテーションカンファレンス風景

（河合李美）

文　献

1）奥村　謙，他：ペースメーカ，ICD，CRTを受けた患者の社会復帰・就学・就労に関するガイドライン（2013年改訂版），32，日本循環器学会：2013. http://www.j-circ.or.jp/guideline/pdf/JCS2013_okumura_h.pdf（2017年4月17日参照）
2）宮武邦夫，他：感染性心内膜炎の予防と治療に関するガイドライン（2008年改訂版），31，日本循環器学会，2008. http://www.j-circ.or.jp/guideline/pdf/JCS2008_miyatake_h.pdf（2017年4月17日参照）
3）松﨑益德，他：慢性心不全治療ガイドライン（2010年改訂版），日本循環器学会：2010. http://www.j-circ.or.jp/guideline/pdf/JCS2010_matsuzaki_h.pdf(2017年4月17日参照)
4）岸本裕充，根岸明秀：ICUにおける口腔ケア，日本口腔ケア学会雑誌，10：5-15，2016.
5）坂本春生：抜歯直後の一過性菌血症による感染性心内膜炎の発症は抗菌薬の予防投与に

よって防げますか？，歯界展望別冊/Q ＆ A 歯科のくすりがわかる本 2003，94–95，医歯薬出版，東京，2002.
6）梅田正博：周術期口腔機能管理の基本がわかる本，43–44，クインテッセンス出版，東京，2013.
7）日本心臓リハビリテーション学会：http://www.jacr.jp/web/
8）松下健二：血管病としての歯周病とその対策，日歯先技研会誌，20：159–162，2014.
9）竹本恭彦，吉川純一：心不全の病態生理　―症状から理解する―．心エコー 6（1），22–26，2005.
10）河野　崇，横山正尚（横山正尚　専門編集）：麻酔科医のための循環管理の実際，3 章，3–5 心臓ペーシングデバイス装着患者，70–75，中山書店，東京，2014.
11）畠山　登（国沢卓之 編）：麻酔科医として必ず知っておきたい周術期の循環管理，第 2 部，第 1 章，1．心電図〜心電図・不整脈・虚血のモニタ〜，136–142，羊土社，東京，2016.
12）今井英一（国沢卓之 編）：麻酔科医として必ず知っておきたい周術期の循環管理，第 2 部，第 2 章，1．非観血的動脈圧，157–161，羊土社，東京，2016.
13）山田正弘（日本口腔外科学会 編）：歯科日帰り麻酔管理の実際と最近の動向，クインテッセンス口腔外科ハンドマニュアル '15，199–208，クインテッセンス出版，東京，2015.
14）一戸達也（金子　譲 監修，福島和昭，他 編）：歯科麻酔学　第 7 版，第 3 章局所麻酔，Ⅳ血管収縮薬，166–179，医歯薬出版，東京，2011.
15）感染性心内膜炎の予防と治療に関するガイドライン（2017 年改訂版）http://www.j-circ.or.jp/guideline/pdf/JCS2017_nakatani_h.pdf（2019 年 12 月 18 日参照 48－55．58）
16）宮武邦夫，他：感染性心内膜炎の予防と治療に関するガイドライン（2008 年改訂版），2，日本循環器学会，2008．http://www.j-circ.or.jp/guideline/pdf/JCS2008_miyatake_d.pdf（2017 年 1 月 8 日参照）
17）伊藤正明，他：肺血栓塞栓症および深部静脈血栓症の診断，治療，予防に関するガイドライン（2017 年改訂版），25–26，日本循環器学会，2017．http://www.j-circ.or.jp/guideline/pdf/JCS2017_itoh_h.pdf（2019 年 12 月 18 日参照）
18）日本集中治療医学会：人工呼吸関連肺炎予防バンドル 2010 改訂，2010．http://www.jsicm.org/pdf/2010vap.pdf（2017 年 1 月 8 日参照）
19）水野浩子，志馬伸朗，藤原あずさ，他：人工呼吸器ケアバンドルの適用阻害因子の検討，人工呼吸，28：189–192，2011.
20）芦田晃道：効果的な VAP 予防ケアとはなにか，EB NURSING，10（1）：14–15，2010.

参考文献

1. 小川　聡，井上　博，筒井裕之：専門医のための循環器病学　第 1 版，医学書院，東京，2014.
2. 古森孝英 編：新こんな患者さんが歯科に来たときは？，第一歯科出版，東京，2014.
3. 古森孝英 編著：歯科衛生士講座，口腔外科学　第 2 版，永末書店，京都，2017.
4. 戸塚靖則，高戸　毅 監修：口腔科学，朝倉書店，東京，2013.

第2-4章

糖尿病

1 糖尿病について

食事をとった後，食べ物は胃・小腸で分解吸収されブドウ糖となり，血液を介して全身の臓器に運ばれます．その際，インスリンが膵臓から分泌され，その働きによって各臓器の細胞が血液から血糖を取り込んでエネルギーとして利用します．一般的に血糖とは血液中のブドウ糖のことを意味します．そのため，食後に上昇する血糖値はインスリンの働きによって一定に保たれています．ちなみに健康な人の血糖値は空腹時で80〜100 mg/dL程度です．

一方，肝臓はブドウ糖を一旦貯蔵できる形（グリコーゲン）に変化させて肝臓に蓄えることができますが，その貯蔵できる量は決まっています．貯蔵されているグリコーゲンは分解され，再び血液中に糖新生されたブドウ糖として放出されますが，インスリンはそれを抑制します．グリコーゲンとして貯蔵できなかったブドウ糖は中性脂肪として全身の脂肪細胞に取り込まれます．血糖値が減少した際に脂肪は脂肪細胞から放出されて筋肉へ運ばれ運動エネルギーとして燃焼されます．

糖尿病は血糖値が病的に高い状態をさす病名です．高血糖状態が体全体に及ぼす影響は多く，口腔にも影響することをわれわれ歯科に携わるものは十分に知っておく必要があります．

糖尿病の代表的な症状には，口渇・多飲（喉が渇いて水分を多く摂取する），多尿（尿の量が増える），体重減少，易疲労感（疲れやすくなる），倦怠感，痒みなどがあります．

1）糖尿病の分類

糖尿病には大きく2種類の型があります．一つはインスリンを合成・分泌する膵臓のランゲルハンス島β細胞の破壊・消失によりインスリンが欠乏する1型糖尿病です．もう一つはインスリン分泌低下や過食，運動不足，肥満，ストレスなどの生活環境から発症する2型糖尿病です．

2）判断基準と血糖コントロール（HbA1c）

日本糖尿病学会において糖尿病診断基準として

①早朝空腹時血糖値 126 mg/dL 以上

②75 g 経口ブドウ糖負荷試験で 2 時間値 200 mg/dL 以上

③常に血糖値が 200 mg/dL 以上

④HbA1c[*1] が 6.5%以上

の 4 つの中から 1 つでもあてはまれば糖尿病型の高血糖と判定されます（図 1）[1)].

さらに

1．別の日に再度採血し高血糖状態であること

2．血糖値と HbA1c を同時に測定して糖尿病型であること

3．高血糖状態で口渇・他院・多尿・体重減少などの症状があること

4．糖尿病性網膜症があること

の 4 つの中から該当があれば，糖尿病と診断されます[2)].

血糖コントロールについて，日本糖尿病学会は目標を掲げています（図 2）．血糖値を適切にコントロールするためには食事療法・運動療法・薬物療法などがあり，患者指導が行われます．

3）糖尿病の合併症

高血糖状態が何年も続くと血管障害を起こし，特に網膜や腎臓の毛細血管および神経に障害が生じます．

(1) 血管障害の原因

動脈は 3 層構造で，最も内側にある内膜は内皮細胞に覆われています（図 3）．この細胞は動脈を広げ，血液が固まらないようにする作用があります．動脈は以下に示す順序で血管障害を生じます（図 4）．

①血液中でブドウ糖とタンパク質と結合した物質やコレステロールにより内皮細胞が傷つき機能障害を引き起こします．

＊1 HbA1c…高血糖状態が長時間続くと余分なブドウ糖はタンパクと結合する．血液中では赤血球のヘモグロビン（Hb）がタンパクとしてブドウ糖と結合する．これが HbA1c である．ヘモグロビンは身体の隅々まで酸素を運搬する役割があり，寿命はおよそ 120 日（約 4 か月）と言われている．血液中の HbA1c 値は，赤血球の寿命の半分くらいの時期にあたる血糖値の平均を反映する．すなわち外来で血液検査をすると，その日から 1～2 か月前の血糖値の状態を推定できることになる．

※従来，日本で使用されていた HbA1c 値である JDS 値は，世界の大部分の国で使用されている NGSP 値に比べて約 0.4%低い値であった．そこで日本糖尿病学会は 2012 年 4 月 1 日より HbA1c の表記（%）として国際基準値（NGSP）を使用することに決めている．今回，図・文章に記載している HbA1c 値はすべて NGSP 表記とした．

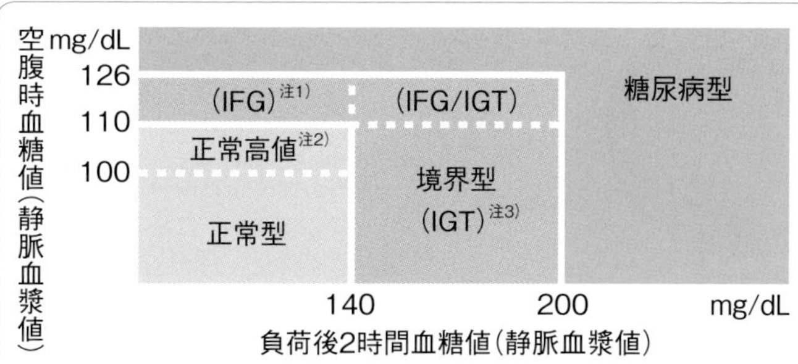

注1) IFGは空腹時血糖値110〜125mg/dLで，2時間値を測定した場合には140mg/dL未満の群を示す(WHO)．ただしADA(米国糖尿病学会)では空腹時血糖値100〜125mg/dLとして，空腹時血糖値のみで判定している．

注2) 空腹時血糖値が100〜109mg/dLは正常域ではあるが，「正常高値」とする．この集団は糖尿病への移行やOGTT(ブドウ糖負荷試験)時の耐糖能障害の程度からみて多様な集団であるため，OGTTを行うことが勧められる．

注3) IGTはWHOの糖尿病診断基準に取り入れられた分類で，空腹時血糖値126mg/dL未満，75gOGTT2時間値140〜199mg/dLの群を示す．

(日本糖尿病学会 編・著：糖尿病治療ガイド2016-2017，23，文光堂，東京，2016.)

図1　空腹時血糖値および75gOGTTによる判定区分

65歳以上の高齢者については
「高齢者糖尿病の血糖コントロール目標」を参照

	コントロール目標値注4)		
目標	血糖正常化を注1) 目指す際の目標	**合併症予防注2) のための目標**	治療強化が注3) 困難な際の目標
HbA1c(%)	6.0未満	**7.0未満**	8.0未満

治療目標は年齢，罹病期間，臓器障害，低血糖の危険性，サポート体制などを考慮して個別に設定する．

注1) 適切な食事療法や運動療法だけで達成可能な場合，または薬物療法中でも低血糖などの副作用なく達成可能な場合の目標とする．

注2) 合併症予防の観点からHbA1cの目標値を7%未満とする．対応する血糖値としては，空腹時血糖値130mg/dL未満，食後2時間血糖値180mg/dL未満をおおよその目安とする．

注3) 低血糖などの副作用，その他の理由で治療の強化が難しい場合の目標とする．

注4) いずれも成人に対しての目標値であり，また妊娠例は除くものとする．

(日本糖尿病学会 編・著：糖尿病治療ガイド2016-2017，27，文光堂，東京，2016.)

図2　血糖コントロール目標

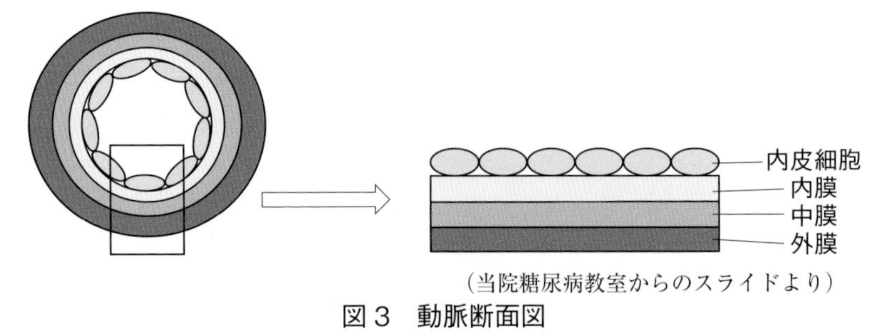

図３　動脈断面図

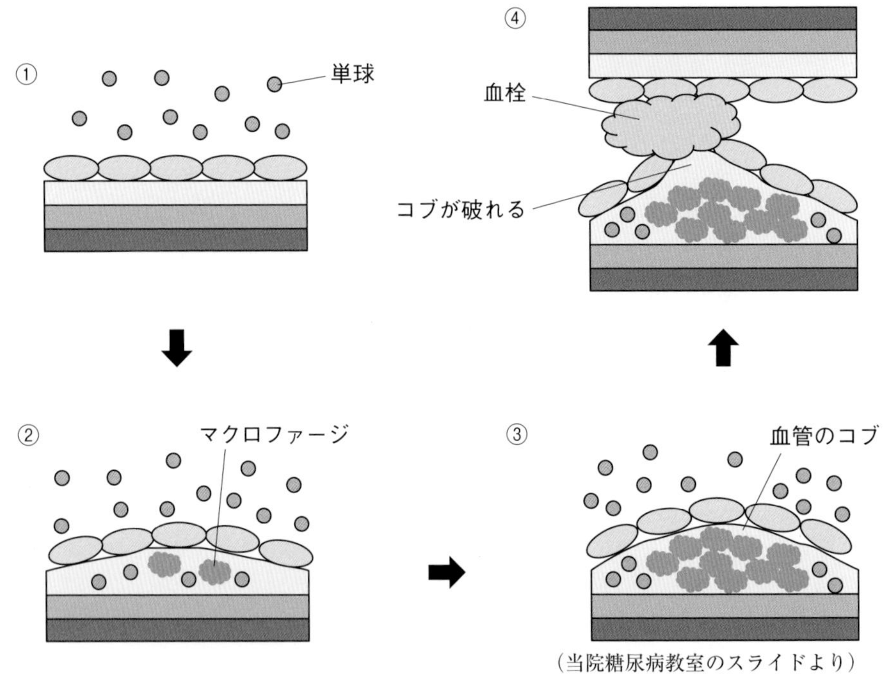

図４　血管障害のメカニズム

②血液中のコレステロール（LDL），いわゆる悪玉コレステロールが内膜に取り込まれ，酸化したLDLに変化します．血液中の白血球の一種である単球がLDLを処理するために内皮細胞の下の内膜に入りこみマクロファージに変化します．このマクロファージから炎症誘発性サイトカイン（インターロキンやTNFα）が放出され血管内に慢性炎症反応が生じます．

③LDLを含んだマクロファージは時間と共に寿命を迎えますが，蓄積したLDLや脂肪が集まると内膜は厚くなります．これが血管のコブです．この時，動脈は血液の流れが悪くなり，末梢の組織へ送る酸素や栄養の量が少なくなります．

④コブが破れると，血小板が集まって血栓ができ，血流が完全に止まります（梗塞）．

(2) 血管障害による合併症

①糖尿病網膜症

光は角膜から瞳孔を介し水晶体に達します．水晶体で光は屈折し網膜に達します．高血糖状態で血管障害が生じると毛細血管にコブができ（前述），毛細血管の壁を破壊し内出血を起こします．すると網膜内が厚くなり，網膜剥離を起こして視力低下が生じます．糖尿病による失明は年間 4,000 人にのぼるとも言われています．

②糖尿病腎症

腎臓は濾過装置となる糸球体を持っています．心臓から送られた血液を濾過して老排泄物を尿へ排泄します．糸球体は毛細血管の集合体なので，高血糖状態で血管障害が起こると糸球体の血管も壊れてしまい老排泄物を濾過できなくなります．したがってタンパク質や糖が尿から排出されることがあります．このように腎臓の機能が低下すると，水分が体に溜まる浮腫や高血圧，老排泄物が体内に溜まる尿毒症，電解質が体に溜まる高カリウム血症・高リン血症などを生じます．

腎機能低下が進むと透析療法が必要になりますが，原因疾患のうち糖尿病腎症が最も多く，透析患者全体の約 40％にあたります．

③糖尿病神経障害

神経障害の症状としては，手足のしびれや疼痛，感覚の低下，便秘と激しい下痢の繰り返し，異常発汗などがあります．高血糖状態による血管障害で血流が悪くなると神経細胞が影響を受けると言われています．

神経障害が起きている際に感染症や外傷が加わると，足の爪の変形や潰瘍が起こり壊疽に発展するケースがあります．

2 糖尿病患者の食事・運動療法と血糖モニタリング

1）食事・運動療法について

食事療法の目的は，偏った食生活や食べ過ぎ・飲み過ぎを改善し，血糖・脂質・体重・血圧をコントロールして糖尿病の合併症を予防することです．

食事療法で最も重要なポイントは 1 日に摂取する適正エネルギー量を守り，栄養バランスの良い食事を規則正しくとること，食物繊維を増やすこと，アルコールを飲み過ぎないことなどです．

一方，体を動かす（運動）と大量のエネルギーを筋肉で消費します．また運動を継続することにより以下のような効果が得られます．

・インスリン抵抗性を改善し感受性を高める
・中性脂肪を低下させ，善玉コレステロールを増やす
・血圧を低下させる
・体に蓄えられた余分な脂肪を燃焼する
・こころの状態を含むQOLを改善する（ストレスの解消）

筋肉に酸素を届けながら行う有酸素運動は効果的です．ウォーキング，ジョギング，水泳などが推奨されています．時間としては最低1回15分以上で，1日30〜60分，1週間に3日以上が効果的です．また運動の強さは軽すぎると効果がなく，少し汗ばむ程度で人と会話できる位が目安です．

食事を過剰に摂取し，糖が脂肪となり，その脂肪が過剰に蓄積した状態が肥満です．食事・運動療法は肥満対策の一つです．肥満の程度を示す指標として，BMI（Body Mass Index）があり，BMI＝体重（Kg）÷身長（m）^{2}で計算できます．日本肥満学会は統計的にもっとも病気になりにくく合併症も少ないBMIを22と定めており，25以上を肥満，18.5以下を低体重としています．BMIが高くなると生活習慣病の確率が高くなります．ただし死亡リスクとしては肥満体型が標準体型と比べて2.0倍なのに対し，低体重体型は2.3倍と高いと言われており，やせ過ぎにも注意が必要です[3)]．

2）血糖モニタリングと低血糖発作

(1) 病院では採血のみで血糖値を測定しているのではなく，自己測定用の簡易血糖測定器も利用しています．30Gや33Gといった細い針で穿刺して少量を出血させ，血糖センサーに吸引すると，30秒もあれば結果が判明します．針は歯科で浸潤麻酔に使うものより細いものです．こうした測定器でモニタリングすることで血糖値がコントロールの目標範囲なのかが確認でき，食事・運動療法の効果を知ることができます．

(2) 低血糖の際にどのようなことが起こるのかを知っておく必要があります（図5）．通常血糖値が70 mg/dl未満を低血糖と呼んでいます．低血糖になると身体・精神に様々な症状を起こします．経口血糖降下薬やインスリン投与を行っている人は低血糖になる可能性があるので十分な注意が必要です．

低血糖に気づいた際にはすばやい対処が重要です．口から摂取できる場合はブドウ糖5〜10 gを摂取させます．砂糖の場合（飴やチョコレート）は体でブドウ糖に分解されるのに時間がかかり，かつ2倍の量が必要となります．飲料水の場合は150〜200 mL程度（フルーツジュースの場合は約120 mL，コーラやペプシ，ファンタなどの通常の炭酸水の場合は150〜180 mL）を飲ませます．15分たっても症状に改善が認められない場合は同じ量を摂取させます．なお，人工甘味料はブドウ糖や砂糖とは違うので効果は期待できません．また「ゼロカロリー」「無糖」「ダイエット」などの表示が

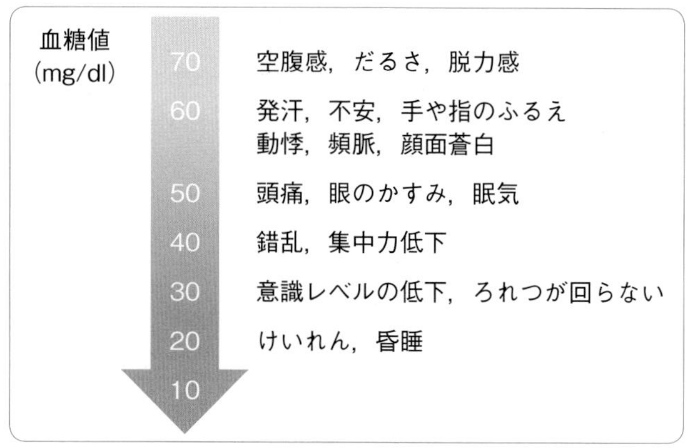

（当院糖尿病教室からのスライドより）

図５　低血糖時における症状

あるものも適していません．

患者さんの様子がおかしいと思ったらすぐに血糖を測定し適切な対処をしましょう[4)]．

3 糖尿病患者の歯科処置時の注意点

1）糖尿病と歯周病の関連

糖尿病患者は非糖尿病患者に比べて歯周病罹患率が2～3倍高いと言われています．その理由として，高血糖状態が長期にある場合，

・口渇が起こることにより自浄作用が低下し細菌が繁殖し歯肉炎を起こしやすい
・血流が乏しくなり，末梢に酸素が届きにくく歯周組織の治癒力が低下しやすい
・好中球やマクロファージなどの免疫細胞の機能低下により歯周病細菌への抵抗力が低下しやすい

などの点が挙げられます（図６）．

逆に歯周病が重度になるほど糖尿病に罹患しやすく，重度の歯周病はインスリンの抵抗性に関与すること，歯周病を治療することによりHbA1cが改善することなどが報告されています．これは歯周病により体内に入った細菌成分などにより全身的に軽微な慢性炎症状態になることが影響しているとされています[5)]．

歯周治療を行ううえでは糖尿病患者と健常者の治療内容はほぼ同じです．歯ブラシや歯間ブラシなどを使用して的確に食渣がとれるように指導し，プラーク染出しなどを行います．歯周治療中の歯肉状態をよく観察し，必要があれば歯科医師に報告して

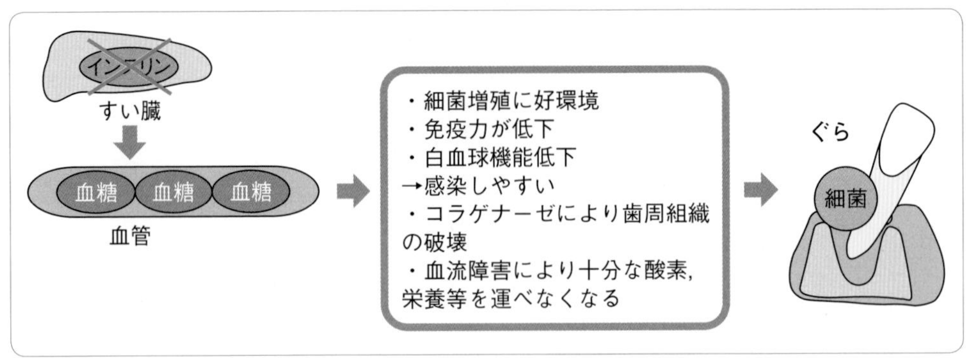

（当院糖尿病教室からのスライドより改変）

図６　糖尿病が歯周病に与える影響

抗菌剤を投与し，歯周処置を行います．患者さんの生活習慣をよく調べて個々に適切な指導が必要です．また，なぜ歯周治療が必要であるかをわかりやすく伝え，定期的なプラークコントロールの重要性を理解してもらうことも大切です．

２）観血処置における易感染性について

高血糖状態によって血管障害が生じると末梢組織に酸素が供給されにくくなり，創傷治癒が遅くなります．また好中球・マクロファージ・リンパ球といった免疫細胞もインスリンが不足すると糖を取り込むことができず，エネルギー不足によって貪食機能や殺菌機能の低下が生じます．したがって，糖尿病患者では治癒能力が低下しているので経過が長くなりやすく，感染症を引き起こす場合もあります．血糖値の状態を把握し感染予防に十分に努めることが大切です．

また，歯科治療の際の局所麻酔薬にはエピネフリンを含有するものがあります．エピネフリンは血管を収縮する作用があり，糖尿病患者では血流が低下していますので末梢の細胞に栄養や酸素が届かない場合があり，歯肉壊死を起こす場合があります．十分に注意が必要です（添付文書にて歯科用キシロカインカートリッジ®は糖尿病に対して原則禁忌になっています）．

4 口腔内ケアの実例

1）症例1

74歳女性
全身既往歴：1型糖尿病（平成3年頃より他院にて治療開始．平成13年6月当科受診時のHbA1c（NGSP）は16%．一人暮らしのため食事制限が守れなかったり投薬指示を守れず高血糖状態であり，教育入院や症状改善を目的に入退院を繰り返しているが，その後もHbA1c（NGSP）は8.8～9.3%を推移（写真撮影時は11.3%））・高血圧症・骨粗鬆症
投薬内容：インスリングラルギン450単位／日，インスリンリスプロ300単位／日，ミグリトール，ロスバスタチンカルシウム，アルファカルシドール
食事：1,440 kcal/日に制限し，日常生活訓練，筋力強度訓練といった運動療法を行っている．

以前はかかりつけ歯科医で歯科処置を受けていましたが，低血糖状態になることもあることから，現在は当科に通院しています．

歯肉状態は非常に良くプラークも少ない状態．受診時には必ず血糖値と食事の摂取時間を確認してから処置を行っています．図7はすべて診察前に撮影したものです

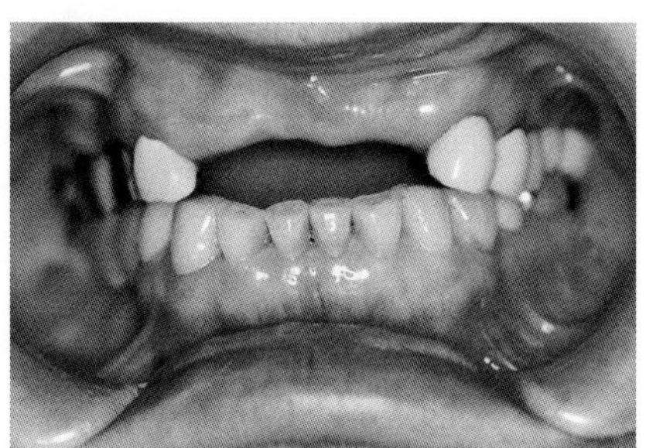
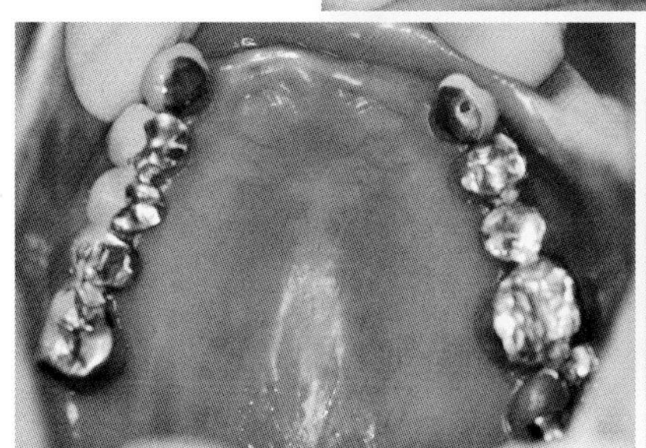
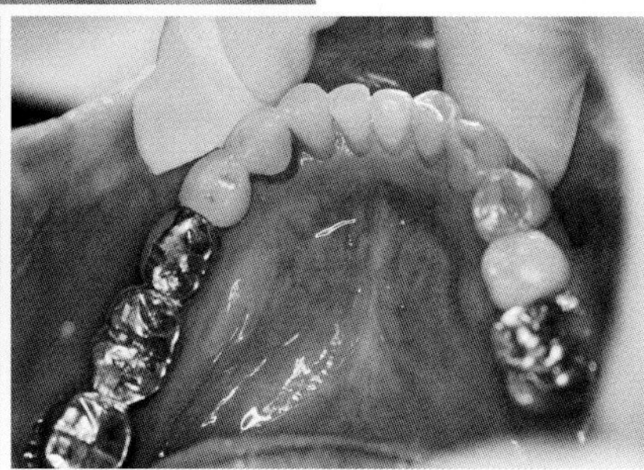

図7　症例1

が，当科で定期的に歯周処置を行っているため，歯周病は良好にコントロールされています．

2）症例 2

88 歳女性
全身既往歴：2 型糖尿病（38 年前に発症）・脳梗塞にて左片麻痺（23 年前に発症），HbA1c（NGSP）7.0％を推移（写真撮影時は 7.1％）
投薬内容：フロセミド，ファモチジン，グリメピリド
食事：1,440 kcal/日に制限．運動療法は日常生活動作訓練を行っている．

ベッド上で食事を行っていますが，介助が必要です．下顎に義歯を装着していますが，嚥下機能が低下しているためトロミ付きキザミ食を摂取しています．

口腔清掃を自身で行うことができないため，看護師がスポンジブラシによる清掃を朝・夕 2 回行い，歯科衛生士が専門的口腔ケアを昼 1 回行っています．開口を維持することが困難なため，口腔ケアを行う時間は限られています．

まず歯ブラシで残渣をとり，歯間ブラシを用いて歯間部を清掃し，スポンジブラシにて頬粘膜や舌などの粘膜を清拭しています（図 8）．

歯科衛生士による専門的口腔ケアを毎日 3 回行うことができないため，歯には脱灰

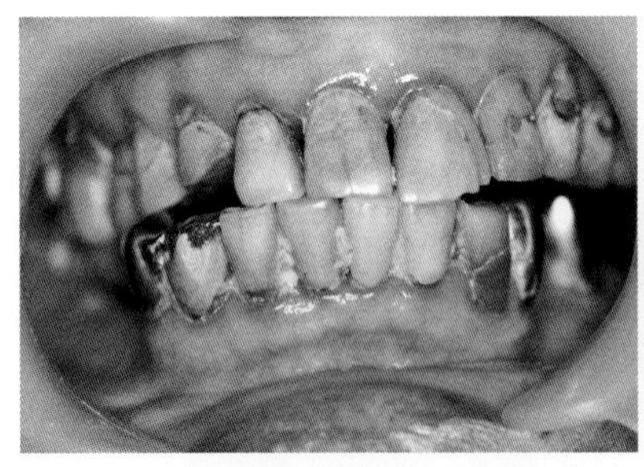
清掃前の状態

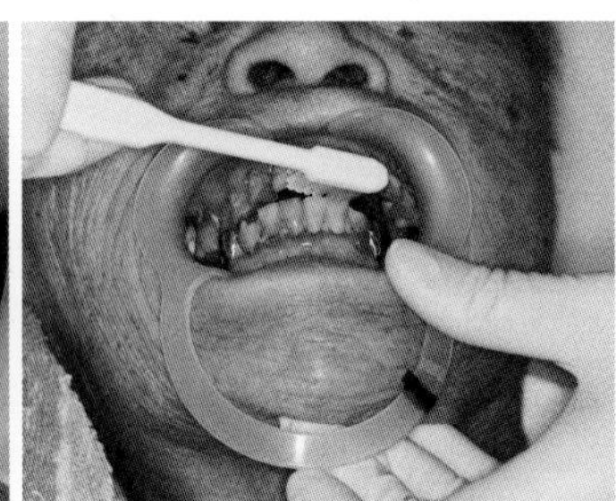
歯ブラシを使用した清掃

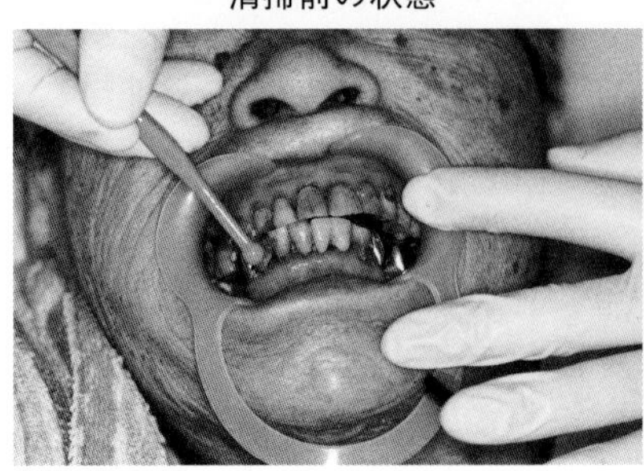
歯間ブラシ使用時

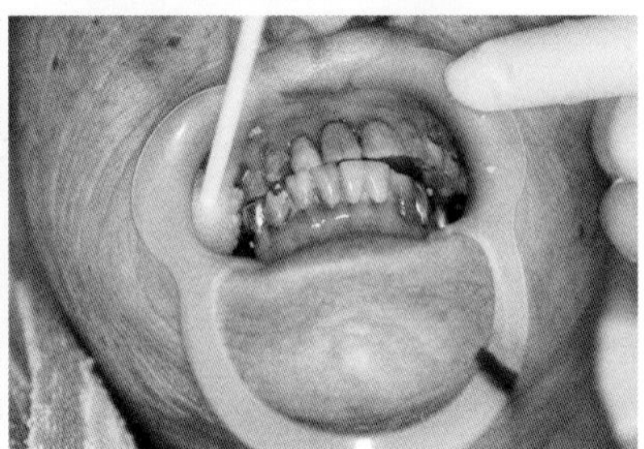
スポンジブラシ使用時

図 8　症例 2

が認められますが，プラークコントロールを行い，歯肉炎を軽減させ，誤嚥性肺炎の予防に努めています．

3）症例3

95歳女性
全身既往歴：2型糖尿病（2年前より治療開始），HbA1c（NGSP）8.3〜9.3%を推移（写真撮影時は8.5%）
投薬内容：アムロジピンベシル酸塩，グリメピリド，レバミピド，空腹時血糖値が高い場合はインスリンデグルデクを投与
食事：1,200 kcal/日に制限し，粥キザミ食を摂取している．運動療法は歩行訓練，起立訓練，筋力増強訓練を行っている．

自立して生活を行っています．上顎は総義歯を装着して食事を行っています．運動療法が難しく血糖コントロールが不安定なため，食前には必ず血糖値チェックを行います．高血糖であれば経口薬に追加してインスリン注射を行います．

朝・夕の2回はリハビリを兼ねて自らの手で歯ブラシを用いて口腔内清掃を行っており，昼に歯科衛生士が歯間ブラシなどを併用して仕上げ磨きを行っています（図9）．

4）多職種による患者指導

近年，糖尿病の患者指導には様々な職種が関わっています．また「糖尿病教室」や「市民公開講座」を開催したりして各職種が患者や市民にわかりやすく講義をすること

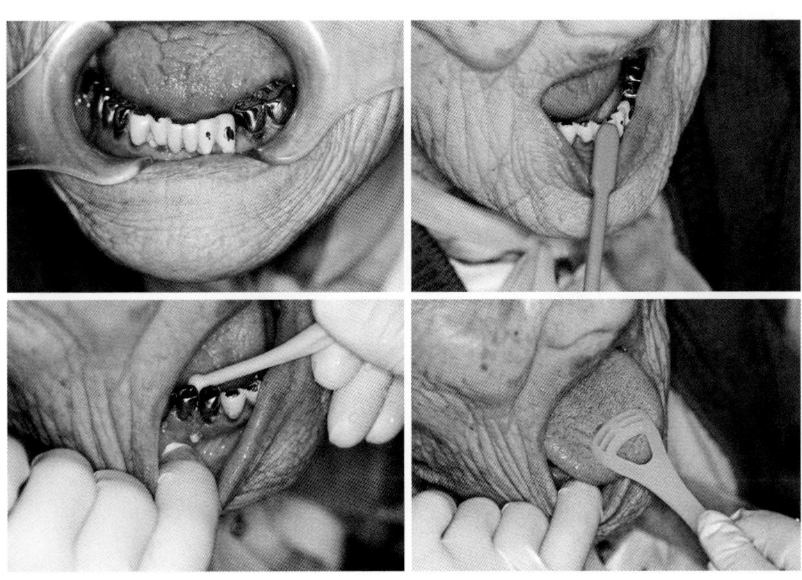

図9　症例3

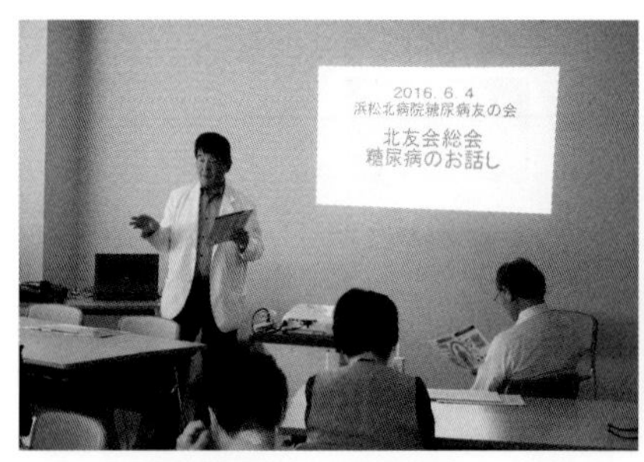

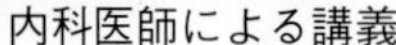
内科医師による講義

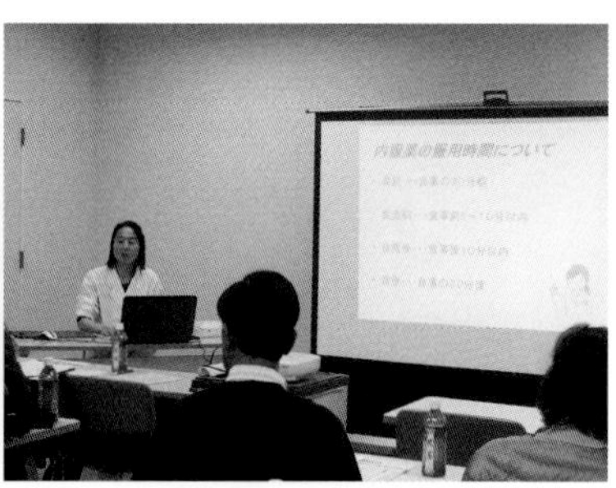
薬剤師による講義

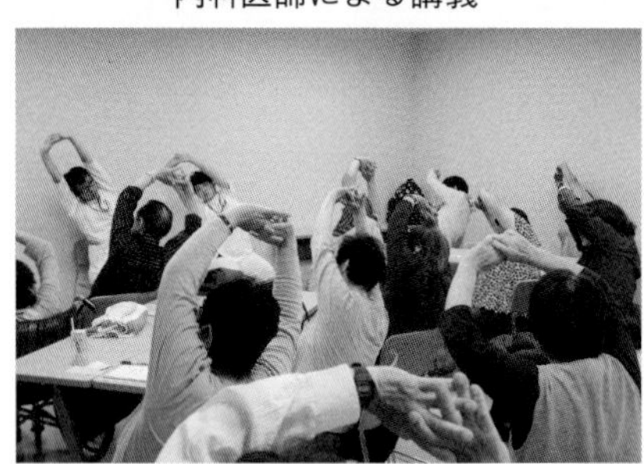
理学療法師による運動指導

図 10　糖尿病教室の様子

があります．これらに参加すると他の職種がどのように関わっているかがわかります．図 10 は当院糖尿病教室の様子です．

看護師も入院患者に対し口腔ケアを行います．看護研究も多く見受けられます．しかし，歯科衛生士と同じようにはキレイにできないといった声を聞きます．また歯科衛生士が粘膜疾患や歯の疾患をいち早く見つけることがあります．歯科衛生士も他職種と連携し，全身状態を把握し，患者さんの状態を理解した上で口腔内処置を行うことが肝要です．

（山田耕太郎）

文　献

1）日本糖尿病学会：糖尿病治療ガイド 2016-2017，19，文光堂，東京，2016.
2）日本糖尿病学会：糖尿病治療ガイド 2016-2017，21，文光堂，東京，2016.
3）石井　均：糖尿病ビジュアルガイド　患者さんの疑問にどう答えますか？，23，医歯薬出版，東京，2008.
4）安田圭吾，林　慎：糖尿病ハンドブック「あなたを守る低血糖マニュアル」，ジョンソン・エンド・ジョンソン，東京，2015.
5）石原祐一，吉成伸夫：歯の細胞生物学，全身疾患と歯周病，腎と骨代謝，29：81-89，2016.

第2-5章 認知症

1 認知症について

認知症とは，一度獲得した認知機能が，何らかの原因により脳を構成する神経細胞が変性により持続的に低下し，日常生活や社会生活に支障をきたす状態です．意識ははっきりしている場合が多く，意識障害の一種であるせん妄とは区別されます．

日本では，65歳以上の高齢者のうち認知症を発症している人は，2012年時点で約462万人になることが厚生労働省研究班の調査で明らかになりました．健常者と認知症の中間にあたるMCI（Mild Cognitive Impairment，軽度認知障害）という段階の高齢者も約400万人いると推計されています．65歳以上の4人に1人が認知症とその予備軍となります．

さらに，2015年1月，厚生労働省により2025年の認知症患者は現状の約1.5倍となる700万人を超えるとの推計が発表されました．これにMCI患者数を加えると，約1,300万人となり，65歳以上の3人に1人が認知症患者とその予備軍となります．ですから地域で口腔ケアを行うためには，認知症についてしっかり学ばなくてはなりません．

1）認知症の分類

認知症の原因疾患は，アルツハイマー型認知症に代表される脳の変性疾患と，それ以外の二次性認知症とに大別できます．脳の変性疾患では，特殊なタンパクの蓄積や神経細胞の変性・脱落によって，脳が小さくなり，認知機能が低下します．ただし，脳病変の程度と認知症の重症度は必ずしも一致しません．一般的にゆるやかに増悪しますが，早期診断と適切な治療により，進行が遅延する症例も少なくありません．二次性認知症の原因には，脳血管障害，感染症，外傷などがあります．原因疾患によっては，治癒する可能性もあります．

認知症はもの忘れから始まり，かつては脳の老化と混同されていました（**表1**）．しかし，老化によるもの忘れとは異なる病理的変化であることが解明されています．

表１　老化による物忘れと認知症の違い

	老化による物忘れ	認知症
原因	脳の生理的な老化	脳の神経細胞の変性や脱落
もの忘れ	体験したことを一部忘れる	体験したことをまるごと忘れる
症状の進行	あまり進行しない	だんだん進行する
自覚	忘れっぽいことを自覚している	忘れたことの自覚がない
日常生活	支障はない	支障をきたす

(1) アルツハイマー型認知症

認知症でもっとも多いのが，脳の神経細胞が破壊されるアルツハイマー型認知症で，全体の約半数を占めます．アミロイドβというタンパク質の凝集体が増え，アミロイド線維が神経細胞外に蓄積したものを，老人斑と呼びます．また神経細胞内でリン酸化したタウタンパクは，神経細胞内で線維状に凝集して蓄積します．これを神経原線維変化し神経細胞は機能障害を起こし死に至ります．神経細胞の減少により海馬周辺，側頭葉，頭頂葉の大脳皮質が萎縮します．また神経伝達物質であるアセチルコリンの減少により，認知機能が低下し記憶障害が進行すると考えられています．認知症発症後平均8年で死に至ります．65歳未満で発症する若年性の場合は，進行が急速で5年ほどで末期に至ります．

アルツハイマー型認知症は一般に進行がゆるやかで，老人斑が現れてから，およそ20年を経て発病します．多くは記憶障害にはじまり，生活機能が低下しますが，病気の自覚はありません．アルツハイマー型認知症の特徴として，①物忘れが初発症状で主症状，②病識低下（もの忘れを問題視しない自覚のなさ），③取り繕い，④振り向き兆候（質問の答えに自信がないと，付き添いの人を振り向いて，確認や救いを求めます），⑤流ちょうな会話で陽気で多弁，⑥身体活動に問題なし，などがあります．中期には失認，失行，失語などの機能障害も現れます．末期は知的機能がほぼ失われ，寝たきりとなります．

(2) レビー小体型認知症

アルツハイマー型に次いで頻度の高い認知症です．レビー小体型認知症は1996年に診断基準が確立された新しいタイプです．これまでアルツハイマー型と診断されていた人のなかにも，レビー小体型が含まれていたと考えられ，今後さらに増えると予測されています．

脳の萎縮は軽く，記憶障害以外の症状が目立ちます．レビー小体とは，脳内に蓄積した特殊なタンパクです．この病態は，パーキンソン病と酷似しています．レビー小体は，パーキンソン病では脳幹だけに出現しますが，レビー小体型認知症では脳幹だけでなく，大脳皮質全体にみられます．幻視と体をスムーズに動かせなくなること(パーキソニズム)が徴候です．レビー小体型認知症は脳の興奮度を調節するアセチルコリン，気分に関与するドパミンの両方が減っているため，暗く，無気力でうつ傾向が強くなります．また，レビー小体型の約70%はせん妄とよばれる精神症状を合併しているという報告もあり，昼夜逆転，興奮して歩き回るなど，不穏な行動が現れます．

(3) 前頭側頭型認知症

前頭葉と側頭葉に限定した萎縮がみられます．人間らしさを司る前頭葉が障害されることにより，人格，行動の変化が顕著に起こります．社会性が損なわれ，介護が最も難航する認知症です．

病理的にはアルツハイマー型認知症とは異なり，老人斑や神経原線維変化は少なく，変性した神経細胞内には，ピック球と呼ばれるリン酸化したタウタンパクを主成分とする球状の異常構造物が出現します．

前頭側頭型認知症の初期は人格変化と反社会的行動が目立ち，中期になると自発性の低下や言語障害が現れます．末期では認知機能，身体機能ともに低下し，衰弱死に至ります．アルツハイマー型より進行が早く，経過年数は平均6年です．

(4) 脳血管性認知症

脳梗塞や脳出血など，脳の血管に障害が起こり脳の機能が低下することが原因で発症します．発作が起きるたびに症状が悪化する傾向にあります．こうした血管障害は，高血圧，高脂血症，糖尿病などの生活習慣病が原因で引き起こされるため，生活習慣の改善が重要です．認知機能の障害は，障害を受けた脳の部位や梗塞の数などによって違いが出てきます．小さな梗塞では，その数が多いほど重度になる傾向があります．

血管性認知症の症状は，アルツハイマー型認知症とよく似ています．ただし，症状の現れ方は，手足のしびれやめまいなど一過性の脳虚血発作を繰り返すうちに認知症が徐々に現れる場合と，片麻痺など突然の脳卒中からの回復後に認知症が現れる場合があります．手足のしびれや言語障害などを伴った脳梗塞や脳出血の発作のあとでは，アルツハイマー型認知症よりはやや急激に出てきます．

脳血管性認知症の特徴は，始まりが急なこと，症状に波があってよいときと悪いときがはっきりしていること，一時的に軽快していることがあることです．機能の低下は全般的ではなく，一部の機能が保たれていることが多いとされています．できること，できないことがはっきりしていることから「まだら認知症」ともいわれています．

2）特徴と周辺症状

認知症の症状は，中核症状とBPSDの2つに分けることができます．BPSDは，行

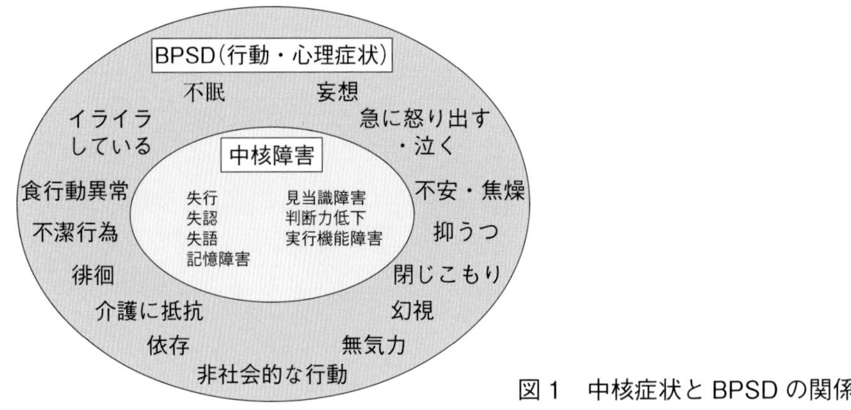

図1　中核症状とBPSDの関係

動・心理症状（Behavioral and Psychological Symptoms of Dementia）と言われています．

(1) 中核症状とBPSD

認知症では認知機能障害が原因で記憶や判断などの能力が低下します．覚えていたはずの記憶が失われる，ついさっきのことが思い出せないという「記憶障害」が目立ちます．また，言葉の理解ができない，話したいのに話せない，物の名前がわからなくなるという「失語」，運動機能に問題はないのに意味のある動作（服を着る等）ができない「失行」，道具の使い方がわからなくなる「失認」，前もって計画ができない「実行機能障害」などの症状が出ます．これらは中核症状と言って，どの認知症にも共通する主な症状です．

一方でBPSDは心理的・身体的などの要因が周囲の人との関わりによって出現する症状です．幻覚，妄想，暴力，徘徊，うつ，不安感，無気力などの症状がこれにあたります（図1）．

(2) BPSDが出現する原因と対応

記憶障害や失行などの認知能力が低下した中核症状の場合でも，BPSDについては深刻になる場合もあれば，出現しない場合もあるというように人によって違います．

BPSDが出現する要因は「認知機能の障害による中核症状」に「身体面・環境面・心理面」などが作用していると考えられます．家族や介護者がその理由を理解し適切な対応をとることで，本人は穏やかに生活することが可能となります．逆に理解されないことで認知症患者のBPSDがより悪化し介護が困難となるケースもあります．よく認知症がよくなったといわれるのは，多くの場合このBPSDが改善されたためです．

便秘や下痢などの体調不良もBPSDが悪化する原因になります．病気をよく理解し

表２　認知症高齢者の日常生活自立度

ランク	判定基準	診られる症状・行動の例
Ⅰ	何らかの認知症を有するが，日常生活は家庭内及び社会的にほぼ自立している．	
Ⅱ	日常生活に支障を来すような症状・行動や意志疎通の困難さが多少見られても，誰かが注意していれば自立できる．	
Ⅱa	家庭外で上記Ⅱの状態が見られる．	たびたび道に迷う，買い物や事務や金銭管理などそれまでできたことにミスが目立つ等
Ⅱb	家庭内でも上記Ⅱの状態が見られる．	服薬管理ができない，電話の対応や訪問者との対応などひとりで留守番ができない等
Ⅲ	日常生活に支障を来すような症状・行動や意志疎通の困難さがときどき見られ，介護を必要とする．	
Ⅲa	日中を中心として上記Ⅲの状態が見られる．	着替え，食事，排便・排尿が上手にできない・時間がかかる，やたらに物を口に入れる，物を拾い集める，徘徊，失禁，大声・奇声を上げる，火の不始末，不潔行為，性的異常行為等
Ⅲb	夜間を中心として上記Ⅲの状態が見られる．	ランクⅢaに同じ
Ⅳ	日常生活に支障を来すような症状・行動や意志疎通の困難さが頻繁に見られ，常に介護を必要とする．	ランクⅢに同じ
M	著しい精神症状や問題行動あるいは重篤な身体疾患が見られ，専門医療を必要とする．	せん妄，妄想，興奮，自傷・他害等の精神症状や精神症状に起因する問題行動が継続する状態等

（厚生労働省：「認知症高齢者の日常生活自立度」の活用について，平成18年4月3日老発第0403003号）

て適切に対応することで，患者さんとご家族の負担が軽くなることもあります．

３）認知症高齢者の日常生活自立度とは

認知症高齢者の日常生活自立度（表２）とは，認知症の程度を踏まえた日常生活自立度の程度を表わし，認知症の方にかかる介護の度合い，大変さをレベルごとに分類したものです．

認知症高齢者とは，判定基準に基づいてランクⅡ以上に該当する人を指します．着替えや食事がうまくできない，徘徊などのBPSDを伴う認知症高齢者はランクⅢに分類されます．介護保険制度の要介護認定では認定調査や主治医意見書でこの指標が用いられており，要介護認定における，コンピュータによる一次判定や介護認定審査会における審査判定の際の参考として利用されています．要介護者の介護にどれだけの時間が必要なのかという判断が，その人の要介護度の判定となります．

4）改定長谷川式簡易知能評価スケール（HDS-R）と MMSE

認知症の人を効率的にスクリーニングするために，改定長谷川式簡易知能評価スケールと MMSE 検査が使用されています．

(1) 改定長谷川式簡易知能評価スケール

1974年に考案された知能評価テストです．1991年に一部改定を経て現在も広く利用されています．介護保険認定での主治医の意見書でも改定長谷川式簡易知能評価スケールの点数記載が推奨されています．

このテストは，主に記憶力を中心とした認知機能障害の有無を大まかに知るために，口頭で質問し，口頭で答える検査方法です．改定長谷川式簡易知能評価スケールが一定の評価を得ている理由は，特に大がかりな機材を必要とせず，10分程度の短時間で実施できること，また認知症の有無が客観的に判断できるような質問項目で構成されている点にあります．そのため，医師でない一般の方でも改定長谷川式スケールを使うことで，ある程度，客観的に認知症かどうかの判断をすることができるのが特徴です．

改定長谷川式認知症スケールは，受ける人がやる気を出して自分の能力の最大限を発揮し，テストを受ける人が傷つかないように配慮して実施する必要があります．

①年齢が言えるかを確認：自己の見当識「年齢を問う」
②日時が言えるかを確認：時間に関する見当識「月，日，曜日，年」
③今自分が居る場所が言えるかを確認：場所に関する見当識「ここはどこか」
④即時に言葉を覚えることができるかを確認：作業記憶「3単語の直後再生」
⑤簡単な計算ができるかを確認：計算および近時記憶の干渉課題
⑥短い時間内での記憶力を確認：作業記憶「数字の逆唱」
⑦遅延再生を確認：近時記憶「3単語の遅延再生」
⑧物の名前を言えるかを確認：非言語性記銘「5品の視覚的記銘」
⑨言葉がスラスラ出てくるかどうかを確認：前頭葉機能「野菜語想起」

改定長谷川式簡易知能評価スケールは以上の9項目で構成され，30点満点中20点以下であれば，認知症の疑いとされています．点数による重症度分類はされません．

(2) MMSE（Mini Mental State Examination，ミニメンタルステート検査）

アメリカで1975年に考案された知能検査です．11項目で構成され，30点満点中，22～26点が軽度認知障害の疑い，21点以下が認知症の疑いとされています．

テストの内容は似ていますが，口頭で答えるだけの長谷川式に対し，MMSE 検査は，紙を使用して，「右手にこの紙を持ってください」「それを半分に折りたたんでください」「それを私に渡してください」という3段階の命令やや「右手を上げなさい」という指示，「何か文章を書いてください」「次の図形を描いてください」といった，動作を必要とする項目が4問あります．

MMSE検査は動作性知能が判定できますが，診断の精度に関しては，どちらもほぼ変わりはありません．日常生活に支障が出ているかどうか，障害が一時的ではなく脳の器質障害によるものかどうかは判断できません．認知症の場合，認知機能は徐々に低下するため，半年に1度くらい実施して経過をみることで病状の進行を把握します．

（杉本太造）

2 認知症患者の歯科処置時の注意点

1）日常生活自立度と歯科的介入方法

認知症の進行スピードは個人差がありますが，進行するにつれて理解力は低下し，言葉は失われ，感情の表出も少なくなり，やがて自発的な行動もなくなり，高度に進行すると寝たきりの状態になります．

理解力が低下し，意思の疎通も困難になった認知症の患者さんに，歯科処置を行うことは容易ではありません．しかし認知症の状態を把握し，正しく理解することができれば，どう対応すればよいかヒントが見えてきます．状態によっては，すべての歯科処置を受け入れてもらえるようになるわけではありませんが，認知症の患者さんに対する対応力の幅が大きく拡がります．

ここでは認知症高齢者の「日常生活自立度」と照らし合わせながら，そのランクに合わせた歯科的介入方法を簡単に解説していきます．

(1) ランクⅠ

この段階では単純な物忘れやうっかりミスが時々あるものの，日常生活を営むうえでは特に支障はありません．したがって普段通りに歯科処置をすることが可能です．しかし，前回に指導した内容を忘れ，指示したことが守れてなったりすることもあります．この時「できていませんね」「忘れちゃったね」などと，「あなたは認知症だからできなくても仕方がない」と受け取られかねないような言い方はしないようにしてください．ましてそれを責めたり叱ったりするようなことは厳禁です．

認知症の患者さんは「今日は何かを忘れているかも知れない．明日は何かができなくなっているかも知れない」といった不安を常に抱えています．こういった方に対し，できなかったことばかりを指摘してしまうと，「ああ，自分は認知症なんだ」と強く意識させてしまい，気力や自信を失わせることにつながりかねません．できていないことではなく，できていることに着目してそこを褒めてあげると共に「上手にできるようになって私も嬉しいです」といった気持ちを言葉だけでなく表情や態度でも示してあげると患者さんの自信につながります．

認知症の進行に伴い記憶も徐々に失われていきます．特に新しく覚えたこと（短期記憶）や最近体験したこと（エピソード記憶）などは比較的早い段階で失われてしまいます．しかし頭でなく身体で覚えたこと（手続き記憶）は比較的保たれます．そこでブラッシングの方法などは頭で理解して覚えてもらうのではなく，反復練習によって身体で覚えてもらうつもりで指導するのがいいでしょう．認知症の患者さんとは長い付き合いになるので，短期間で成果を求めるのではなく，気長に根気よく指導するように心がけてください．

また，他人行儀な接し方では，患者さんもリラックスできず，息が詰まります．娘や孫が歯の磨き方を教えているような感覚で接するのがいいのではないでしょうか．鷹揚な態度でいることが，認知症の患者さんとうまく接するコツです．

(2) ランクⅡ

この段階になると記憶の欠落や行為・作業の手順を間違えるなどの失敗が目立つようになります．歯科治療を理解することはできますが，感情や衝動を制御する抑制力が低下してきますので，じっとしていなければならないことは理解できても，いざ削ろうとすると怖さのあまり思わず口を閉じてしまったり，顔を背けてしまったりする場合があり，処置が難しくなることも多くなります．また集中力も低下してくるので，長時間口を開けたままの姿勢を維持することが難しくなり，時間を要する処置も困難になってきます．

この段階では充填処置や歯内療法，歯冠補綴など歯を削る処置が難しくなってきますので，う蝕や歯周病を予防することが重要です．

除石も超音波スケーラーよりハンド・スケーラーを使用した方がいいでしょう．相手の状態を観察しながら無理をさせない範囲で行うように心がけてください．

(3) ランクⅢ

記憶や見当識，理解・判断力，実行機能の障害など（中核症状）によって混乱を生じやすくなってきます(図2)．混乱することでこちらの意図を正しく理解できなかったり，指示通りにできなかったりすることが増えてきます．また相手も自分の意思を上手く伝えられなかったり，思うようにできなかったりで，戸惑いや苛立ちが募ります．感情や衝動の抑制も低下していますので，失敗を強く否定し，無理に正そうとすると感情が爆発して拒否の態度が強くなってしまいます．こちらの意図をどう受け

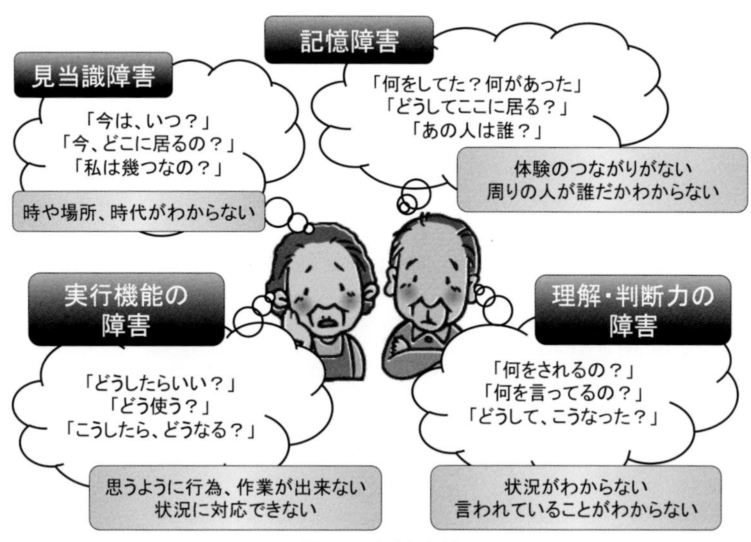

図2　中核症状

脳の変性や萎縮により高次の基盤的機能が障害されて正確な理解や判断が難しくなり，それに伴い正常な行動や行為も困難になる症状.

取ったのか，何をどうしようとしたのか，何を伝えようとしているのかなど，常に相手の心情を推測し，相手の意志や意図を汲み取る「共感」の姿勢が大切になります．相手はあなたをわざと困らせようとしているわけではありません．相手は上手にやろうとしているのに，上手くできず失敗しているだけなのです．あなたが苛立ちや怒りを態度に出すと，相手はますます混乱し，焦って失敗してしまいます．決して声を荒らげたり叱ったりしないようにしてください.

指示を出すときも，一度の多くのことを伝えようとすると混乱してしまうので，短くわかりやすくひとつずつ伝えるようにしましょう.

この段階になると，時間をかけて歯を削る処置は困難となってくるため，動揺歯の抜歯や義歯の調整，修理などが主体となってきますが，相手を混乱させない対応をすれば，口腔ケアは十分可能です.

(4) ランクⅣ

中核症状がさらに進行して，周囲の環境や人との関わりによる心理状態の変化によって混乱が生じ，行動・心理症状（BPSD）もしくは周辺症状と呼ばれる問題行動が出やすくなります（図3）．また，物や人を認識できなくなったり（失認），当たり前にできる行為や行動ができなくなったり（失行），話しかけた内容が理解できなくなったり，伝えたい言葉が浮かんでこなかったり（失語）もします.

この段階になると適応力も低下してくるため，義歯に対しても異物感が強くなり，

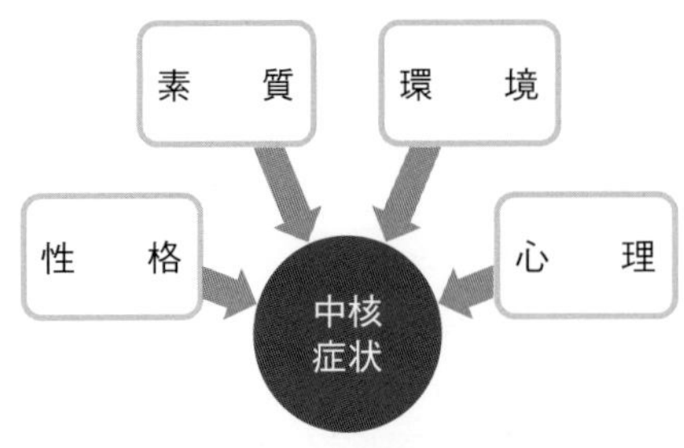

図３　中核症状に作用する因子
BPSD は中核症状に環境や心理状態の変化が作用して混乱が生じるため出現するが，その人の性格や素質も強く影響するため，出現の仕方はひとそれぞれである．

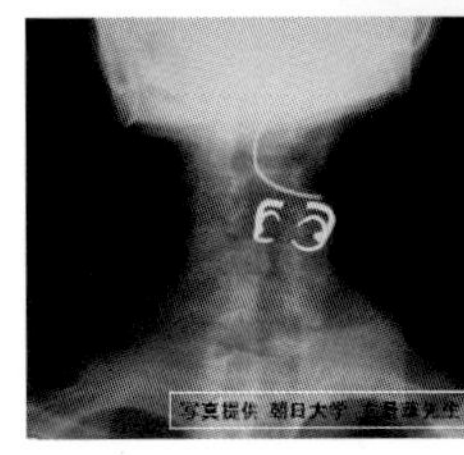
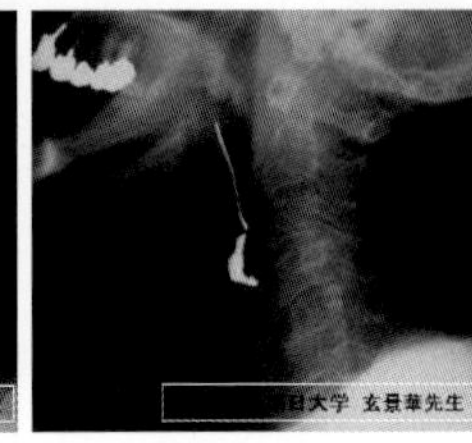
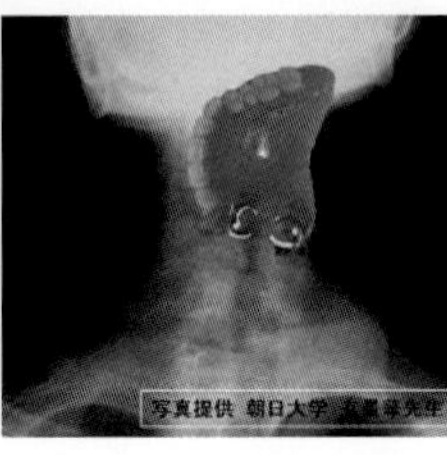
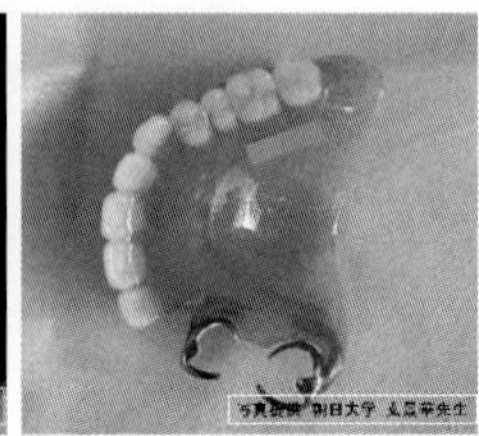

（写真提供　朝日大学　玄　景華先生）

図４　義歯を飲み込んだ症例

受け入れてくれないことが多くなります．さらに症状が進行すれば，義歯の使用を嫌がるようになり，使い慣れた義歯も上手く使えなくなります．無理に使わせると食べ物と一緒に飲み込む危険がありますので（図４），義歯の使用を止める時期を見極めることが必要になります．

口腔内のセルフケアもできなくなり，体力や免疫力も低下してきますので，プロフェッショナルケアの重要度は増してきます．言葉による意思の疎通は困難になりますので，歯を磨くことをどのように相手に伝えられるのか，工夫が必要となります．

認知症になると理性は低下してきますが，逆に感性は豊かになってきます．あなたがいらついたり，暴れるのではないかとびくびくしたりすると，相手もその感情を察知して，緊張や混乱がひどくなるため，BPSD は強くなります．認知症の患者さんへの対応では，症状の理解だけでなく，相手の心情に共感するとともに，自分自身も自制心を持つことが重要になってきます．

２）認知症患者の原始反射（吸綴反射，探索反射，咬反射）

原始反射とは生まれたての新生児が本能的に備えている，生き残るために必要な不随意運動のことです．通常は前頭葉の発達に伴い生後2～4か月で消失しはじめ，随意運動の機能の獲得とともに完全に消失します．しかし脳の萎縮や変性が前頭葉にまで進行すると，抑制が外れ再び出現することがあります．

認知症もこの段階になると刺激には反応するものの自発的な運動は消失し，言葉の理解もなくなるため，指示によってやめさせることはできません．

「吸綴反射」はおっぱいを吸うための反射です．この反射が再出現すると口に入ってきたものを吸おうとします．このため歯ブラシなどを口の中に入れると唇をすぼめてしまうため，口腔ケアをしにくくなります．

「探索反射」は乳首を探すための反射で，顔に何かが触れると乳首を探そうとしてその方向へ顔を向けます．歯ブラシなどは，顔を向けて欲しい方向から入れるようにするとケアが楽です．

「咬反射」は捕食した獲物を逃がさないよう，しっかりくわえ込むための反射だと考えられています．奥歯に何かが触れると口を閉じてしまうため歯ブラシなどを咬んでしまうことがあります．無理に引き抜こうとするとますます咬んでしまうので，抵抗せずそっとしておけばすぐに緩みます．開口器を使用する場合も，吸綴反射によって開口器が正中にずらされてしまうことも多く，上手くいかないことがあります．

3）抗精神病薬と口腔乾燥

著しいBPSDが見られる場合に抗精神病薬が処方されていることがあります．抗精神病薬の中には発生頻度が20〜30％と高い割合で口腔乾燥を認めるものがありますので，顕著な口腔乾燥を認める場合にはこうした薬剤を服用していないか，確認する必要があります．

（本多豊彦）

3 口腔ケアの実例

1）症　例

86歳男性　全身疾患：認知症，脳梗塞，大動脈弁閉鎖不全，三尖弁閉鎖不全，慢性腎不全，前立腺肥大．

口腔ケア：初診時口腔内（図5）は口腔乾燥が著明だったため，保湿剤を使用して剝離上皮を十分に浮かせてから除去・回収しました．歯科衛生士による口腔ケアの介入頻度は週2日でした．保湿剤で浮いてきた剝離上皮を歯科衛生士が粘膜ブラシで絡めとり，反対側からも剝離上皮を奥に落とさないように歯科衛生士が吸引しながらサポートしています（図6）．重篤な全身状態の方には，スペースが許せば2名で左右両側から確認しながら口腔ケアを行うと安全かつ効率的です．

脳梗塞発症から2年以上，胃ろうのみで栄養を行っている方でしたが，歯科衛生士による口腔ケアの介入を開始してから11か月で口腔内衛生状態の改善（図7）と患者さんが意欲的になったことに伴い，経口摂取再開となりました．歯科衛生士が専門的に口腔ケアを行うことで口から物を食べる環境を整えることは，患者さんの生活の質

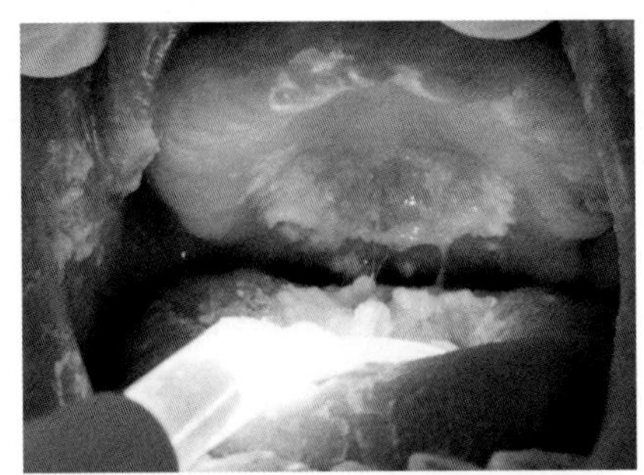

図５　初診時の口腔内

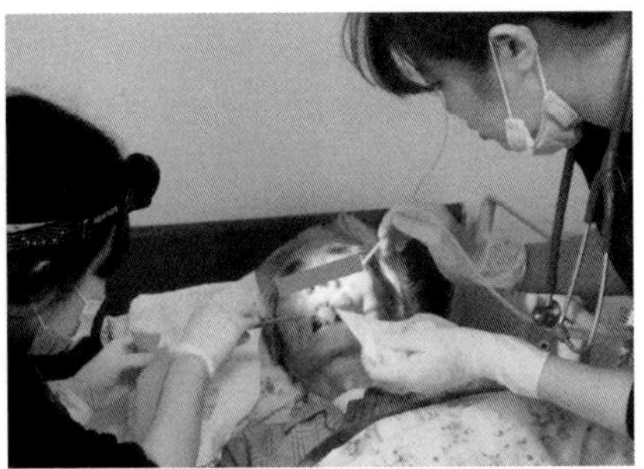

図６　口腔ケアの様子

完全な水平位では誤嚥のリスクもあるため，背部に枕やクッションを入れ込み，角度をつけると良い．また，認知症で声掛けだけでは開口の理解が得られにくい場合は，術者もマスクを外し，実際に開口して見せることで一緒に開口してくれることもある．

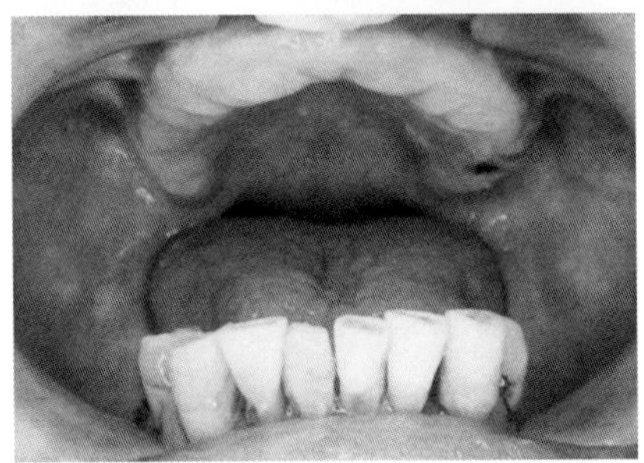

図７　口腔ケア介入後の口腔内

を向上させるうえでとても大事なことです．

認知症の方への口腔ケアの導入の際には，一介助ごとの声掛けを意識することが大切です．まずは患者さんの視界に入るように腰を落として，聞き取りやすい言葉でこれから口腔ケアを行うことを説明してから行うと良いでしょう．（宮本佳宏，杉本太造）

２）口腔ケアを実施するまでの注意点

暗い夜道を一人歩いていると見知らぬ女性が目の前に現れます．その手にはスティック状のものが握られ，優しげに微笑みながら何か言っています．しかしあなたにはその女性が何を言っているのかよくわかりません．突然その女性がスティック状のものをあなたの口に差し入れてきました．このような時，多くの人はその女性を突き飛ばしたり，手を払い除けたりするでしょう．恐らく大人しく口を開け，素直にその女性に身を委ねる人はいないでしょう．

認知症の患者さんは見当識障害や記憶障害，理解・判断力の障害により自分の置かれた状況や周囲の状況の変化がよく理解できませんし，実行機能の障害により状況の変化にうまく対応できません．言葉の理解力も低下していますから，言われていることもよくわからなくなっています．しかし「自我」は残っていますから，「誰だ？」「どこだ？」「何だ？」と常に不安や疑問を抱えています．

つまり普段通りのケアの進め方は認知症の進行した患者さんにとって，冒頭の見知らぬ女性の行為に他なりません．認知症の患者さんの口腔ケアするためには，まずあなたが誰で，今がどういう状況で，これから何をするのかということをしっかり認識してもらうことが大切です．

ここでは認知症の患者さんの口腔ケアを行う際の対応方法について述べていきます．

認知症の患者さんは，具体的な記憶は残りにくいですが，嫌なことをされたという印象は強く残ります．どうせ拒否が出るからと，はじめから抑制ありきの強引なケアを続けていると，拒否が強くなり，やがてあなたを見ただけで不穏になったりします．その不穏になった患者さんに対処しなければならないのは介護に携わる人達です．献身的な介護によって治まっていたBPSDがあなたの不適切な対応によって再燃し，これまで介護に携わってきた人達の努力が水泡に帰してしまうこともあります．こうなると，介護に携わる人達からの不信感も募り，あなたの口腔ケアを拒否されることにもなりかねません．

認知症の患者さんの口腔ケアの困難さは，意思の疎通の難しさにあります．いかに強引な手法を用いずに口腔ケアをするかが「鍵」になります．意思の疎通が図れない認知症の患者さんに対して，どのように口腔ケアを受け入れてもらえるのか．

まずは口腔ケアができる状況に至るまでの対応について述べていきます．

(1) 白衣を着用する

医療従事者であることを見た目だけで示す最も手っ取り早い方法は白衣を着ることです．高齢者にとって白衣（ナースウェアなど）は医療従事者の象徴ですから，あなたが医療従事者であると理解しやすくなります．白衣性高血圧を考慮して，相手を緊張させないように敢えて白衣を着ないという考えもありますが，認知症の患者さんの場合，白衣を着ていないと娘さんやお孫さん，知り合いの方などと勘違いして混乱しやすくなります．また，初期の認知症では白衣を見ることで緊張し，状況の判断や受け答えがしっかりすることもあります．

(2) 相手の視野に入って近づく

患者さんへの近づき方にも注意が必要です．認知症になると頭の中に霞がかかったようなぼんやりした状態になります．患者さんに近づくときは，こちらの存在に気づきやすいようできる限り相手の視野に入り，声を掛けるなどしながら近づくよう心がけてください．やむを得ず背後から近づく場合でも，いきなり声を掛けると驚いてパニックを起こすことがあるので，できるだけ正対して相手の視界に入ってから声をかけるようにしましょう．

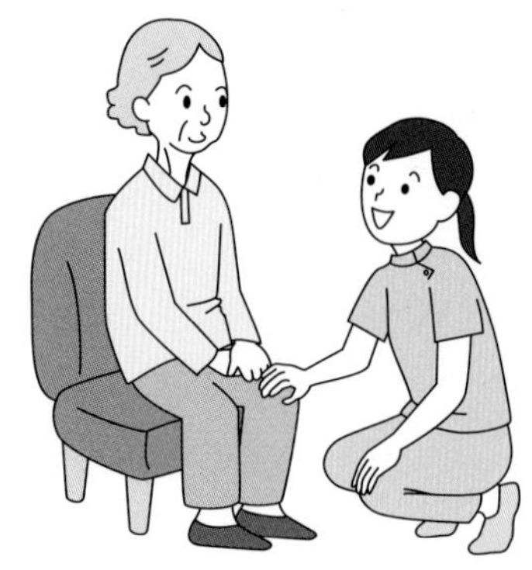

図8　患者さんと話す姿勢

(3)「姓」ではなく「名前」で呼びかける

認知機能があまり低下していない場合は「姓」でも構いません．しかし認知機能が低下し見当識障害が見られるようになっているならば「名前」で呼びかけるようにしてください．介護施設などでは通常「名前」で呼んでいます．これは親しい間柄であるという印象を与えることでお互いの距離感を縮めるという狙いもありますが，他にも理由があります．

私たちがお互いを「姓」で呼び合うようになるのは社会性が確立されてからです．しかし，幼い頃には周囲から「名前」で呼ばれていましたし，大人になった今でも親や兄弟，親戚などからは「名前」で呼ばれます．「名前」は生まれてから今日までずっと自分が呼ばれてきた呼称であり，「姓」のように結婚などにより変わることもありません．認知症の方は「名前」で呼んだ方が相手に伝わりやすいのです．

(4) 目線の高さを合わせる

先に正対してから声かけをするように述べましたが，座っている相手に立ったままで声掛けをすると上から見下ろす形になるため，相手に威圧感を与えてしまい警戒心を抱かせてしまいます．目線は相手の高さに合わせるようするか，あなたがやや見上げるくらいの方がよいでしょう（図8）．

(5) 相手の目を見る

声かけをするとき，患者さんがあなたの「存在」を認識できるならば目が合います．目が合ったら，あなたが誰で何をしにきたのかを簡潔にわかりやすく伝えます．このときあなたの「存在」を認識しているとしても，「状況」を正しく理解しているとは限りません．ここで急いで口腔ケアを進めようとすると拒否が出てしまうことも少なくありません．相手の目をしっかり見ながらどこまで「状況」を理解しているのか確認しながら口腔ケアを実施しますが，理解が難しいようならば次に述べる方法を試します．

患者さんの意識が朦朧としていて目が合わない場合には，手や肩などを軽く叩きながら名前を何度も呼んで，目が合うまで待ちます．刺激に促されてあなたを見たとき，あなたの「存在」が認識できたならば，それまで淀んでいた目の曇りがスウッと消えて，生気が蘇ってきます．比喩的な表現にも思えるでしょうが，相手の目をしっかり見ていると実際に観察できる現象です．

レビー小体型や前頭側頭葉型認知症の場合には，目が合わないことがあります．ただアイコンタクトが難しくても全体の雰囲気で自分を認識しているか否かはおおよそ推測ができます．しかしこれらの型の認知症では感情や衝動の抑制が効かなくなっていることが多く，突然怒り出したり手が飛んできたりすることがありますから注意してください．認知症は型によって症状の進み方や周辺症状の出現の仕方には違いがありますから，口腔ケアをする前に普段接している介護者からその日の状態や対応上のアドバイスをもらっておくと良いでしょう．

(6) 手続き記憶を呼び覚ます

目が合わず，あなたの「存在」が認識できたかどうかはっきりしない場合でも，あなたの「存在」はおぼろげながら認識していることもあります．このようなときは刺激によって「手続き記憶」を呼び覚ますことができるかも知れません．「存在」は認識できても「状況」が理解できない場合なども同じ手法を試します．

まず歯ブラシを目の前に掲げ，これから歯みがきをすることをはっきりと伝えます．この時点で口を開いてくれる場合もありますが，開いてくれないときには，歯ブラシで口角や口唇などをやさしくなでて刺激すると口を開けてくれることがあります．口を開けてくれたなら，そっと歯ブラシを差し入れて口腔ケアを始めます．ただし口を開けてくれたとしても，いざ歯を磨こうとすると拒否が出ることもあります．このとき，歯ブラシを当てる場所を変えると落ち着くことがありますので，拒否が出そうになっても慌てて歯ブラシを抜かず，磨く部位をさり気なく移動してみてください．それでも拒否が出るようなら一旦歯ブラシを抜いて少し間を取ります．その後，口角や口唇の刺激から再開します．

同じことを繰り返しているうちにやがて拒否が強くなってきます．拒否が強くなり出したらそれ以上無理はせず，切り上げます．初日から無理をさせると次が続きません．回を重ねて徐々に慣れていってもらうように，長期的な視点に立って少しずつ馴染みの関係を築いていくことが口腔ケアを継続させる秘訣です．

(7) 抑制は最後の手段

どうしても口腔ケアが受け入れられず，口を開いてくれないことがあります．こうしたケースは意識障害が重度の場合と，BPSDが激しい場合の2通りが考えられます．

前者の場合は，外からの刺激によっても意識の覚醒が不十分のため現実が認識できない状態です．このため何をされているのか全くわからないので拒否が出ます．ただ，寝ぼけたような状態ですから拒否といっても激しいものではなく，口を固く結んで顔を背けるとか，手を払い除けようとするくらいですので，誰かに患者さんの手を押さえていてもらえばケアは不可能ではありません．しかし抑制してまで口腔ケアをするか否かは家族や介護者などと相談しましょう．

後者の場合は，怒りや粗暴といった暴力的な形でBPSDが表出する場合です．BPSDはその人が本来備えていた性格や気質の影響を受けますので，元々気性が激しく激高しやすかった人が認知症になると，BPSDの表出も怒りや粗暴といった暴力的な傾向が強くなるようです．またレビー小体型はBPSDが激しくなりやすいことが知られています．

日常生活自立度のランクMに相当する患者さんは，日常生活の介助でも手を焼くことが多く，ケアが非常に困難な症例です．手を差し出そうものなら指に噛み付こうとしたり，殴りかかってきたりしますので，不用意に近づくと怪我をする場合があります．混乱期が過ぎればBPSDも治まってきますので，残念ですがそれまでの期間，口腔ケアは不可能に近い状態です．

3）口腔ケアを実施する上での注意点

認知症になったからといって，口腔内に特異な所見が現れる訳ではありませんので，口腔ケアは普段通りの術式で十分です．ただ，認知症であるが故に特別な配慮が必要になることがありますので，ここではそれらについて述べていきます．

(1) 相手の「癖」を知る

歯を磨く順序は人それぞれ違います．順序は常に固定しており，特に事情がない限り意識的に変えることはありません．しかし，病気やけがなどの事情により，一時的に他の人から歯を磨いてもらわねばならない状況になったとき，相手はあなたの手順を知りませんから，いつもと違う手順で磨かれることになります．するとあなたはきっと不自然な感じがして違和感を覚えるはずです．認知症の患者さんの場合，「これまでと違う，何か変だな」と思ってもその理由が理解できません．その違和感が我慢できないので拒否が出るのです．拒否が出たら歯ブラシの位置を変えると落ち着くことがあると前述したのはこうした理由からです．

認知症の患者さんの歯みがきをするときには，色々な順序を試してみて一番拒否が少ない順序を探してみてください．普段介護をしている人たちと協力して探せば，情報が共有でき，歯みがきの手順の統一もできますので，一挙両得です．

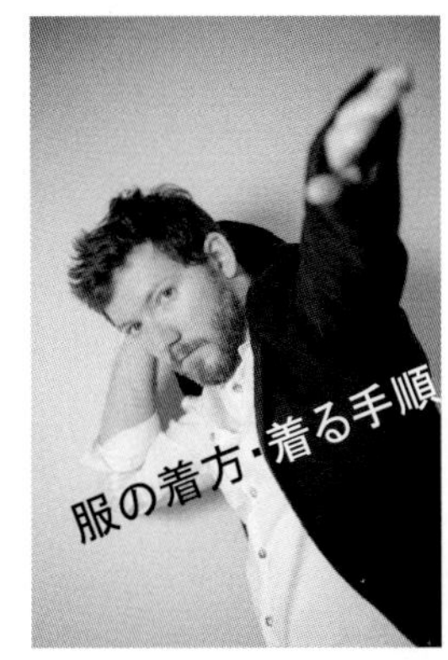

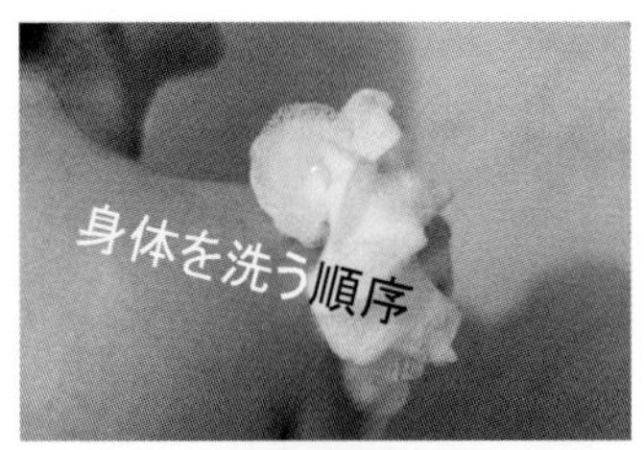

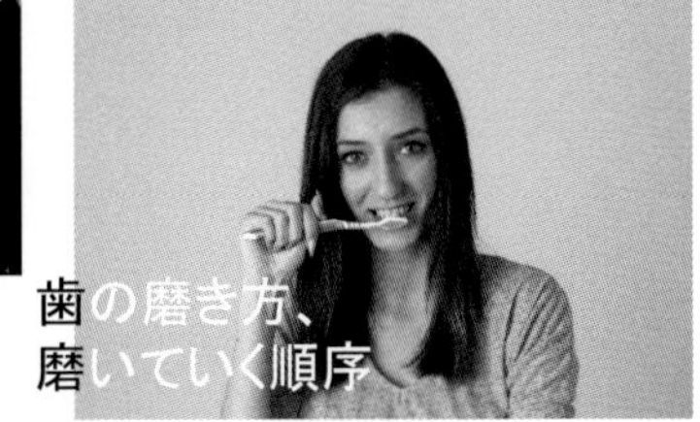

図９　各個人の慣れた手順

日常の行為の中には普段は意識していないが，いつも決まった手順で行っている行為が幾つもある．これらの行為を普段と違う手順でされると本人は違和感を覚える．認知症の場合，違和感を覚える理由が理解できないため拒否という反応が出現する．

歯みがきに限らず，服の着方，入浴時の体の洗い方など，日常的な行為の中には無意識のうちに常に同じ手順で行っているものがあり，相手のそれぞれの「癖」を知ったうえで介護することは介護の現場では常識です（図９）．

(2) 異常を早期に見つける

認知症の患者さんは身体の異常や苦痛を上手く伝えることができません．歯の痛みを訴えることができなかったり，痛みの原因が歯であることすらわからなくなっていることもあります．口腔ケアをする時は口腔内をよく観察して異常がないかチェックしてください．特定の部位だけ歯ブラシなどを当てるのを嫌がるようならば，何か異常がある可能性があります．相手の表情や仕草にも注意を払うようにしてください．

(3) 事前のケア計画に固執しない

認知症の患者さんは疲れやすく集中力も長く続きませんので，一度にあれもこれもと多くのケアをすることには無理があります．患者さんの受け入れられるケアの量を想定して計画を立ててください．また体調や心理状態の影響を受けやすいため，機嫌が悪くBPSDが表出しやすい日もあります．今日はここまでするつもりだったからと，当初の計画に固執すると拒否を強めてしまい失敗します．患者さんのその日の状態に合わせて柔軟に対応するようにしてください．

(4) 気分良く終わる

認知症の患者さんにとって不快な感情は尾を引きますので，強引なケアをして不快な気分にさせたまま終えてしまうと，嫌な感情だけが後に残って次からのケアも拒否が出やすくなります．逆に心地よい感情も長く余韻が残りますから，ケアが終わった後はすぐに帰ろうとせず，ケアができたことを褒めてあげたり，会話をしたりして，気分を和らげてからケアを終えると心地よい印象が後に残り，拒否が少なくなることがあります．

(5) プロはプロらしく，プロらしい対応を心がける

介護に携わる人達の仕事は利用者さんの日常の身の回りの世話をすることであって，口腔ケアは数ある仕事の中のひとつに過ぎず，またその専門職でもありません．だからこそ，みなさんが口腔ケアに赴くのです．患者さんの口腔管理はみなさんがすべきことであって，他者に任せるものではありません．そして介護に携わる人達の協力を得るために，その患者さんの口腔ケアのポイントはどこなのか，どうすれば効率よく効果的なケアができるかなどのアドバイスをするのです．

介護福祉士は介護のプロであり，認知症の対応に関する専門家です．そしてみなさんは口腔管理のプロであっても認知症の対応に関しては素人も同然です．みなさんが口腔に関するアドバイスを介護福祉士にするのであれば，みなさんが介護福祉士から認知症に関するアドバイスをもらっても何ら不思議はありません．お互いの専門性を活かし，お互いを尊重しあえる関係こそが多職種連携のあるべき姿ではないかと考えます．

（本多豊彦）

第3章 患者の全身状態の把握について

1 バイタルサイン（vital signs）のチェック

バイタルサイン（体温，脈拍，血圧，呼吸など）をチェックし，感染症の有無，心身の健康状態，障がいの状態などを観察し状態に応じた助言と予防的支援を行います．

1）体　温

体温は，体が発している熱のことで，体温を測ることで病気や健康の状態が見えてきます．エネルギーを恒常的に生成するために一定の体温を維持する必要があります．

体温の最も一般的な測定部位は腋窩（えきか）であり，ほかに口腔，直腸，鼓膜などで測定します．計測方法や日時，年齢によって異なりますが，変化の受けにくい体の内部は，36.0～37.0℃を維持しています．測定部位の温度を下げないようにし，麻痺や外傷などがない健側で測ります．

透析患者の場合は，シャント肢[*1]ではない側で測定します．

片麻痺患者の場合は，麻痺側は健側より運動量が少なく，筋力も低下し，循環する血液量が健側より少なくなるために数値が低くなるので，健側で測定します．

側臥位で測定する場合は，下になっている側は圧迫されて血液の量が少なくなり，体温は低めになるため，上側になっている方で測定します．

体温計には，電子体温計，耳式体温計，非接触式体温計などがあります．耳式，非接触式は，数秒で測定でき，体位を保持しにくい乳幼児も測定が容易です．

ただし，耳式は挿入角度に，非接触式は発汗や化粧などを拭い，垂直に向けます．

2）脈　拍

生命を維持するためには，血液を全身へ送り，酸素と栄養を供給する必要があります．脈拍は，体表から触れることができる動脈の拍動のことです．

測定部位には，総頸動脈，上腕動脈，橈骨動脈，大腿動脈，膝窩動脈，後脛骨動脈，足背動脈（図１）などがあります（図２）．脈拍の測定部位で最も頻用されるのは，橈

＊1 シャント肢…人工透析を行う際に，留置針を毎回穿刺しなくて良いように血管に短絡路を増設した方の腕．

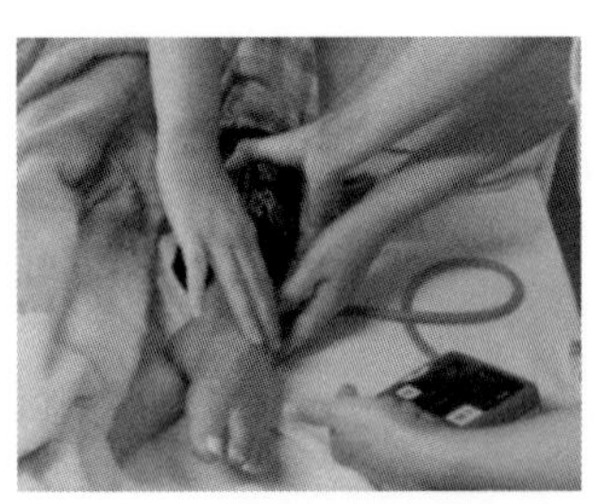

図1　足背動脈での脈拍と血圧測定

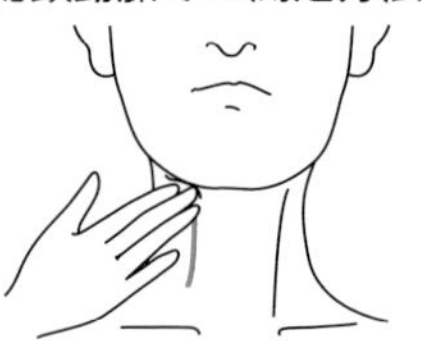

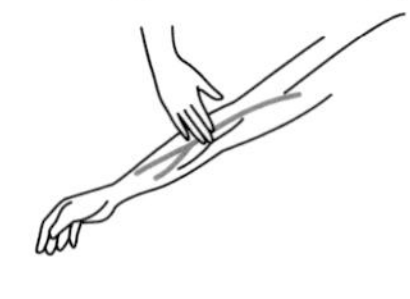

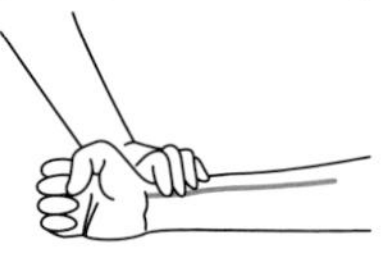

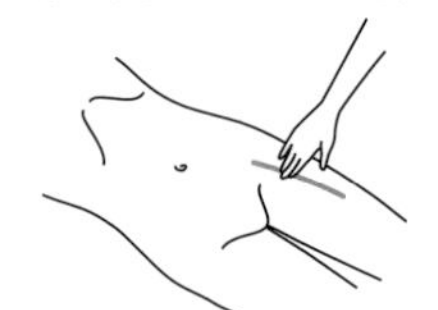

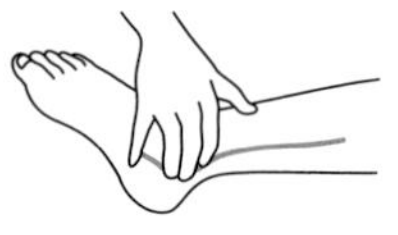

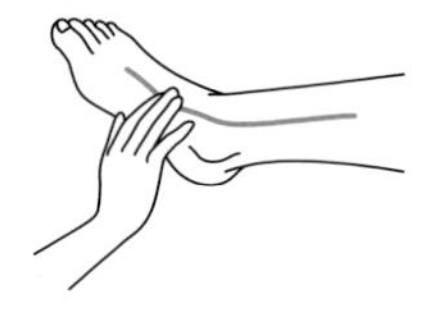

図2　脈拍の測定方法

骨動脈です．動脈の拍動を正確に測定するためには，第2・3・4指の指先を動脈の走行に沿わせ，計測します．脈を感じたら，リズム，大きさ・緊張度を観察します．脈拍の左右差がある場合，動脈の閉塞病変が考えられるため，左右両方を測定し確認します．年齢によって基準値が異なりますが，成人で60〜90回／分です．脈拍数の異常では，100回／分以上で頻脈，50回／分以下で徐脈となります．頻脈では，動悸や息苦しさなどの症状が伴っているか，患者に問いかけます．よくみられる脈拍異常として，①規則的に脈拍が欠滞する期外収縮，②不規則に脈拍が乱れている心房細動などがあります．脈拍異常がみられた場合は，すみやかに医師に報告します．

3）血　圧

血圧は，心臓が全身に血液を送り出す力で左心室の収縮によって起こる圧力が大動脈を通して全身の動脈の血管壁に影響を及ぼす圧力のことです．

左心室が最も収縮したとき，血管壁への圧力は最高になります．このときの血圧値を収縮期血圧（最高血圧）といいます．左心室が最も拡張したとき，血管壁への圧力が最低になります．このときの血圧値を拡張期血圧（最低血圧）といいます．測定時は，心臓とマンシェットを巻く位置を水平にします．マンシェットの位置が高いと，本来の血圧より低い値になり，心臓より低いと本来の血圧より高くなります．

成人の正常値は，収縮期血圧が130 mmHg未満かつ拡張期血圧85 mmHg未満とされ，至適血圧は，120 mmHg未満かつ80 mmHg未満です．

問診では，血縁のある人で，高血圧の人がいるかどうか確認し，遺伝の関係性をみます．また，食事の様子を尋ね，塩分，コレステロールの摂取状況を確認します．

アドレナリンを含む局所麻酔薬はその薬理作用で血圧を上げる可能性があります．

起立性（体位性）低血圧は，仰臥位から起き上がった際に，収縮期血圧が 20 mmHg 以上，あるいは，拡張期血圧が 10 mmHg 低下した場合に診断されます．急な血圧上昇の場合には，臥床して安静にします．急な血圧低下の場合には，臥床してすぐに下肢を挙上します．

血圧計には，電子血圧計，水銀レス血圧計，アネロイド型血圧計などがあります．

4）呼　吸

呼吸数は，大脳皮質が関係しており，意識すると呼吸数が変わることがあるため，患者に気付かれないように視診にて測定します．成人の正常値は，16～20 回／分程度です．腹部，胸部の動きから呼吸数，リズム，深さを 1 分間観察します．

呼吸音は，気道と肺胞を通過する気流の音で，聴診器を温めておき，患者にゆっくり深呼吸してもらい，異常音がないか聴きます．

呼吸数の異常，呼吸のパターンの異常，呼吸のリズムの異常についても学ぶことが必要です．

過呼吸（過換気）症候群は，精神的な影響によって呼吸困難感を訴えるもので，①頻呼吸，②多量の二酸化炭素が血液から放出されて起こる呼吸性アルカローシス，③四肢のしびれがみられます．このような場合には，ビニール袋を口に密着させ，袋内の空気を呼吸させる呼気再吸入法を行ったうえで，パルスオキシメーターを用い，SpO_2（経皮的動脈血酸素飽和度）の低下がないか確認します（55 頁参照）．

正常値は，96～100％です．肥満者，高齢者では，低めになります．軽度低酸素症（95％以下）では，患者に深呼吸を促します．中等低酸素症（90％未満）では，チアノーゼ，口唇，皮膚，爪の色の変化も観察します．酸素マスクを用いた酸素投与を行う場合は医師，歯科医師の指示のもとに行います．

5）意識レベル

意識は，目が覚めていて，自分と他人やまわりの環境との区別がつき，呼びかけや問いかけなどの様々な刺激に対して的確に反応できる状態を言います．

意識レベルは，呼びかけ，指示，痛み，音，光などの刺激に対する反応の仕方で判断し，反応の早さと正確さを確認します．名前の呼びかけで反応する場合，肩をたたくなど体幹に刺激を与えて反応する場合，皮膚をつねるなど痛み刺激に反応する場合，それぞれの刺激の強さによる反応で分類します．

意識障害を評価するスケールで最も基準としている評価は，JCS（Japan Coma Scale）3-3-9 度方式です，これは日本で考えられ，数字が大きいほど意識障害が重く，意識清明を「0」とし，全体の意識レベルを 10 段階で評価します．

国際的に用いられる評価方法に，GCS（Glasgow Coma Scale）があり，開眼，言語

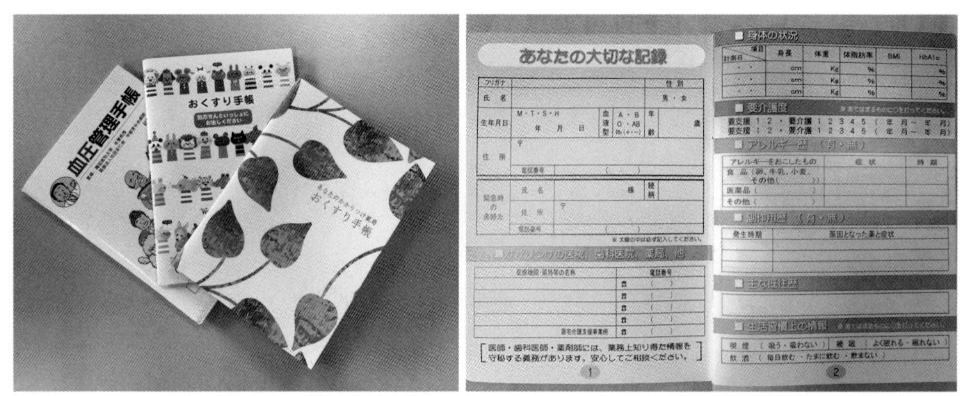

図３　お薬手帳と内容の一例

反応，運動反応の３つについて判断します．

2 お薬手帳について

超高齢社会により，有病者歯科治療の機会はますます増えていきます．高齢者は，複数の慢性疾患を持ち，それに伴い服用する薬剤数が増えることで，診療時に副作用*2や相互作用*3，薬物有害事象などのリスクも高くなります．

偶発症は，大きく分けて基礎疾患が関係するものと関係しないものがあります．とくに高血圧，糖尿病，虚血性心疾患，気管支喘息などの基礎疾患がある患者は，歯科治療をきっかけに発症する可能性があり，注意が必要です．また，基礎疾患には関係なくても服用している薬剤と関係するものがあり，全身異常としてアナフィラキシーショック，局所麻酔薬中毒，血管収縮薬（アドレナリン）過敏反応が起こることがあります．

１）お薬手帳の活用

お薬手帳（図３）は，患者の薬物療法の有効性・安全性を確保することを目的として，医療機関で処方された薬の情報を記録し，服薬情報の一元的な把握と服用履歴を管理するために作られた情報処理手段です．

記載要項は，経時的な投与薬剤の記録のほか，

＊２副作用…薬を飲んだ時に，本来目的としていない作用が現れる場合を言う．

＊３相互作用…２種類以上の薬を服用した時に，個々の薬では見られない作用が現れたり，それぞれの薬の効き目が強く現れる等の変化が起きた場合を言う．また，食べ物や飲み物によっても薬の効き目が変化することがある．

・患者の氏名，生年月日，連絡先等患者に関する記録
・患者のアレルギー歴，副作用歴等薬物療法の基礎となる記録
・患者の主な既往歴等疾患に関する記録
などです．

なお，手帳に初めて記載する保険薬局の場合には，保険薬局の名称，保険薬局または保険薬剤師の連絡先などの記載がされます．患者が手帳を持参し忘れた場合は，手帳に追加すべき事項が記載されている文書（シールなど）を交付し，患者が利用している手帳に貼付するよう患者に説明します．既に患者が持っている手帳が有効に活用されるよう，また，患者が次回以降に手帳を持参した場合は，その文書（シールなど）が貼付されていることを確認します．ただし，現状では，すべての医療機関や薬局での情報がお薬手帳に記入されているとは限りません．特に入院中の投薬，手術時の記録や外来での注射剤投与などの情報に関しては，医療機関（薬剤師）と薬局の連携（薬—薬連携）などを通じて情報を共有することが望まれます．

2）患者さんへの指導

患者が自らの状態・状況をお薬手帳に記入できるよう，患者に指導・教育することも大切です．

お薬手帳と薬の使用に関しての患者への主な指導内容を挙げます．

①お薬手帳は，1冊にまとめること．
②病院や診療所，歯科診療所，薬局に行くときには，必ず持参すること．
③薬局で市販の薬をもらった場合には，その薬名も記録しておくこと．
④病院や薬局で薬の名前等を書いた説明書を渡された場合には，手帳に一緒に保管しておくこと．
⑤薬について，わからないこと，聞きたいことなどがあるときには，空欄にメモしておくこと．
⑥体調変化などの情報も記録し，受診の際に医師や薬剤師に素早く伝えられるようにしておくこと．
⑦アレルギーの有無，過去に飲んだ薬による副作用，普段よく使う一般医薬品（市販薬）やサプリメントなども記入しておくこと．
⑧薬を飲み忘れたときの対処法について，医師，歯科医師や薬剤師にあらかじめ尋ねておくこと．
⑨薬の形状が飲みにくいと感じた場合は，飲みやすい形状に変えてほしいと申し出ること．

お薬手帳の情報を最大限に活用し，医科，歯科に関わらず，多職種が連携し，広い

視野と洞察する力を持ち，患者を取り巻く環境や背景，そして過去，未来を見据えた健康を目指す学びが必要とされています．

ほかにも，役立つ情報源として「糖尿病連携手帳」や「血圧管理手帳」などがあります．

（田村清美）

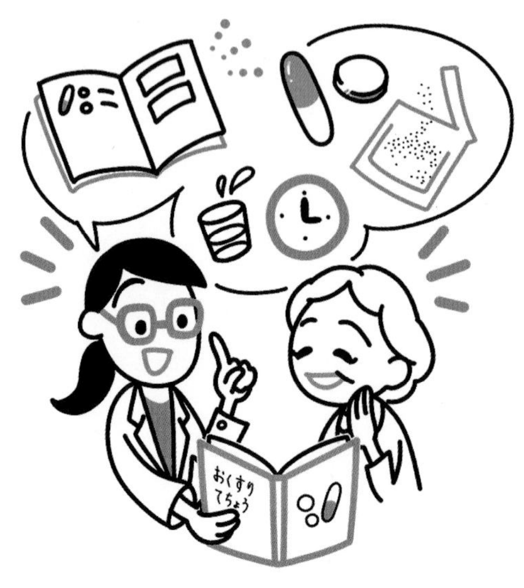

第4-1章 多職種におけるそれぞれの役割と相互理解 歯科医師 ―歯科医師の役割と歯科衛生士に求めること―

1 訪問歯科診療では

訪問歯科診療において多職種連携を進めるうえで，歯科医師に求められる役割は多く，そのすべてを行うことは容易ではありません．重要なのはそれぞれの歯科医師の立場で何を求められ，何をすべきかを的確に把握することだと思われます．

また，多職種連携は目的ではなく手段です．本来の目的を掴んでおくと方向性を見失うことなくその強みが発揮されると思います．一方，歯科衛生士には外来と違い口腔ケアやリハビリ，連携など幅広い役割が求められます．

この項では訪問歯科診療に求められる内容から，地域包括ケアにおける多職種連携の進め方を具体例を示しながら紹介します．

2 他職種，患者から歯科医療に求められていること

図1に他の職種や患者さんや家族から歯科医療従事者に求められていることを一般的な目線で挙げてみました．赤色で示した部分は歯科衛生士さんにも対応できる内容です．

依頼された内容だけでなく，様々な情報から患者さんにとって必要な内容を判断します．

3 歯科衛生士に求めること

歯科医師は毎回，訪問診療に行けるわけではありません．また他職種から見ると「先生」という高い敷居があることも多く，「医師」がつく人の言動は重く力を持つことを自覚しなければなりません．

一方，歯科衛生士は他職種とコミュニケーションを図りやすい立場にあります．ただ口腔ケアやリハビリをするだけではなく，積極的に他職種とコミュニケーションを

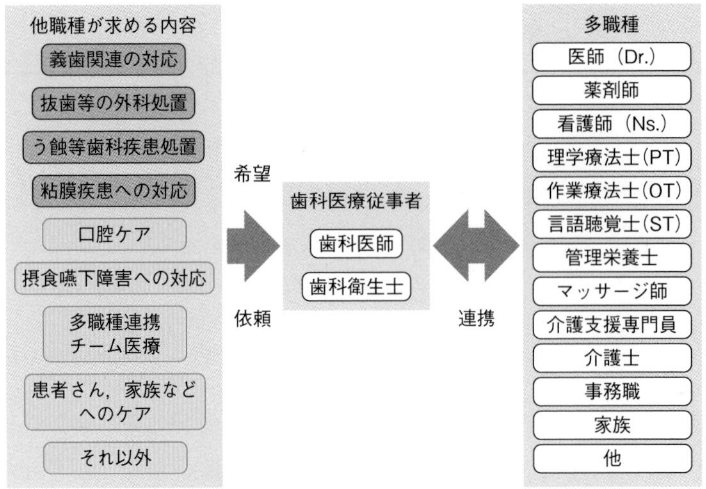

図１　歯科医療従事者に求められること

とることが大切です．この時，目的を持って話せるといいのですが，世間話の中にヒントが隠されていることもあります．

歯科医師は歯科衛生士が得た情報を判断して，的確な方向付けをしていくことが求められます．中にはここが足りないとか，ちょっとやりすぎている部分などが見えてくるので，視野を広く持って，歯科衛生士の立ち位置を修正することも可能です．同様に他職種の関わり方のバランスを調整したり，ケアすべき部分を歯科衛生士に補ってもらうように指示することもできます．中には上記のことを歯科衛生士が担う場面もあるでしょうし，主体的に連携していくことが求められています．

4 連携のポイント（図２）

１）キーパーソンを見つけること

・キーパーソンって誰？

A．家族の中でも影響力が強い人

B．患者さんやその家族と信頼関係を築くことができている人

C．歯科医療や口のこと，食べることなどに興味を持ってくれている人

D．組織の中で人を動かす力を持っている人

キーパーソンを見つけることが，介入して最初にすべきことの一つです．何も考えず口腔ケアだけしていると，誰がどのように関わっているのかわからないまま時が過ぎていきます．介護支援専門員（以下，ケアマネ）と電話をしたり，他職種の報告書を

例えば① 口腔ケア介入における歯科医師と歯科衛生士の連携

84歳 女性 在宅 認知症，脳梗塞後遺症，嚥下障害や肺炎既往あり，ADLは歩行介助，軟食経口摂取

歯科衛生士が週一回の口腔ケア介入をしています．歯科医師は1か月に1回の診察．家族が口腔ケアをしていますが，1日1回程度で上手にできません．看護師は週2回で口腔ケアまでは手が回りません．STが介入しケアしています．PTが同じ曜日で午前中にリハビリが終わった後に口腔ケアに入りますが，疲れてしまっている様子です．当然，口腔リハビリも食事も疲れて普段の力が発揮できません．こんな時，歯科医師が意見を言うことでよりよい方向に持っていくこともできます．

患者さんの体力面を考慮してケアマネと相談したり，担当者会議で介入スケジュールの調整を依頼できます．PTや歯科衛生士の日程をずらしたり，STと歯科衛生士の介入日を連続させるのではなく数日あけてみるなどです．また，看護師さんにSTと歯科衛生士が入っていない日に口腔ケアをやってもらうように相談するのもいいと思います．この時はケアマネに伝えて，スケジュール調整をしました．逆にPTと時間が重なった時に歯科衛生士が直接リハビリの内容を見て，ケア内容に生かしていくといういい面もありました．

	日曜	月曜	火曜	水曜	木曜	金曜	土曜
午前		訪問看護	訪問介護	PT	訪問看護	入浴	訪問介護
午後	訪問介護		ST			歯科	

介入スケジュールの例と連携

毎日医療職が介入していると問題点の早期発見に繋がります．また患者さんの安心感も生まれます．

1，キーパーソンを見つけること

キーパーソンと積極的にコミュニケーションをとりましょう！

2，他職種が訪問しているところを見る

ST，PT，OT，Ns，介護士などがいる時に訪問してみましょう！

3，何はともあれ情報提供

まずはケアマネや医師と情報のやり取りをしましょう！

図2 連携のポイント

例えば② 介護士さんとの連携

医師の項を担当している森先生との連携症例で，気管切開をしている患者さんです．担当している介護士に歯科衛生士が口腔ケアを見学してもらっています．口腔ケアを行うときにはできるだけ他の職種に見てもらって，共通認識をもった仲間を作っていけると良いです．この時の反応でキーパーソンになりうる人が誰なのかを知ることもできます．ちなみに，この方にはSTや栄養士さんも介入して連携しています．

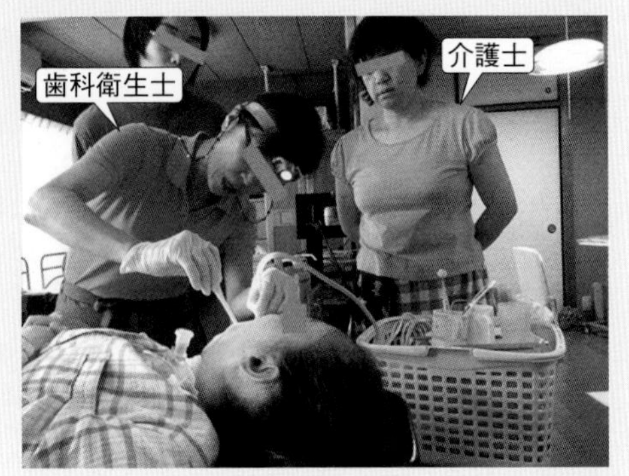

（協力：障害者サポートセンター　舞夢）

見たり，連携ノートやICTツールがないかなど様々なところに目を向けておくべきです．

2）他職種が診療しているところを見る

ST（言語聴覚士）の診療は，自分たちの間接訓練や見方の勉強になります．PT（理学療法士）やOT（作業療法士）は体位の取り方や体幹の安定などの参考になります．Ns（看護師）は全身の見方や吸引など，介護士やケアマネは普段の生活や対応など多くのことを学べます．百聞は一見にしかずで，質問などのコミュニケーションをとることで間接的に患者さんに良い診療が提供できます．他職種は口腔内の見方を学ぶことで，他の患者さんでも口腔の問題点を見つけてくれる仲間になっていきます．そして何よりもお互いの信頼関係の構築の一助となり，「顔」と「腹の中」，そして「腕」が見える連携になっていくでしょう．

3）何はともあれ情報提供

通常ケアマネから患者さんの情報提供がありますが，情報が不十分で処方や全身状態，嚥下機能などについてわからない場合もあります．そんな時は詳細な情報提供を依頼することも大切です．特に抜歯などの処置を行う時は全身状態や処方，血液データなどについて主治医と情報のやり取りをしておくことが歯科医師の役割です．抜歯したことを他職種が知らず「勝手にやって」と思われるようではうまくいきません．また主治医や他職種に歯科医院が関与していることや口腔内所見と診療の方向性を知ってもらうことも重要です．嚥下評価ができなくても，口腔内の状態，う蝕への対処や義歯の取り扱いなど，われわれが普通と思っていることを書くだけでも他職種にとって大切な情報となります．

例えば③　義歯を見て欲しいという依頼から

85歳　男性　脊柱管狭窄症　両下肢麻痺　ターミナル　摂食嚥下障害軽度（主に義歯が使用できないことによる咀嚼障害）　身寄りなし　一人暮らし

ケアマネから口腔ケアと義歯を見て欲しいと直接依頼．患者さんは寝たきりで電話もできないため，ケアマネと日程調整して訪問診療に伺いました．初回から看護師のいる時間帯に訪問し，口腔ケアの方法を歯科衛生士が実施しながら伝えました．義歯は不適合でしたので，ターミナルのため1か月弱で作製しました．セット時も介護士と一緒に，みかんが食べられることを確認して取扱方法も説明しました．残念ながらその1か月後亡くなりましたが，写真のように喜んでくれました．この例は基本であるケアマネとの直接連絡と，口腔ケアを他の職種に見せながら指導するという連携で人生最後の時に寄り添えました．

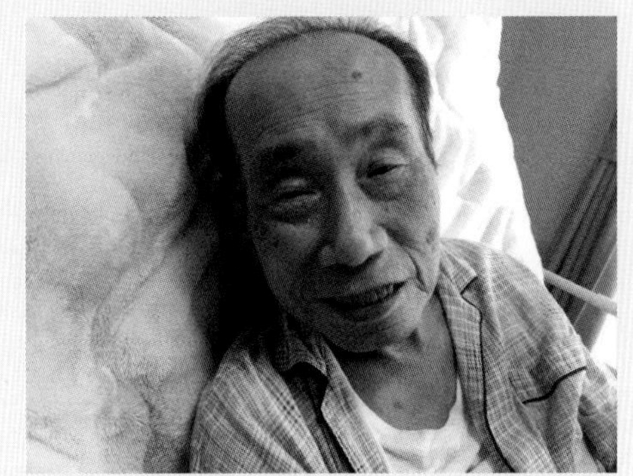

（患者さんの了解を得て掲載しています）

5 それぞれの環境におけるポイント

1）施設や病院（歯科のない病院）

A．施設スタッフの組織を知る

B．施設長が誰で，実際に取り仕切っている人が誰なのか？

C．看護師の中でリーダーは誰？　師長，主任は誰なのか？

D．（大きい施設では）各担当グループのリーダーは誰なのか？

E．経営者や経営方針は？

F．スタッフの充足度は？

G．食事介助や口腔ケアに時間をかけられる状況なのか？

H．顔写真などのわかるリストが入手できるか？

I．医師のケアに対する理解度や考え方は？

これらの情報から，誰がどのようにアプローチすれば目的を達成できるのか，作戦を立てることができます．

例えば④　嚥下内視鏡検査をきっかけとした連携

49歳　男性　左側被殻出血後遺症　右片麻痺　高次脳機能障害　摂食嚥下障害（唾液誤嚥，ペースト食）ADL全介助

この方は退院時カンファレンスから摂食嚥下認定看護師の紹介で関わりました．最初はペースト食でしたが，現在は柔らかめの普通食を家族が食べさせています．嚥下内視鏡検査を多職種で定期的に行っており，写真のように多く人が参加します．参加希望者が多すぎて本人と家族がストレスになった経緯もあり，最近は人数を絞っています．キーパーソンはデイケアのST，歯科医師です．ケアマネや看護師，医師とも良好な関係だったのですが，異動等で交代しました．歯科医師からケアマネを紹介したこともあります．

内視鏡検査は多職種ですることをお薦めします．われわれだけで検査しても，リハビリ，料理，食事介助を誰がするのかによってはあまり意味がないこともあります．多職種で一緒に見ることで現場で情報共有し，議論ができて，すぐにケアやリハビリに活かすことができます．この場合も歯科衛生士からケアマネに連絡して日程調整しました．医師が同席して歯科診療の内容を理解してくれたのも収穫でした．またデイケアのSTから，もう一軒のデイサービスと連携して食形態を調整したいとの希望があり，そのスタッフに参加してもらいました．そこは新規立ち上げで食事に時間をかけられるマンパワーがなく，少し形態を落として安全策をとりました．また，訪問時にOTと時間が重なったときは，体幹の安定をはかるために相談をしました．そんな連携も内視鏡検査をきっかけとして作った信頼関係から生まれます．ただ，内視鏡検査ではなくても義歯調整や歯科衛生士の行う口腔ケアがきっかけでもいいのです．

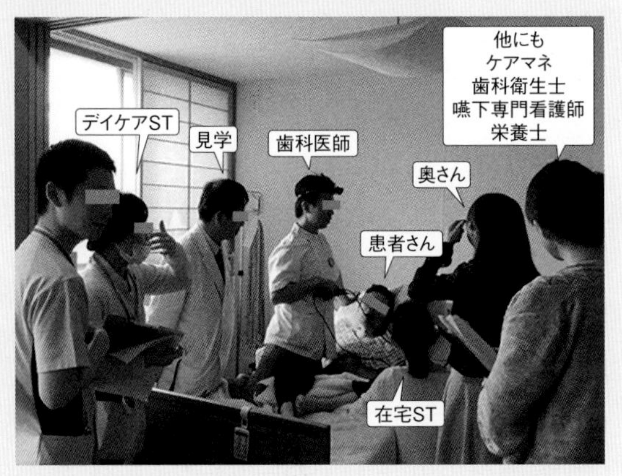

2）在　宅

A．ケアマネは誰？

B．それぞれの職種はいつ誰が関わっているのか？

C．ケアマネが送ってくれる情報をチェック！

D．誰がどんなことをしているのか？

E．ご家族の介入度，何を望んでいるのか？

F．ターミナル時の対応についての共通認識

例えば⑤　施設での多職種連携

当院では協力医になっている施設で写真のように介護士，ST，栄養士，歯科衛生士，歯科医師などで嚥下内視鏡検査，経口維持カンファレンスを行っています．これにより施設では経口維持加算を算定できますが，実際に意味があるように，定期的な講習会やミールラウンド，歯科衛生士の口腔ケアもあわせて行っています．繰り返し行うことで，入れ替わりのある施設スタッフの口腔ケアレベルの維持や患者さんの状況把握に役立ちます．オマケとして協力施設のスタッフとよく飲みニケーションしています．

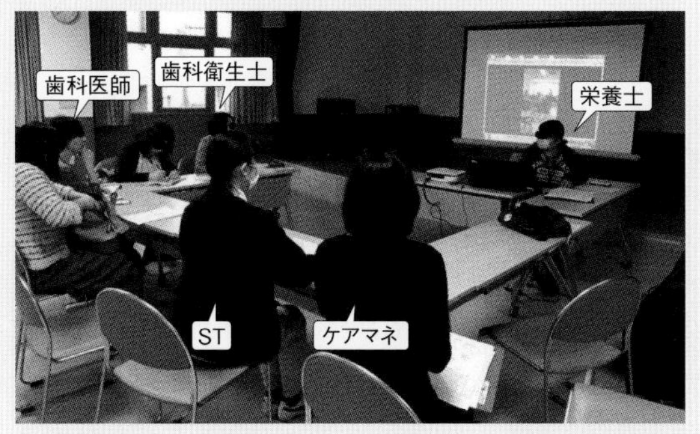

（協力：特別養護老人ホーム　南山の郷）

今回，症例を参考に連携の具体的な進め方について書いてみました．実際には話しかけ方や態度，電話の対応など気をつけることはたくさんあります．大切なのは自分のやることを規定せず，歯科衛生士でも歯科医師でも職種の壁を超えて患者さんをなんとかしようと協力し合う気持だと思います．皆さんが多職種連携に一歩踏み出していただければ幸いです．

（坂井謙介）

参考文献

1. 日本歯科衛生士会：在宅療養者の口腔ケア 実践マニュアル，日本歯科衛生士会，東京，2016.
2. 箱崎守男，石井拓男，角町正勝：医療連携による在宅歯科医療，日本歯科評論，東京，2008.
3. 阪口英夫，足立三枝子，鈴木敏夫：多職種のための口腔ケア，口腔保健協会，東京，2001.
4. 日本障害者歯科学会：スペシャルニーズデンティストリー第2版，医歯薬出版，東京，2017.
5. 全国歯科衛生士教育協議会 監修：最新歯科衛生士教本 高齢者歯科，医歯薬出版，東京，2011.

第4-2章 医　師

1 歯科との連携

1）幼いころの歯科の思い出

小学校時代に歯科の治療に行ったときには，とにかく治療の痛みへの恐怖がありました．受付をしても診察室には恐くて入れず泣いて帰ったり，入っても治療を開始する前に周りで響くモーターの音を聞いて，泣きわめいて逃げ出すことが多々ありました．医師となった今，子どもたちに注射もしていますが，自分が元来注射嫌いなので子どもたちにはできるだけ痛くない方法を考え，手早く打つようにしています．注射針が体内に入っている時間をできるだけ短くし「あれ？　もう終わったの」と，痛みも注射したこともわからないように心掛けています．そのため，子どもたちが予防接種のためだけに通院してくれることもあります．

私が大学生の頃，大学の近くで開業していた先輩の歯科医師のもとで治療を受けたのですが，その歯科医院で，初めて歯科治療が痛くないものと認識しました．しかしその時にはまだ，治療を受けることが精いっぱいで，歯科衛生士というものの存在は知りませんでした．

2年ほど前に奥歯の奥に度々口内炎ができるので，ある歯科医院に行くことになりましたが，時間に余裕をもって行ったつもりだったのに初診で2時間以上かかったのにはびっくりしました．しかし，歯科衛生士によるクリーニングですっかり歯がすべすべになったことに大変感動しました．

2）歯科医師・歯科衛生士との出会い

医師となり，名古屋市内で開業し，癌終末期の患者さんや施設に入居している患者さんを任されるようになって，一番最初に必要だと感じたのは「最期まで，食べることにこだわる」という同じ思いを共有できる歯科医師の存在でした．しかし，その歯科医師に出会うまでには本当に苦労しました．

まずは，担当する施設の目の前にある歯科医師を訪ねましたが，「昔は嚥下訓練や唾液腺マッサージ，口腔ケアもしていたけれど，かえって肺炎を起こして主治医に非難されることもあるからね……」と，丁重にお断りされてしまいました．

つぎに，人づてで，ある歯科医師を紹介されました．当時，誤嚥性肺炎を繰り返しているが，本人は食べたいという思いの強い患者さんがいました．そのような場合に私は「食べることには危険を伴いますよ．命がけで食べますか？」と質問をします．「食べることは生きることである．」ならば，生きるために食べるということは，命がけにもなりえます．「その思いがありますか？」本人から「はい」と力強い声を聞き，そして，家族もそれを支えるという思いでした．

そこで，その歯科医師と初めての連携を依頼しました．しかし，待てど暮らせど連絡はなく，訪問の予定も立っていません．唾液でさえ誤嚥して，再度肺炎になるかもしれない状況でしたので，改めて連絡してみると「いま，新規の開業準備で時間が取れなくてすみません」というお答えでした．目の前の患者さんにとっては，今夜口にするものが最後の食事なるかもしれないのにこれでは間に合わないと思い，丁重にお断りしました．

そして，3人目の歯科医師は，なんと同じ地域の先生でした．出会いのきっかけは，私のクリニックの近くに住む90後半の超高齢男性からの相談でした．歯肉炎がひどく痛くて食べられなくなったというのです．患者さんのお宅にお邪魔し，専門外ではあるが口の中をいつものように覗くと，口内炎が多発していました．奥歯には腫脹した歯肉があり，これらが患者さんの飲食を不可能にしていることがすぐにわかりました．その歯科医師に連絡すると「すぐに行った方がよさそうですね」と，その日の夜に初回の往診に入っていただき，私の方には抗生剤の点滴を出してほしいとの依頼が入りました．そして，翌日は朝しか時間が取れないということで，朝の7時から訪問してくれたのです．この歯科医師とならと確信し，今ではお互いの患者さんを，医科と歯科で連携して支えています．

そして，その時歯科医師と共に訪問した歯科衛生士がとても大きな存在でした．その歯科衛生士は緊急の場であるにもかかわらず，歯科医師とともに口腔内をチェックし，歯と歯肉，口腔内環境を改善するプランをさっそく実行に移してくれました．まさに，「口腔内のケアをし，誤嚥を予防して『食べる』につなげること」において歯科衛生士は，その要となりました．

3）退院日という危険日

病院から退院して在宅で療養することになった患者さんを初めて訪問する時には，まず口の中を見て，すぐに歯科医師へ連絡，となることが少なくありません．患者さん自身の話を聞いていると，自然と口の中に注意が注がれます．その時気がつくのが，退院した日は口の中が一番汚くなっていることが多いということです．おそらく病院

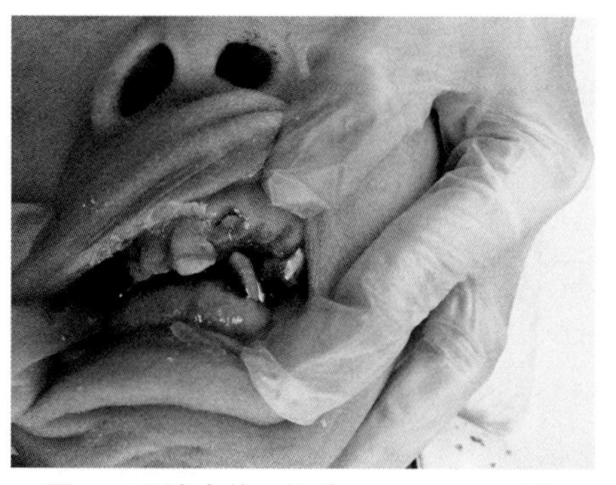

図１　退院直後の汚染された口の状態
退院してもこの状態では，唾液を誤嚥しただけでも肺炎になってしまうのは，致し方がないこと思われる．速やかに歯科医と連携し，歯科衛生士による口腔ケアが望まれる．

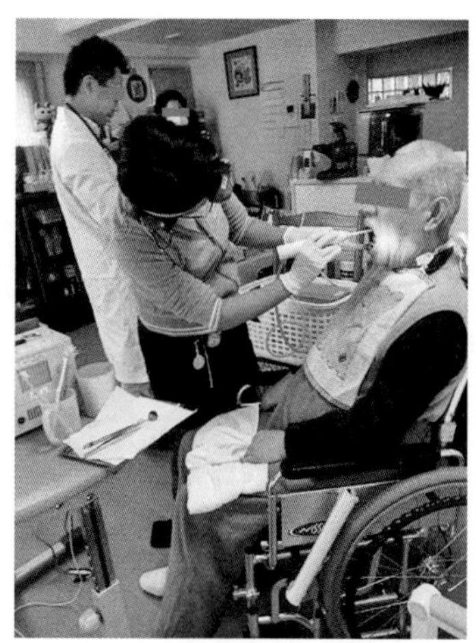

図２　在宅における歯科衛生士の口腔ケア

では退院日の朝，申し送りや，看護サマリーや情報提供書の確認などの手続きが着々と進められており，その慌ただしい中で，朝の口腔ケアが抜け落ちてしまうのではないかと思われます．ひどい場合は図１のような口で家に帰ってくることもあります(図２)．

４）歯科衛生士の役割

私がボランティアをしている活動の中に，ホームレス状態にある人の検診があり，そこには歯科医師や歯科衛生士会からも有志の方が参加してくださっています．

ホームレスの方々の口の中の環境は非常に悪く，虫歯だらけなのはましな方で，歯が数本しか残っていないことも少なくありません．そのような状態にあっても，彼らははじめ，歯科の受診を拒否していました．虫歯であっても痛くなければ困らないと言うのです．そんな中，毎回きて下さる歯科衛生士さんのブラッシング指導が好評を得ました．継続していくと徐々に自分の歯に愛着がわき，大事にしようという思いに変わり，歯科への受診ができるようになったのです．現在は歯科衛生士の役割は，指導治療から予防へと変わってきていると聞きますが，こうしたホームレス支援の現場での経験は非常に役に立つのではないかと思われます（図３）．

ここに関わっている歯科医師によれば「歯科疾患は治療と予防で現在では欠損歯の割合が非常に少なくなっているが，野宿者では未治療のまま悪化している状態が見られた．歯の欠損は咀嚼障害を引き起こし，歯がなくても食べやすい菓子パンや炊き出しの丼物など，ほとんど炭水化物のみとなり，慢性疾患の一因と考えられる．検診時に歯科衛生士による口腔清掃指導を行っていて，３年間で少しづつホームレスの方々に歯ブラシが定着してきている．」との報告があります[1)]．

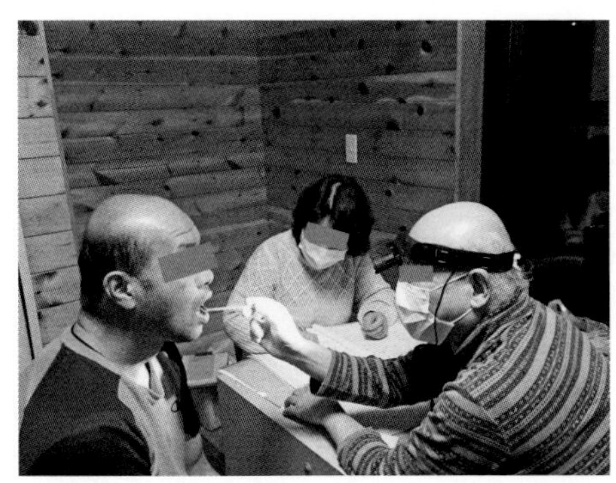

図3　ホームレスへの歯科検診・歯磨き指導

2 多職種連携して行う食べること，生きることへの支援

1）多職種連携の原点

2014年の日本医事新報の巻頭言に私が書いたものです．

『患者さん一人ひとりが最後まで口から食べるために何ができるのか……私はNST（Nutrition Support Team，栄養療法のために医師・看護師・薬剤師・管理栄養士・言語聴覚士など職種を越えて構成する医療チーム）の彼らにある意味「勝手に」やっていただいている．それぞれの専門家が自分たちの専門性を発揮して，食べられるように工夫してくれる．そこでの医師としての仕事は責任を取ることである．食べられるようになったのはみんなのおかげ．誤嚥して肺炎が起きればその時初めて私の出番である．しっかり肺炎を治すことが私の仕事である．治れば再び「勝手に」やっていただく．』[2)]

大事なのは，食べたいという患者さん自身の意志と覚悟と，それを支えようと思うチームです．一人の患者さんを支えるのに，医師，歯科医師，看護師，歯科衛生士，理学療法士，言語聴覚士，栄養士，介護士，そしてここには写っていないけれど患者さん自身の筋肉の緊張をほぐすために鍼灸師も関わっていました．内科小児科を標榜している私のクリニックにすべての職種が勤務しているわけではありませんが，必要な時に必要な人が集まれるネットワークがあります（図4）．

2）地域づくりから始める連携

幸いなことに，連携を始めた歯科医師は，隣街の商店街の会長でした．一方，私は商店街発展協会の理事でした．私たち2人の医療者が望むのは同じ，地域の医療を支えるためには医療者が街づくりに関わることが必要ということです．祭りなどのイベントを通して，街全体で健康や，生きること・死ぬことについて考える機会を作って

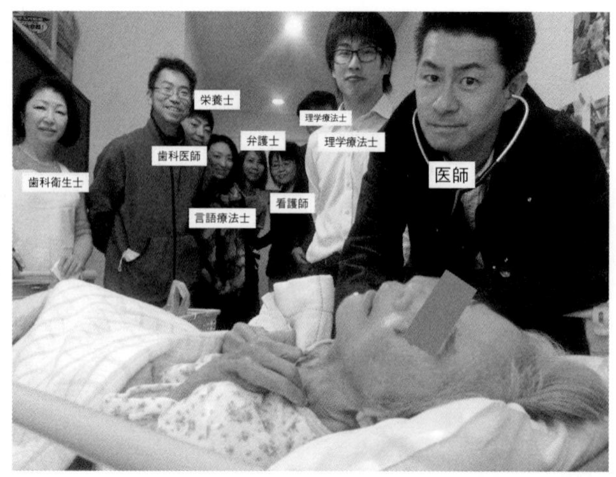

図４　チーム杉浦医院…最期まで食べるを支える栄養サポートチーム

います．日ごろから地域住民と医療者が関わり合い，住民がいざ患者となった時には，遠慮なく医療者と話しながら，自身がどのような治療を受けたいか，または受けたくないかを考えられるようになることが重要だと考えているためです．子どもから大人まで，医療に自然に接することができるようにし，気軽に病院に寄って相談できるようにする，それが健康な街をつくることになると考えています（図５，６）．

３）「ピンピンコロリ」と逝くための生き方

①過剰な検診は避け，必要な検査だけを2～3年おきに受ける．

②自分の身体は自分でチェックし，身体が発する声に耳を傾ける．

③信頼できる医師を見つけ，処方される薬を最小限に減らしてもらう．

④最後は自宅で迎えられるよう，主治医や家族，近隣の人々などの協力を得ておく．

⑤健康なうちに自分の最後に関する希望をまとめ，リビングウィルとして書き残しておく．

この点を自著[3)]で示しました．そのためには，在宅医療を行っている診療所を見つけて，主治医となってもらうことをおすすめします．私は住み慣れた自宅こそが，家族に見守られ安らかに逝くことができる「特別室」であると考えています．しかし，それは決して主治医一人の力でできるものではありません．訪問看護師・介護士，そして歯科医師・歯科衛生士ほか多職種が連携して，その人自身が望む生活を支えることが重要なのです．

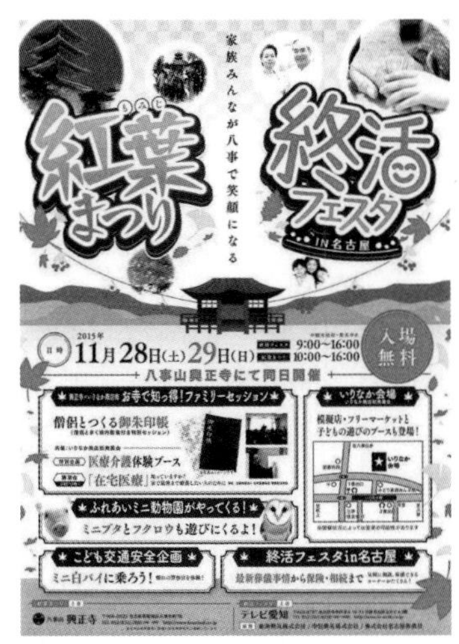

図５　街づくりはお祭りづくり

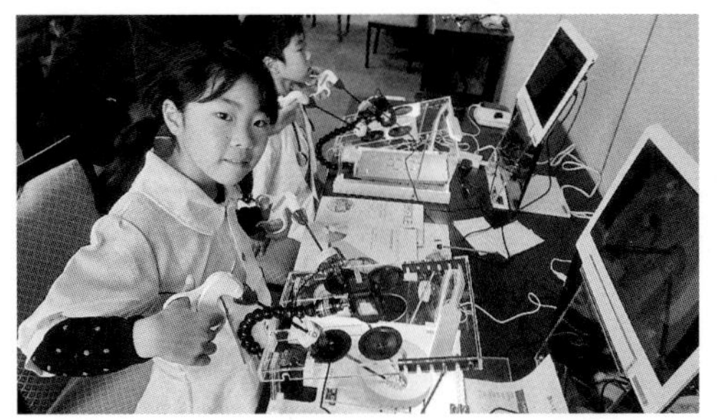

図６　お祭りでの医療ブース…手術体験

3 医師の役割．そして歯科衛生士に望むこと

医師は，患者さんの診察は当然として，多職種が連携するときには，介護支援専門員と同様，他の職種の方のコーディネーターでもあり，最高責任者でなければなりません．患者さんに最適な歯科医および歯科衛生士をコーディネートすることが，患者さんが家で平穏な生活をするうえで大変重要です．

人は食べなければ生きてはいけません．その入り口である「口」は，非常に大事な器官です．歯科衛生士が担う役割は「入り口のケアをし，整えて食べることができる口作り」「誤嚥性肺炎を起こさない口作り」「異常があれば歯科医に報告して早期発見・早期治療を叶える情報発信者」であると思います．今後はさらに多くの歯科衛生士が，在宅の患者さんを訪れるようになっていただけることを期待しています．歯科衛生士が行う「口作り」が広がることが，より良い在宅医療の基礎となると考えます．

（森　亮太）

文　献

1）水谷雄樹：「名古屋におけるホームレス生活者 健康調査」歯科報告身体生活状況と口腔状況，第 74 回日本公衆衛生学会学術総会抄録集：406，2015.
2）森　亮太：週刊　日本医事新報，4694：1，2014.
3）森　亮太：長寿大国日本と「下流老人」，幻冬舎メディアコンサルティング，東京，2016.

第4-3章 歯科衛生士

1 すべてのライフステージにおける多職種連携の現場から

歯科衛生士が備えている口腔に関する専門知識は，他の職種にどのような専門性があるのかを知ることにより，様々な連携活動に関与することが可能となります．医療，介護，それらの教育の場面において多職種と連携することは，地域へ質の高いサービスを提供することにつながります．

現在私は，妊産婦から高齢者まで各ライフステージに合わせた多職種連携を行っています．

妊産婦から未就学児は，地域の子育て支援センターや児童館において，保育士・保健師・栄養士と連携を図り，基本となる食生活やよく噛むことの大切さを指導することで口腔の発育を促しています．学齢期には小学校で養護教諭や教頭先生との連携をとり，各学年の成長に合わせた食生活習慣と，自分自身の気づきによるう蝕予防の基礎管理ができるように指導を行っています．また成人期から高齢期は，地域包括支援センターや市の健康課，高齢福祉課との連携により，生活習慣病予防を通じて歯周病の原因とその予防方法，全身疾患との関わりについてのセミナー実習を行っています．さらに飲み込みやむせ，口腔乾燥について口腔機能の維持向上による若返りと健康寿命の延伸を目指し，啓蒙活動を行っています（図1～3）．

2 訪問歯科診療における多職種連携

訪問歯科診療において歯科衛生士は，器質的口腔ケアのみならず，患者さんの口腔機能向上に心血を注ぎ「口から食べる」を支援し，生きる力を支えることが大きな職責です．「口から食べる」という事は正に「生命」をつないでいくということです．そのためには，患者さんの症状や問題点を1つずつ解決していかなければなりません．

歯科衛生士という自分の持ち分で何ができるのかをよく理解し，専門分野の強みを生かし弱みを明らかにすること．自分の周りにどのような専門職がいるのかを知るこ

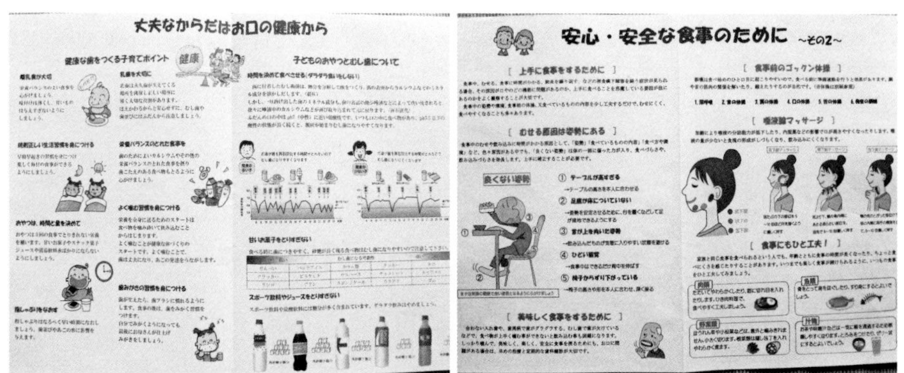
大丈夫なからだはお口の健康から

健康な歯をつくる子育てポイント

子どものおやつとむし歯について

安心・安全な食事のために ~その2~

上手に食事をするために

食事前のゴックン体操

唾液腺マッサージ

むせる原因は姿勢にある

食事にもひと工夫！

美味しく食事をするために

図１　皆さんに配布する手作りの，みのり新聞

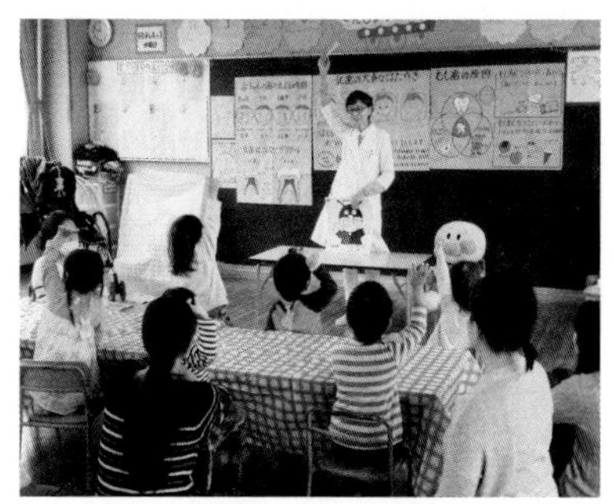
図２　児童館での２歳児と保護者への指導風景

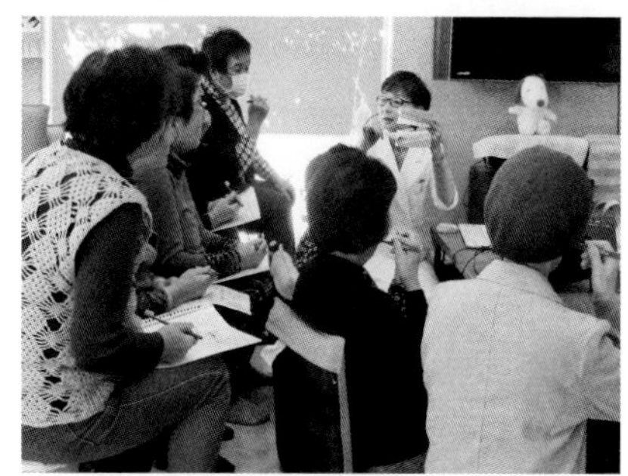
図３　高齢者のセミナー風景

とが重要です．そしてどのような連携をどのタイミングで，どの専門職と取ればいいのかを考えます．その際重要なのが，専門用語を使わないことです．日頃から，難しい内容もわかりやすい言葉で伝えられるよう心がけましょう．

現在，各分野は専門性を持って細分化されています．歯科衛生士の力だけでは「口から美味しく食べる」そして「患者さんのQOLを高める」という目標は達成できません．

いかに他の専門職とスムーズに連携できるかは，医療者を対象とした各市町で行われる地域包括支援についての研修会やワークショップに出席したり（広報などにお知らせが入ります），患者さんを中心とした様々な多職種が集まって開かれるサービス担当者会議などの場に参加することにかかっています．他の専門職とその外に患者さんと関わる介護用品のレンタル業者，民生委員などと接点を持つ．すなわち顔が見え，気持ちが伝わり，コミュニケーションが取れるようになれるかがポイントです．

さらに現在は，ICTを活用してリアルタイムで患者さんの症状の記録，対応の依頼，気になることなどを発受信し，アクセスすることができます．そして患者さんに関わる情報の共有と他の専門職とのコミュニケーションが可能となり，患者さんや家族の

1）患者さんの家族が，介護支援専門員に口腔ケアの相談（または家族から歯科医院へ相談）
2）介護支援専門員から歯科医院に訪問歯科診療・口腔ケアを依頼
3）介護支援専門員から患者さんの情報をもらう（既往歴・マヒ状態・主訴・口腔内の状態等）
4）患者さんの家族へ連絡を取り，訪問する日時を決める．介護支援専門員にも連絡
5）歯科医師とともに患者さん宅へ訪問，口腔内を診査し歯科医師の指示のもと口腔ケアプランを立てる
6）治療計画とケアプランの内容を患者さんに説明し，了承後に治療，口腔ケアに入る
7）介護支援専門員等に治療計画とケアプランを送る
8）歯科医師の指示のもと，歯科衛生士が単独訪問し，口腔ケアを行う
9）多職種連携を図る

多職種に伝える情報
・残存歯の状態
・治療の必要性
・嚥下の状態
・口腔乾燥の状態
・食事時の姿勢
・ベッドの角度
・日常生活における口腔ケア用品とその使用法

多職種から聞きたい情報
・患者さんの基礎疾患，療養上の注意
・本人の残存能力
・介護サービスの状況
・服用している薬
・日常生活自立度
・家族の介護力
・経済的問題

図４　単独訪問までの流れ

気持ちに寄り添った医療や介護につなげることができます．

3 専門的口腔ケアと機能向上訓練の実際

1）ケア用の器具

(1) 用意するもの

マスク，グローブ，エプロンタオル，ライト，ミラー，綿棒，タフトブラシ，くるリーナブラシ®，歯ブラシ，コンクールF®，スポンジブラシ，フロス，舌ブラシ，口腔ケア保湿剤，ゴミ袋，口腔ケア用ウエットシート，メモと筆記具など．

(2) あれば望ましいもの

血圧計，パルスオキシメーター，聴診器，デジタルカメラ．

2）歯科衛生士が単独訪問するまでの流れ（図４）

歯科衛生士が患者宅に単独訪問するまでの流れを図４に示す．

3）ポジショニング等について

安全かつ効果的な口腔ケアを行うには，ケア時の患者さんの姿勢がとても重要です．ケア中のむせや誤嚥を予防するためには，頭部が安定してぐらつかないことと，

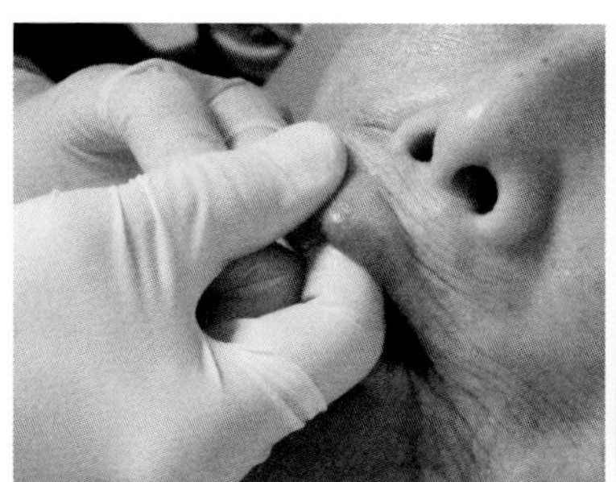
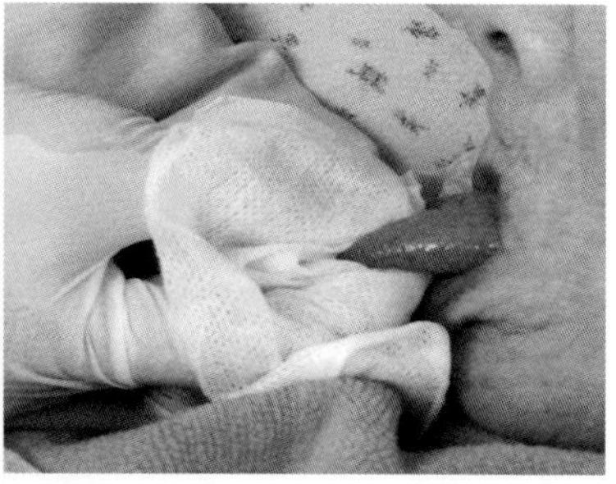

図５　ケア前のマッサージ
左：口唇のマッサージ，右：舌のマッサージ

顎が上がらないことに気をつけます．座位の場合は足が床についていること．ベッド角度は患者さんの麻痺などの状態により合わせますが，30°から60°にすると安定的にケアができます．頭部がぐらつくようなら枕やタオルを入れ，また膝の間に枕やクッションなど挟み込むことで体幹を保持安定させます．麻痺がある場合は健側を下にします（36頁参照）．

口腔ケアに入る前には口腔内をよく観察し，十分にマッサージやストレッチを行って口輪筋や頬筋，舌筋の緊張を取り除き，開口を促します（図５）．

４）専門的口腔ケア

ケアを始めてから終わるまで，患者さんへの声かけは常に行います．気持ちを和らげる効果があり，ケアがスムーズに行えます．

①保湿剤を口唇に塗布し（特に口角が乾燥していることが多く出血しやすい），次に口腔内全体に塗布します．

②保湿剤を指先につけて頬筋や口唇を内側から軽い力でグルグル押し，口腔内をマッサージします．

③口腔内がよく湿潤したら，残存歯がある場合は歯ブラシで全体を磨き，タフトブラシ（ソフト）で歯と歯の間の食物残渣やプラークを除去します．

口腔内を清掃する時，刺激により自己唾液が出ます．誤嚥を防ぐため，少しずつ何度もウェットシートで除去しながら行います．その時コンクールF®を数滴ウェットシートにたらし，拭き取ります．貯留した粘性唾液や痰，粘液などはスポンジブラシ，くるリーナブラシ®などで絡めて掻き出します．また口呼吸をしている患者さんは，口蓋や舌に乾燥した粘性唾液や痰がよく付着しています．乾燥した付着物は吸引器では引けません．保湿剤で十分に湿潤させ，付着物を浮かせてから除去します．

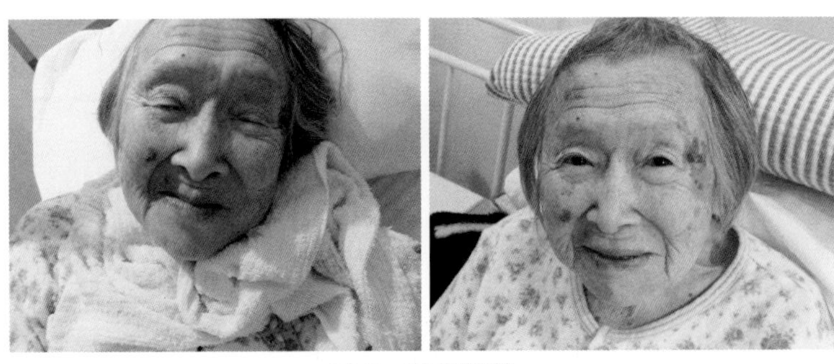

図６　義歯装着
左：装着前，右：装着後の笑顔

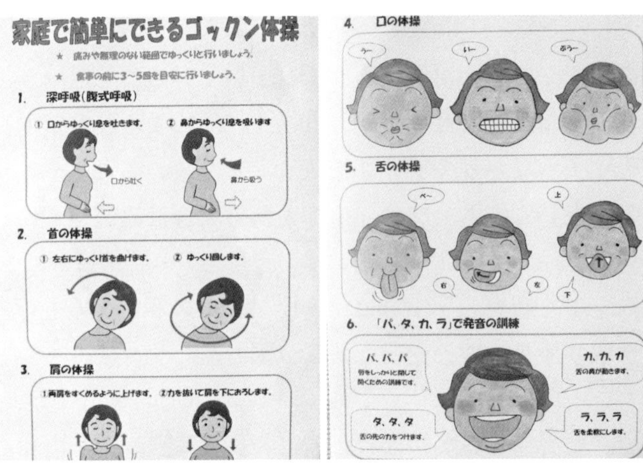

図７　口腔機能向上トレーニング（みのり新聞より）

④舌ブラシは舌上奥から手前へ軽い力で掃きとります．舌の下もモアブラシ®や人差し指に巻いたウェットシートで汚れを取りながら行います．

⑤ウェットシートで口腔内全体の残った汚れや貯留した唾液を拭き取ります．

⑥保湿剤を，口腔内と口唇に塗布します．

⑦義歯のある患者さんは装着して，不具合がないかを確認します（図６）．

５）口腔機能向上トレーニング（図７）

(1) 頬筋のトレーニング

様々な病気や麻痺などにより嚥下障害がある場合，胃ろうを造設することがあります．「口から食べる」ことがなくなると，筋肉は廃用が起こり拘縮をきたします．口腔内をよく湿潤させてから，口腔内と表からの両方から手で挟みマッサージをし，刺激を加え筋肉を柔軟にします．

(2) 口輪筋のトレーニング

意思の疎通が可能で，能動的に動かすことができれば，「うー」，「いー」と繰り返し発声させ，またしっかり頬を膨らませます．受動的な状態であれば術者が患者さんの口を「うー」の形につまみ，「いー」の形に口角を引っ張ります．

(3) 舌筋のトレーニング

舌を上下左右に動かしたり，「あかんべー」と舌を前方に出し舌筋の力をつけ，柔軟に動くようにします．

私たちが食べ物を飲み込むとき，様々な筋肉が連携を取りながら絶妙に働いています．口に入った食物は歯の上に乗り，噛むことによって細かく砕かれます．その時，同時に食物が歯の上から外へ（頬の方へ）落ちないように頬が働き，中に（舌の方へ）落ちないように舌が働きます．そして食物が唾液とまざり食塊となり喉に送り込まれるのも，舌が口蓋にしっかりと付き，その役目を果たしているからです．

私はトレーニングの最後に，唱歌「ふるさと」を患者さんと歌います．患者さんが発声できれば（麻痺で発語のできない方もいます），娘が幼稚園の時に使っていたハーモニカで伴奏します．3番まで歌うと懐かしさがこみあげ，昔話を聞くこともしばしばあります．さらに感情が豊かになり泣きながら家族の方と歌う方もいます．歌を歌うことは呼吸器機能を高める効果もあり，回想法にもつながります．しかし何より嬉しいことは，患者さんの心の琴線に触れることができるという，私自身の歯科衛生士としての仕事のやりがいを感じる瞬間でもあるからです．

また義歯があっても装着していない方には，歯科医師に依頼して調整してもらい，噛めるようにしてもらいます．驚くほど表情や声の明るさが変わり，生きるということに前向きになり，口から食べること，そしてよく噛むことの素晴らしさを実感していただけます．

患者さんに「口から食べる」喜びを持ち続けてもらい，生きる力を支えていくことが，歯科衛生士の大きな目標の一つです．多職種の専門性や，自分の立ち位置をよく理解して同じ目標に向かって連携していくことが，これからの地域包括社会が求める歯科衛生士像ではないかと思います．

若い皆さんの力が，これからの日本の健康寿命の延伸に貢献していくことを確信しています．

（佐藤恵子）

第4-4章

看護師

1 在宅医療と看護

最近は，入院期間の短縮や在宅看取りの推進，在宅医療の整備などにより，在宅での療養者が増えています．特にがん末期や人工呼吸器などの医療機器を使用しているなど医療ニーズの高い療養者や重度の障がい児者，認知症の療養者が多くなっています．また，一人暮らしや老老介護，健康問題を抱える介護者など家族への援助も難しく，看護を取り巻く状況も変化してきています．

地域包括ケアシステムの構築が進む中，在宅医療の体制は，退院支援，日常の療養支援，急変時の対応，看取りの場面において整ってきています（図1）[1]．

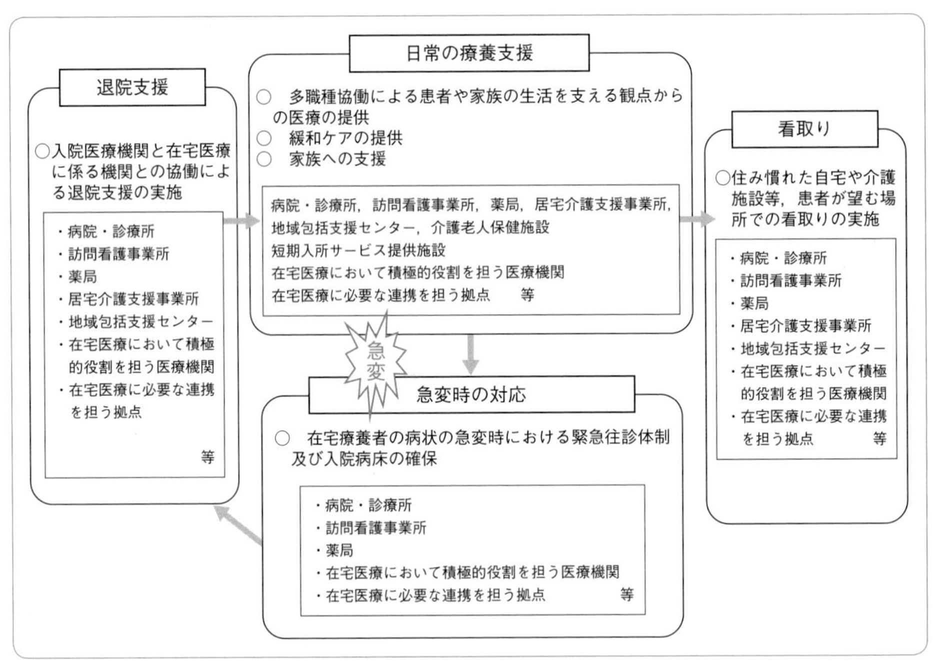

（厚生労働省：第291回中央社会保険医療協議会総会資料）

図1　在宅医療の体制

地域包括ケアシステムにおいて，療養者の生活を支える中心的な存在である訪問看護師は，在宅医療における役割が大きく，期待されています．それは，訪問看護は医療と生活の両側面の視点から療養者を捉えた支援ができること，また，医師と介護支援専門員との連携を促進するなど医療と介護の架け橋となり，多職種連携を推進できるからと言えます．

2 訪問看護の役割

1）訪問看護とは

訪問看護とは，訪問看護ステーションや病院・診療所などから，看護師などが自宅等に訪問し，病気や障がいを持った人が住み慣れた地域や自宅などで，自分らしい生活が送れるように，看護ケアを提供し，自立への援助を促し，療養生活を支援します．

訪問看護の対象者は，乳幼児から高齢者までと年齢の幅が広く，疾患や障がいなどの状態も様々であり，年々重度化・多様化・複雑化してきています．

2）訪問看護の制度

1983 年の老人保健法の施行により，市町村や保健所による 40 歳以上の住民に対する訪問指導が開始されました．その後，1992 年に老人保健法の一部改正により，65 歳以上の高齢者を対象とした老人訪問看護が始まり，1994 年の健康保険法などの一部改正によりすべての年代に訪問看護が実施できるようになりました．

さらに，2000 年には介護保険制度の施行により，居宅サービスとしての訪問看護を実施しています．また，従来の老人医療に変わり，2008 年からは後期高齢者医療制度が開始しています．

3）訪問看護の利用

(1) 訪問看護の利用の流れ

療養者の年齢や疾患・状態により，医療保険制度や介護保険制度などを活用し，利用できます．どの制度においても，必ずかかりつけ医の指示が必要となります．また，介護保険制度を利用する場合は，介護支援専門員が作成するケアプランに訪問看護サービスが位置づけられています（図 2）[2)]．

訪問看護の利用の始まりは，主に病院の退院調整看護師やケースワーカー，介護支援専門員からの相談です．相談後は，退院前に病院で開催されるカンファレンスや自宅で開催されるサービス担当者会議に訪問看護師が出席し，多職種間での情報の提供と共有を行った後，訪問看護を始めます．

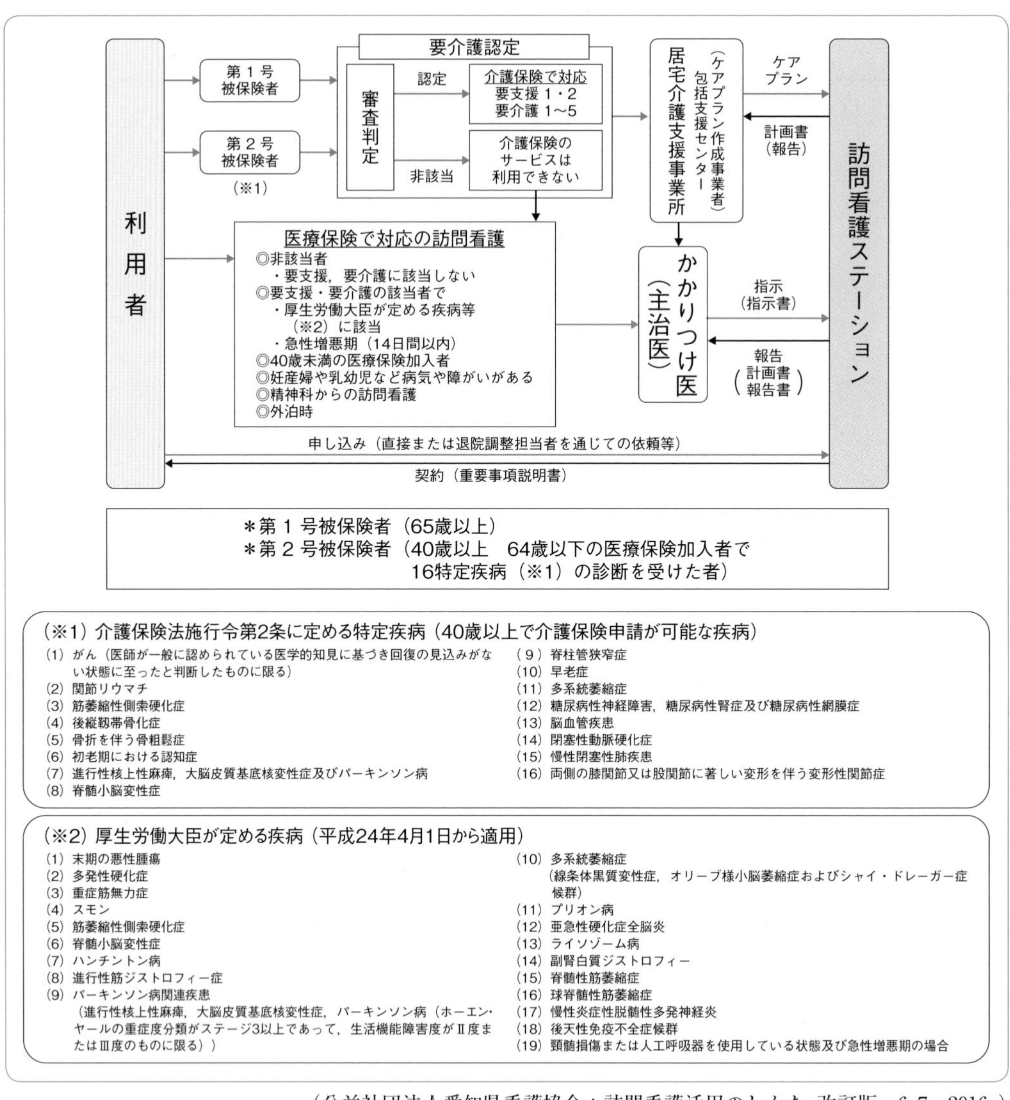

（公益社団法人愛知県看護協会：訪問看護活用のしかた 改訂版，6-7，2016.）

図２　訪問看護の利用の流れ

(2) 訪問看護の場

訪問看護の提供の場は，主に療養者の自宅です．しかし，最近は，療養者の生活の場が多様化し，サービス付き高齢者向け住宅やグループホームなどの居住系施設へ訪問が広がっています．

(3) 訪問看護の提供機関

訪問看護は，病院・診療所と訪問看護ステーションなどから提供されています．全

健康状態の観察 病気や障がいの状態，血圧・体温・呼吸・脈拍などのチェック 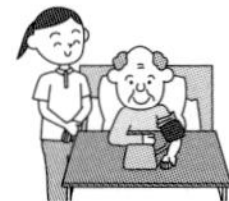	医療処置・医療機器管理 主治医の指示に基づく医療処置や医療機器の管理 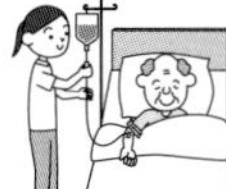
日常生活のケア 身体の清拭，洗髪，入浴介助，食事や排泄などの介助・指導 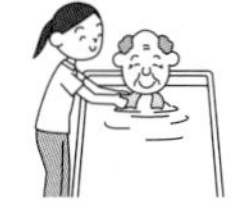	褥瘡予防・処置 褥瘡防止の工夫や指導，褥瘡処置 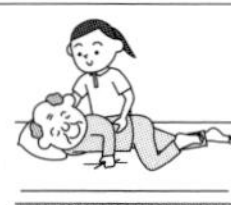
リハビテーション 拘縮予防や機能の回復，嚥下機能訓練など 	認知症ケア 事故防止など，認知症介護の相談・工夫をアドバイス 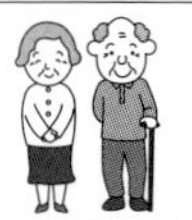
ターミナルケア がんなどの終末期でも自宅等で過ごせる24時間対応体制での支援 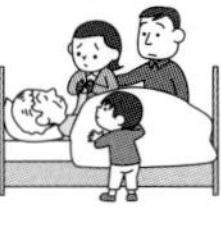	家族への介護支援・相談 看護・介護方法に関する相談やアドバイス，さまざまな生活上の相談に対応 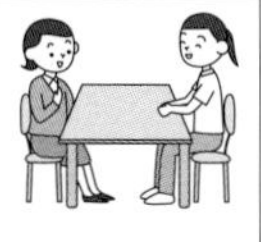

図３　訪問看護サービスの内容

国の訪問看護ステーション数は，全国訪問看護事業協会の調査によると平成31年4月1日現在，11,645か所[3)]となっています．

(4) 訪問看護のサービス内容

主なサービス内容は，バイタルサインチェックなどの病状管理，清潔援助などの療養上の世話，創傷処置や点滴実施などの診療の補助，摂食嚥下訓練や歩行訓練などのリハビリテーション，介護方法の相談や指導などの家族支援を行っています（図３）．また，治療方針や看取りの場などの意思決定支援や社会資源のコーディネートなど訪問看護の役割は多岐に渡っています．

４）多職種との連携

療養者を支える在宅ケアチームには様々な専門職がメンバーとなり，療養者の生活課題を共有し，その課題の目標を達成するためにメンバーが一丸となり，支援しています．もちろん訪問看護師もそのメンバーの一員であり，他職種の役割を理解し，尊重し合うことが連携の基本となります．

訪問看護では，主に医師やケアマネジャーと連携することが多く，療養者の病状や医療処置などの情報提供を行い，療養者の生活課題が解決するように積極的に連携を図っています．

近年の療養者の重度化に合わせ，他職種から医療機器を装着した療養者やターミナルの療養者への援助方法の相談を受けたり，援助方法を指導しています．

3 歯科衛生士と訪問看護師との連携

歯科衛生士も訪問看護師も，ともに「食べる」ことに関わる支援をしています．在宅において，口腔ケアや摂食嚥下機能訓練が注目され，ケアが提供されています．

最近，歯科訪問診療が進み，療養者の自宅で歯科医師や歯科衛生士に会う機会が増え，連携の必要性が高まっています．訪問看護師は，訪問歯科医療の情報を収集し，療養者に歯科医療をつなぐこともあります．

1）歯科衛生士との連携の実際

訪問看護では，高齢者の肺炎予防の目的で口腔ケアを行っています．ケア方法について悩むこともあり，歯科衛生士へ相談し，ケア方法について検討することにより，質の高い看護ケアを提供することができます．

実際のカンファレンスでは，歯科衛生士から療養者の自宅などへ訪問する目的やケア内容などについて説明がされています．訪問看護師はその内容を聞き，ケア内容を共有し，看護実践しています．また，訪問看護師が歯科衛生士と一緒に療養者の自宅などへ訪問し，直接歯科衛生士から口腔ケア技術の指導を受け，さらにより質の高いケア内容について話し合われています．

このように，少しずつ連携は進んでいますが，まだ歯科衛生士の存在が見えない現状があります．実際，退院前に開催される病院でのカンファレスには，歯科衛生士の参加はほとんどありません．入院中に受けていた歯科医療は在宅へつなげられず，退院後に誤嚥性肺炎が再発することもあります．このような状態悪化を防ぐため，病院の歯科衛生士は積極的にカンファレンスへ参加し，在宅の歯科衛生士や訪問看護師へケアを引く継ぐことが重要な連携です．

2）歯科衛生士に求めること・期待すること

(1) 歯科衛生士の役割の周知

歯科衛生士の役割や仕事内容，また活動の場など知られていない部分が多くあります．まずは，歯科衛生士の役割を他職種に知ってもらうことから始めましょう．そのためには積極的に病院や在宅で開催されるカンファレンスに参加し，他職種と顔の見える関係作りが重要です．そして，他職種に療養者へのケア内容や効果，活動を伝え，理解してもらうことで連携が深まっていきます．

(2) 口腔ケアの向上

口腔ケアは誤嚥性肺炎の予防に重要なケアとなっています．口腔ケアに関わる訪問看護師と歯科衛生士が協働することで，より質の高い口腔ケアを療養者へ提供することができます．お互いが指導者となり，お互いの知識や技術を高め合うことができる存在になりうるでしょう．

歯科衛生士が専門的な口腔ケアを訪問看護師に指導し，日頃は訪問看護師が療養者へ口腔ケアを実践すれば，質の高い口腔ケアを受けることができます．さらに，訪問看護師が指導を受けた口腔ケアを介護職などの療養者に関わる他職種に指導することにより，質の高い口腔ケアは継続され，療養者のQOL向上につながっていきます．

(3) 地域包括ケアシステムの推進

地域で地域包括ケアシステム構築が進んでいますが，地域で活動している歯科衛生士の数は決して十分とは言えません．地域包括ケアシステムを医療の面でしっかりと支えていくことが求められています．そのため，より多くの歯科衛生士が地域で活動することが期待されています．

（真下美枝子）

文　献

1) 厚生労働省：第291回中央社会保険医療協議会総会資料，http://www.mhlw.go.jp/stf/shingi2/0000074277.html（2019年12月13日参照）

2) 公益社団法人愛知県看護協会：訪問看護活用のしかた 改訂版，6-7，2016．http://www.aichi-kangokyokai.or.jp/files/lib/1/1195/201609051648216457.pdf（2019年12月13日参照）

3) 一般社団法人全国訪問看護事業協会：訪問看護ステーション基本情報令和元年度訪問看護ステーション数調査結果．https://www.zenhokan.or.jp/wp-content/uploads/r1-research.pdf（2019年12月13日参照）

参考文献

1. 角田直枝 編：知識が身につく！　実践できる！　よくわかる在宅看護，学研メディカル秀潤社，東京，2015．
2. 櫻井尚子，渡部月子，臺　有桂 編：ナーシング・グラフィカ在宅看護論 地域療養を支えるケア，第4版，メディカ出版，大阪，2013．

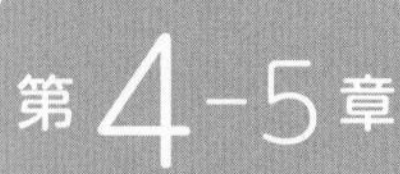

薬剤師

1 薬剤師と薬物療法

薬剤師は，新生児から終末期まで，幅広い年齢を対象とした薬物療法に関わります．投与方法で最も簡便な経口投与は直接薬剤が口腔粘膜に触れることになり，また嚥下機能の低下は経口投与に大きな影響を及ぼします．さらに薬剤の中には口腔内に副作用を生じるものが多数あり，薬剤師と歯科との連携は大変重要と考えています．

2 薬剤師の職能と歯科とのかかわりについて

薬剤師は，剤形や用法・用量などを患者の日常生活リズムや環境に応じて変更するなど，処方設計の提案ができます．具体的には，錠剤の服用が困難な場合には散剤や水剤に剤形を変更する提案ができます．また，内服が困難な場合には外用剤に変更するなど，投与経路の変更を提案することもできます．

薬物治療では薬剤の薬物動態（吸収，分布，代謝，排泄）を考えます．内服薬の場合，経口投与された薬剤は消化管を通り，腸で吸収されます．多くの薬剤が肝臓で代謝された後，全身にまわり，排泄されます．しかし，錠剤が口腔内にとどまっている場合や，むせて服用できない場合など，消化管に吸収されなければ薬剤の効果を得ることはできません．薬剤師は患者さんが実際に服薬する時に同席する機会は少ないため，吸収される前の一連の行為，つまり患者さんが薬剤を識別し，取り出し，手に取り，口の中に入れ，飲み込む過程を見落としがちです．したがって口腔内の飲み残しの有無や嚥下能力を評価する際には，歯科衛生士をはじめとした多職種との連携が必要です．

また，薬剤師は医師または歯科医師の指示で在宅患者訪問薬剤管理指導料（医療保険）や居宅療養管理指導費（介護保険）などの薬剤管理指導を算定することができます（図 1）．在宅での歯科治療に際して，内服の管理や自立が難しい場合には，薬剤師による管理をすすめてください．

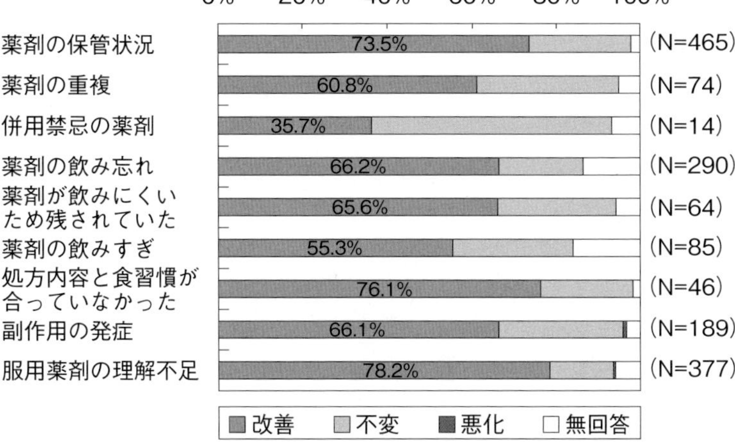

（日本薬剤師会：後期高齢者の服薬における問題と薬剤師の在宅患者訪問薬剤管理指導ならびに居宅療養管理指導の効果に関する調査研究，2008.）

図１　在宅医療での薬剤管理指導の取り組みの効果

3 地域包括ケアにおける薬剤師の役割

地域包括ケアシステムは多職種の連携と協働，情報共有の上になりたっています．さらに，二次・三次救急医療機関，療養病床をもつ病院など，専門的治療を行う医療機関との連携も不可欠です．現在，地域包括ケアシステムでの薬学的な問題は，残薬（薬の飲み残し）とポリファーマシー（多剤併用）などが挙げられています．

1）要介護者における内服自立の確認

口腔清潔は食事や排泄の自立などと同様に「基本的 ADL」に含まれます．一方，薬の内服自立はより複雑で高次な行動や行為である「手段的 ADL」に含まれるため，要介護度が進むと自立がより難しくなりがちです[1)]．口腔清潔自立と薬の内服自立を比較すると，口腔清潔自立が難しくなる要介護２では，既に内服薬の自立は難しい状況になっていると推察します（図２）．在宅での口腔清潔自立が困難な状況になったときには，薬の内服自立が継続できているか，薬の管理ができているかの確認が必要です．口腔内に服用したはずの薬剤が残っている場合には，嚥下機能の評価が必要となることがあります．内服自立が困難なケースでは残薬の問題も危惧されます．

2）ポリファーマシーと薬剤一元管理

高齢者は疾患が多く，複数の医療機関で投薬を受けている場合があり，薬剤の一元管理が難しい状況にあります．したがって，かかりつけ薬剤師・薬局をもち，一元管

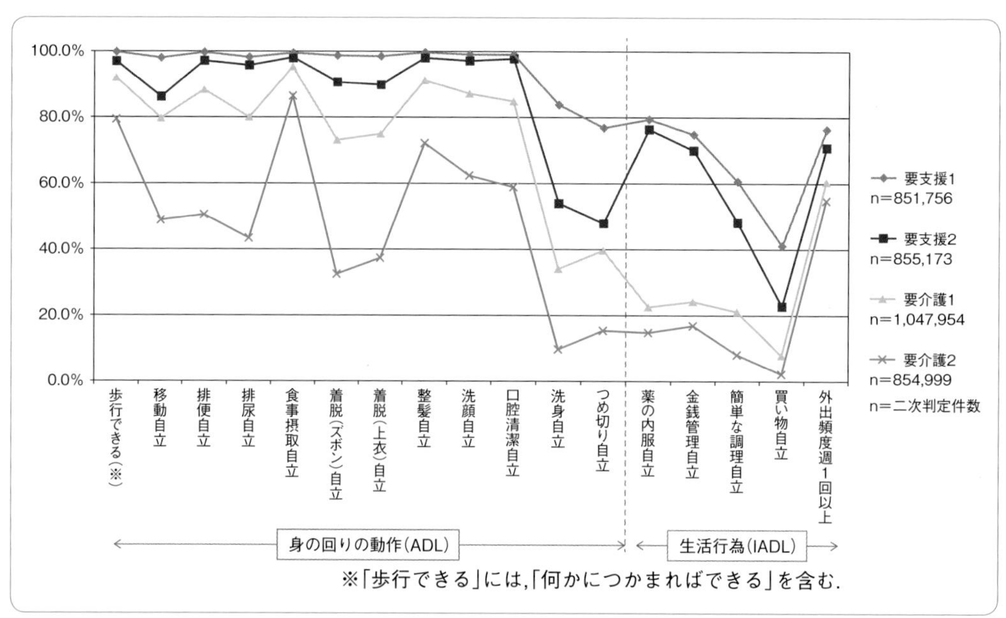

(認知支援ネットワーク：平成23年度要介護認定における認定調査結果，平成24年2月15日集計時点)

図2　要支援1～要介護2の認知調査

理することが求められています．その際，お薬手帳が重要となります（100頁参照）．お薬手帳には患者さんの処方歴が記載されています．複数の医療機関で処方されている場合でも，お薬手帳をひとつにまとめることを薬局はすすめています．東日本大震災害などの災害時にもお薬手帳は薬物療法の継続に役立ちました．しかしながら，複数の医療機関や薬局から別々のお薬手帳が発行されている場合や，院内処方のためにお薬手帳がない場合もありますので，患者さんや家族から薬歴や治療歴を聴取することが大切になります．

3）アドヒアランス

年齢が上がるほど，薬剤数が増えるほど，薬物有害事象の危険性が増すとの報告があります[2]．薬物有害事象を回避するためには，漫然と繰り返している薬剤の見直し，複雑な処方内容の見直し，そしてアドヒアランスの改善が有効とされております．アドヒアランスとは，患者さんが積極的に薬剤の決定に参加し，その決定に従って治療を受けることを意味します．

WHOは，長期にわたる薬物療法でのアドヒアランスには5つの要因が関連していると報告しています（図3）．その中で，医療従事者や治療チームがアドヒアランスの重要性を理解し，患者さんや家族と協調し対話することが重要とされています[3]．在

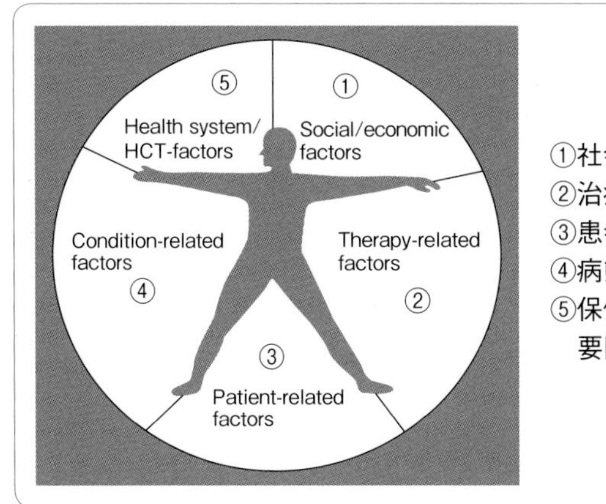

①社会経済的要因
②治療に関連した要因
③患者関連の要因
④病態に関連した要因
⑤保健医療システム/ヘルスケアチーム側の要因

図3　WHOによるアドヒアランスの5つの要因

宅療養や介護施設では，医療従事者が介入できる日数や時間の制限があり，常に患者さんや利用者を観察することは困難です．薬物療法においては，薬剤師以外の職種でも，服薬状況の確認や，服薬の意義を常に問いただしていくことが，患者さんのアドヒアランスの維持向上に寄与することになると思います．

4 がん治療における歯科衛生士と薬剤師の連携

がんの集学的治療の向上により，治療患者やがんサバイバー[*1]が増えてきました．がん診療連携拠点病院を中心に，がん治療前から薬剤師が積極的に介入するようになってきました．がん専門薬剤師や認定薬剤師などはがん患者指導管理料の算定が可能となり，患者さんのプライバシーを守りつつ，文書を用いて，薬物療法の有害事象を含めた見通しを説明しています．抗がん剤による好中球減少時の口内炎についても経時的に説明しています．

当院では，外来化学療法を受ける患者さんに対して，「薬剤師外来」で事前に薬剤師が指導を行っています．はじめて抗がん剤治療を開始する場合には，歯科医師による口腔ケアを済ませてくるよう指導しています．口腔粘膜障害の頻度が高い薬剤については，口腔ケアや保湿についても説明します．抗がん剤投与中は，ベッドサイドで有害事象の評価や投薬設計にも関わり，また日常生活や就労への影響についても考えて

＊1　がんサバイバー…1986年に設立された全米がんサバイバーシップ連合（National Coalition for Cancer Survivorship）は，がんサバイバーを「がんと診断された人」と広く定義した．

います．

口内炎については，患者さんから主治医に直接相談されることが多いです．しかし，外来化学療法室での薬剤師との面談時に，患者さんから口腔全体の痛みやピリピリ感の訴えを聴取することもあり，その際には歯科衛生士と連絡をとりベッドサイドで確認してもらいます．このような連携により口腔カンジタや顎骨壊死を発見した例もありました．薬剤師と歯科衛生士の連携により有害事象を早期に発見することは，がん薬物療法の強度を下げないことにもつながりますので大変有益と思われます．

5 薬剤と歯科口腔領域での関連事項

嚥下機能の低下，味覚異常などを起こす薬剤があります．また，誤嚥を予防するような薬剤もあります．薬剤師と協働し，薬剤による影響はないかという視点で処方内容を定期的に見直すことは有用だと考えます．

①嚥下機能を低下させる薬剤：抗コリン作用を有する薬剤は，嚥下反射を抑制し，唾液分泌を低下させるため，嚥下困難を助長させる可能性があります．定型抗精神病薬，パーキンソン病治療薬，鎮痙剤など多数の薬剤が該当します[4]．

②誤嚥を予防する薬剤：アンジオテンシン変換酵素（ACE）阻害薬は，誤嚥性肺炎ハイリスクの高齢高血圧患者において肺炎の予防効果を有し，投与が勧められています[4]．

③味覚異常を起こす薬剤：薬剤による味覚異常の発症機序は，唾液分泌の低下，味覚受容器の機能低下，神経伝達異常などが考えられます[5]．化学療法は味蕾細胞の正常なターンオーバーを阻害し，味覚を妨げるとされています[6]．苦みの強い薬剤も含めると味覚に影響を及ぼす薬剤は多数あります．

④唾液分泌にかかわる薬剤（他項既述のため 49 頁参照）

⑤薬剤関連の顎骨壊死（他項既述のため 9 頁参照）

6 薬剤の相互作用における注意点

多くの薬剤で相互作用が報告されていますので，すでに服用中の薬剤と歯科領域で処方される薬剤との相互作用に注意が必要です．歯科処置の前に，中止すべき薬剤かどうかの判断も大切です．一例として，ワルファリンとミコナゾールゲル経口用との相互作用があります．平成 28 年 10 月に厚生労働省から注意喚起され，併用禁忌となりました．作用機序はミコナゾールがワルファリンの代謝酵素を阻害するために，ワルファリンの効果が増強してしまうためです．

歯科衛生士に望むこと

歯科と薬剤師の連携は始まったばかりです．歯科医師は，在宅療養中で通院困難な患者さんや利用者に対して薬剤師に薬剤管理指導を依頼できます．口腔ケアや内服の自立ができていない場合には地域薬剤師に相談してください．最近では，薬剤師と歯科衛生士が専門的な立場で協働し，がん患者の口腔有害事象を早期に発見する事例がでてきました．今後も互いの職能を理解し合い，さらに連携を深めていきたいと考えています．

（川出義浩）

文　献

1）迫井正深：地域包括ケアシステム構築に向けた課題―2030年以降の社会変革を見据えて―，医療と社会，24：339-356，2015.

2）Kojima T, et al.：High risk of adverse drug reactions in elderly patients taking six or more drugs：analysis of inpatient database, Geriatr Gerontol Int, 12（4）：761-762, 2012.

3）World Health Organization 2003, Adherence to long-term therapies：evidence for action. http://apps.who.int/iris/bitstream/10665/42682/1/9241545992.pdf, 27-38.（2017年3月9日参照）

4）日本老年医学会 編：高齢者の安全な薬物療法ガイドライン2015，71-75，メジカルビュー，東京，2015.

5）厚生労働省：重篤副作用疾患別対応マニュアル　薬物性味覚障害，2011. http://www.mhlw.go.jp/topics/2006/11/dl/tp1122-1s01.pdf（2017年4月25日参照）

6）武田文和 監訳：トワイクロス先生のがん患者の症状マネジメント第2版，73-78，医学書院，東京，2010.

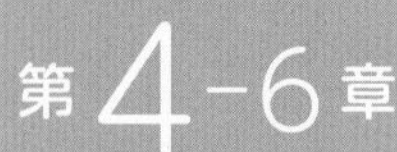

第4-6章 言語聴覚士

1 摂食嚥下障害におけるチームアプローチ

摂食嚥下障害は，誤嚥性肺炎や窒息，脱水，低栄養などの二次的合併症を引き起こすこともあり，これは生命の危機に直結する重要な問題です．そのため，摂食嚥下障害に対する豊富な知識と技術を持った専門職がチームとなって患者さんに関わる必要があります．

摂食嚥下リハビリテーションチームには医師，歯科医師，看護師，歯科衛生士，管理栄養士，言語聴覚士，作業療法士，理学療法士など様々な職種が関わります．このチームは摂食嚥下障害患者への医療を提供する場や病期によってその構成要員が変化するため，それぞれのチームメンバーが相互の役割を超えて担う transdisciplinary team（相互乗り入れチーム）が適していると言われています[1]．たとえば，ST 不在の施設では，看護師や歯科衛生士がその役割を担ってリハビリテーションを実施するチーム形態です．日本摂食嚥下リハビリテーション学会はこのチーム形態を推進していくために作られました．当院もこのチームアプローチを中核としてチームで協働しています．患者さんを中心として，チーム内の専門職で，摂食嚥下障害の病態，障害の重症度，問題点，訓練等の対応，ゴール，リスクなど重要事項を共有し，専門性を超えて役割を分担します．カンファレンスを随時行い，経過，再評価の必要性，訓練内容の再検討を行います．

本章は摂食嚥下障害患者に対するチーム内での ST の当院での摂食嚥下リハビリテーションの概要，摂食嚥下障害患者に対する ST の役割や当院での歯科衛生士との取り組みについて示します．

2 言語聴覚士とは

言語聴覚士（以下，ST）は失語症や構音障害というコミュニケーションの障害，コミュニケーションに関連する高次脳機能障害，そして摂食嚥下障害の患者に対し，リハビリテーションを行うことを主とする専門職[2)]です．

3 摂食嚥下障害のリハビリテーション

摂食嚥下障害のリハビリテーションは，間接訓練と直接訓練の大きく二つに分けられます．間接訓練は，食物を用いずに障害された摂食嚥下器官へ働きかけることにより，各器官の機能や運動の協調性を改善させる訓練[3)]です．たとえば，口唇・舌の可動域拡大訓練や筋力増強訓練が含まれます．直接訓練は，食物を用いて行う訓練で，食形態や姿勢を調整しながら，また嚥下手技などを用いて，患者さんに最適（やさしすぎず，難しすぎない）な難易度を調整して，機能向上を図ります．直接訓練は食物を用いて行うことから，誤嚥のリスクを伴います．直接訓練開始後，痰の増加や炎症反応の上昇など誤嚥性肺炎の兆候がないか，チームメンバー全員で観察し，小さな変化も見逃さないように努め対応します．

4 当院での取り組み

1）当院の摂食嚥下リハビリテーションの流れ

当院は1,400床を超える急性期病院で，25の標榜科を有しています．各診療科から摂食嚥下障害患者が紹介される流れは2通りあります（図1）．各診療科の主治医が，摂食嚥下障害の可能性がある患者さんをリハビリテーション科にコンサルトし，リハビリ医師および医師から処方を受けたSTが，患者さんにスクリーニングを実施します．もう一つの流れは，病棟看護師が摂食嚥下認定看護師に依頼し，摂食嚥下認定看護師がスクリーニングを実施します．この時点で義歯の調整や専門的な口腔ケアが必要な患者さんに対しては，歯科が介入し対応します．また，食事形態の調整や栄養補助食品の付加，代替栄養手段の調整，患者さんや家族への栄養指導が必要な患者さんに対しては管理栄養士が介入します．スクリーニング上，嚥下障害があると判断されたら，より詳細な評価とその後の訓練や対応方法を導くために治療指向的評価を実施します．

治療指向的評価は，リハビリテーション科が中心となって実施する嚥下造影検査，摂食嚥下認定看護師がリーダーとなって実施する嚥下内視鏡検査を用いた嚥下回診（図2）をそれぞれ週2回ずつ実施しています．これらの検査結果は，週1回の嚥下カンファレンスで，臨床所見，医学的安定性，社会的支援などとあわせて，チーム内で共有されます．このカンファレンスには，チーム内の全職種であるリハビリ医師，耳鼻科医師，歯科医師，摂食嚥下認定看護師，歯科衛生士，言語聴覚士，管理栄養士が

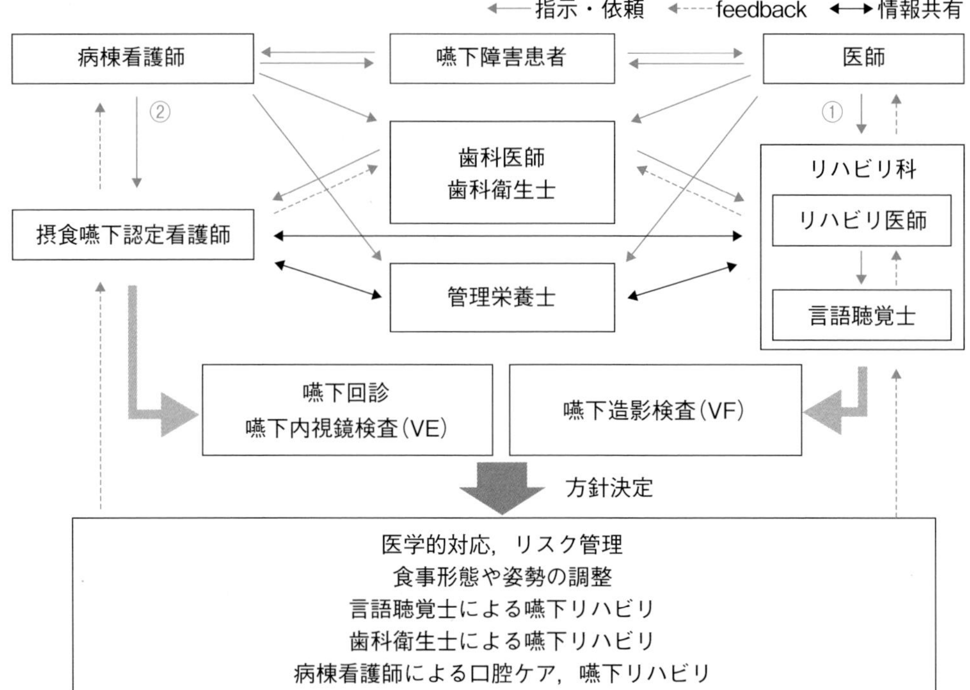

図１　当院の摂食嚥下リハビリテーションの流れ

嚥下障害患者の紹介の流れは，①主治医がリハビリ科へ依頼，②病棟看護師が摂食嚥下認定看護師に依頼する２通りある．カンファレンスで検査結果，リハビリ内容，対応などを検討し，チーム内でフィードバック（点線矢印）して共有する．

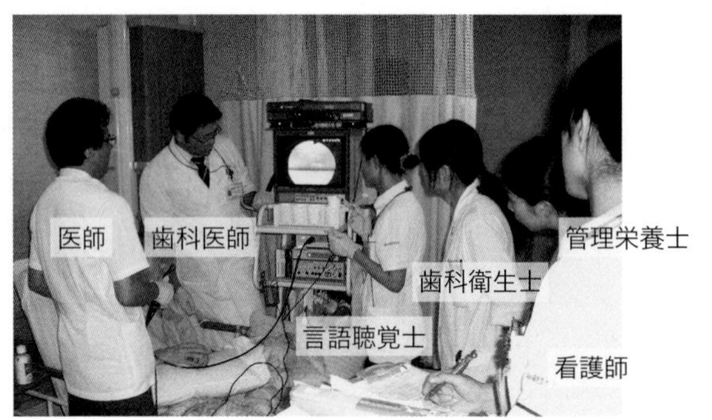

図２　嚥下回診時の嚥下内視鏡検査の様子

参加します．評価結果から問題点と対応方法を検討し．その後の方針とお互いの役割を確認し合います．具体的な対応方法とは安全な食事形態や姿勢調整，ST によるリハビリテーション内容，看護師や歯科衛生士による摂食機能療法の必要性および内容などが入ります．

2）歯科衛生士との協働

当院には摂食嚥下リハビリテーションの知識を有する歯科衛生士が多く，患者さんの病態や必要度に応じてSTと歯科衛生士の両者が協働して摂食嚥下訓練を行っています．両者が摂食嚥下機能の改善を目的に関わりますが，患者さんの状態によってそれぞれ担う役割が異なります．たとえば，急性期で口腔内汚染が強く，専門的なケアが必要な患者さんに対しては，STの介入時間前に歯科衛生士に介入してもらうことで，効率的に間接訓練を行えるようにしています．またこのような患者さんの場合，STの介入も口腔ケアが中心となることも多くあります．全身状態の不良や耐久性の低下等で頻回な休憩を必要とし，十分な練習量を確保できない患者さんや，嚥下訓練を重点的に施行したい患者さんに対しては，歯科衛生士にも間接訓練を行ってもらいます．歯科衛生士には，嚥下に関与する器官の可動域・筋力増強訓練など間接訓練を行ってもらうことが多いです．訓練内容や訓練量を必ず相談して決定し，介入初期は，必要に応じてSTの訓練場面に同席してもらいます．

両職種の協働で患者さんにより効果的なリハビリが行えるよう，知識や技術の向上を目的に，STと歯科衛生士で嚥下のスキルアップセミナー（年12回）を定期的に実施しています（表1）．それぞれの専門分野から講義や技術の実技指導（図3），訓練を協働して行った患者さんの経過報告，難渋した症例の相談などを通して訓練方法の統一化を図っています．このような取り組みにより，両職種が直接関わる機会が増え，それぞれの専門用語が共通用語となり，コミュニケーションが積極的にとれるようになっています．

さらに歯科衛生士は口腔ケアに対しての意識や知識・技術の向上を目的として，病棟ごとに勉強会を開催しています．基本的な口腔ケア方法の講義を実施した後に，実技を直接指導する活動を行っています．各病棟で特徴的な口腔ケア方法（挿管や放射線治療時の粘膜炎）を必要とする患者さんに対しては，個別対応の方法を紙面にしてベッドサイドに掲示し，注意点を視覚的に分かりやすくする工夫を行っています（図4）．

このような機会を通して，お互いの専門性や他職種の抱えている悩み・課題を理解することで歩み寄り，必要な知識を獲得し，患者さんのためによりよい摂食嚥下リハビリテーションが行えるように取り組んでいます．

3）STが歯科衛生士に求めること

摂食嚥下リハビリテーションにおける専門性を超えたチームアプローチの重要性について述べましたが，歯科衛生士は口腔の専門家としての豊富な知識と技術を患者さんのケアへ活かすとともに，その専門性を他職種に積極的に指導・発信していって欲

表1　嚥下スキルアップセミナーの年間スケジュール

回	内　容	担当
1	摂食嚥下障害 臨床的重症度分類	ST
2	口腔ケア　基礎編	DH
3	間接訓練の目的と種類	ST
4	間接訓練の方法と実技	ST
5	口腔ケア　応用編	DH
6	直接訓練の目的と方法 食形態	ST
7	直接訓練の目的と方法 姿勢調整	ST
8	口腔ケア　病態別	DH
9～12	症例検討	ST/DH

・月1回STとDH(歯科衛生士)を対象に実施
・講義・実技講習・症例検討はSTとDHで交互に担当
・講義・実技講習の講師は経験5年目以上の者が担当
・症例検討はST・DHが両方介入している患者さんを選択

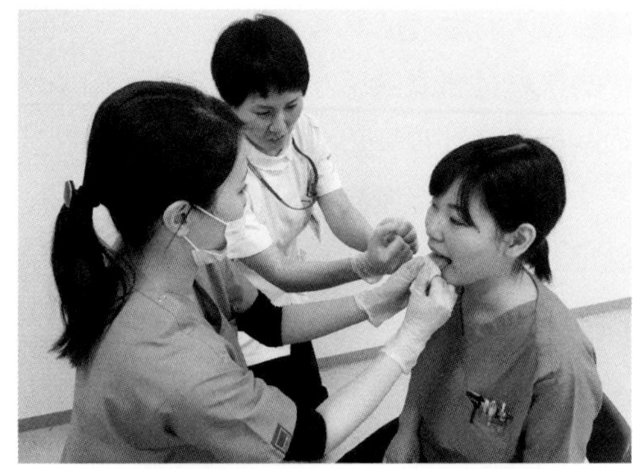

図3　言語聴覚士が間接訓練の方法を歯科衛生士に指導している場面

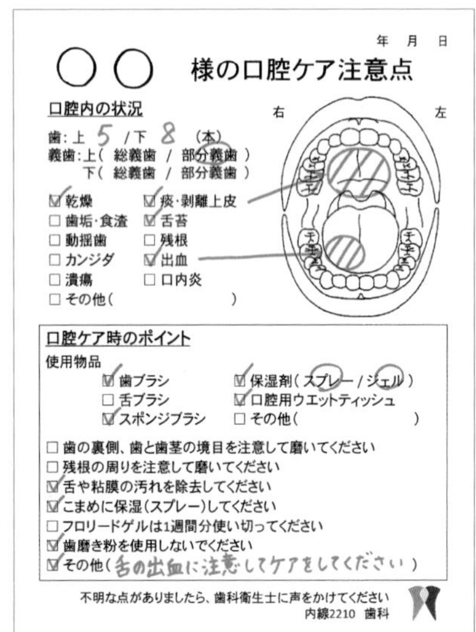

年　月　日

○○　様の口腔ケア注意点

口腔内の状況

歯：上 5 /下 8 （本）
義歯：上（ 総義歯 / 部分義歯 ）
　　　下（ 総義歯 / 部分義歯 ）

☑乾燥　☑痰・剥離上皮
□歯垢・食渣　☑舌苔
□動揺歯　□残根
□カンジダ　☑出血
□潰瘍　□口内炎
□その他（　　　　）

口腔ケア時のポイント

使用物品
☑歯ブラシ　☑保湿剤（スプレー / ジェル）
□舌ブラシ　☑口腔用ウエットティッシュ
☑スポンジブラシ　□その他（　　　　）

□歯の裏側、歯と歯茎の境目を注意して磨いてください
□残根の周りを注意して磨いてください
☑舌や粘膜の汚れを除去してください
☑こまめに保湿（スプレー）してください
□フロリードゲルは1週間分使い切ってください
☑歯磨き粉を使用しないでください
☑その他（舌の出血に注意してケアをしてください）

不明な点がありましたら、歯科衛生士に声をかけてください
内線2210　歯科

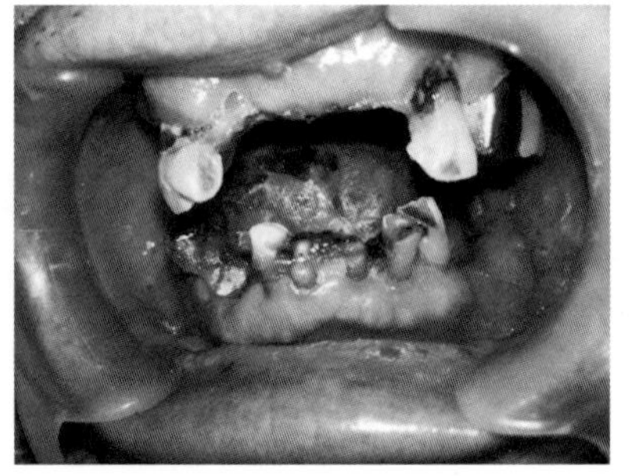

図4　歯科衛生士が患者さんごとに作成している口腔ケア注意点

しいと思います．特にSTとはその専門性が重なることも多いので，円滑にコミュニケーションが取れる良好な関係を築いていきたいです．（粟飯原けい子，稲本陽子）

文 献

1）日本摂食嚥下リハビリテーション学会：eラーニング対応　第1分野　摂食嚥下リハビリテーションの全体像Ver2，18-19，医歯薬出版，東京，2015.

2）岡島康友 編：わかりやすいリハビリテーション，10，中山書店，東京，2013.

3）才藤栄一，植田耕一郎 監修：摂食嚥下リハビリテーション 第3版，194，医歯薬出版，東京，2016.

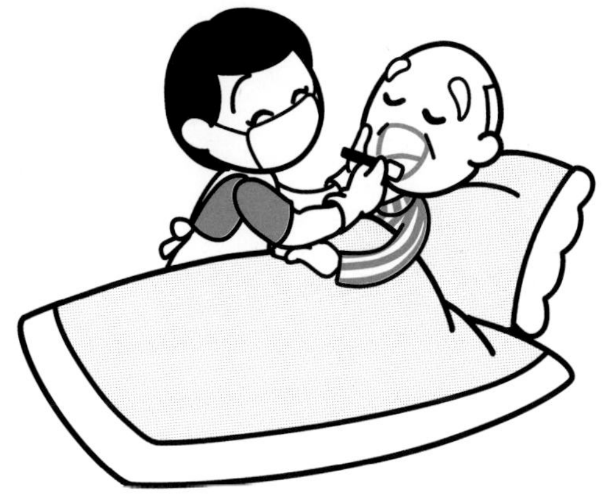

第4-7章 理学療法士

1 リハビリテーションとは

1）リハビリテーションの語源

リハビリテーション（rehabilitation）はラテン語に由来し，「再び（re-）適した状態にする（habilitate）こと」という意味です．生まれつき障害を持つ児に対しては，発達の観点から再び（re-）を付けずにハビリテーション（habilitation）という言葉が使われ，「療育」と訳されています．

2）リハビリテーション医学

リハビリテーション医学は，予防医学，治療医学に次いで第三の医学と言われています．様々な原因疾患による運動障害やその関連障害を対象に全人間的にアプローチを行うことを目的としています．

リハビリテーションは，医学的リハビリテーション，職業的リハビリテーション，教育的リハビリテーション，社会的リハビリテーションに大別できます（表1）．

2 理学療法と理学療法士

1）理学療法とは

『理学療法士及び作業療法士法（1965年，昭和40年）』において，理学療法は「身体に障害のある者に対し，主としてその基本的動作能力の回復を図るため，治療体操その他の運動を行なわせ，及び電気刺激，マッサージ，温熱その他の物理的手段を加えることをいう」と定義されています．

2）理学療法士とは

同法律において，理学療法士は「厚生労働大臣の免許を受けて，理学療法士の名称を用いて，医師の指示の下に，理学療法を行なうことを業とする者をいう」と定義されています．理学療法士は英語でPhysical Therapistと言い，PTと略されます．理学療法士の資格を取得するためには，高等学校卒業後（高卒認定を含む），理学療法士

表1　リハビリテーションの分類

医学的リハビリテーション	運動療法や物理療法などの方法を用いて対象者の心身機能の維持や回復を主の目的とする
職業的リハビリテーション	機能制限のために職を失ったものが職に就くことを支援する
教育的リハビリテーション	心身に機能障害のある児童に対し，総合的な教育を行う
社会的リハビリテーション	リハビリテーションプロセスが円滑に進行するように，経済的，社会的条件を調整する

養成施設[*1]にて3年以上学び[*2]，専門的な知識と技術を習得し，国家試験に合格する必要があります．

理学療法士の役割は主に以下のようになります．

①医療分野における役割：科学的根拠に基づいた「治療」としての理学療法の実施

②保健分野における役割：予防活動[*3]，健康づくりの支援

③地域における役割：社会資源や道具の活用等を含む環境整備の実施など生活に適応するための支援

3 多職種連携における理学療法士

1）多職種連携の必要性

多職種連携とは「質の高いケアを提供するために，異なった専門的背景を持つ専門職が，共有した目標に向けて共に働くこと」です．また，連携は「他の専門職の概念的・観念的理解ではなく，その専門性と職域の実情の見聞や体験によってなされるもの」です．そして，それぞれの専門職がもつ役割を明確にし，協力し合うことが重要

＊1　養成施設には4年制大学，短期大学（3年制），専門学校（3年制，4年制），特別支援学校（視覚障害者が対象）がある．

＊2　すでに作業療法士の資格を有する場合は，養成施設で2年以上学べば国家試験の受験資格が得られる．また，外国の養成施設を卒業した者，外国で理学療法士の免許を取得した者は，所定の手続きをして厚生労働大臣の認定を受ければ，新たに養成施設に入る必要がない場合や不足した単位のみ取得すればいい場合もある．

＊3　理学療法士は「身体障害者」に対して「医師の指示の下に」理学療法を行うと法律で定められているが，2013年（平成25年）11月に厚生労働省より「理学療法士が，介護予防事業等において，身体に障害のない者に対して，転倒防止の指導等の診療の補助に該当しない範囲の業務を行うことがあるが，このように理学療法以外の業務を行うときであっても，「理学療法士」という名称を使用することは何ら問題ないこと．また，このような診療の補助に該当しない範囲の業務を行うときは，医師の指示は不要であること．」という通達が出され，理学療法士が予防に関わることが国に認められた．

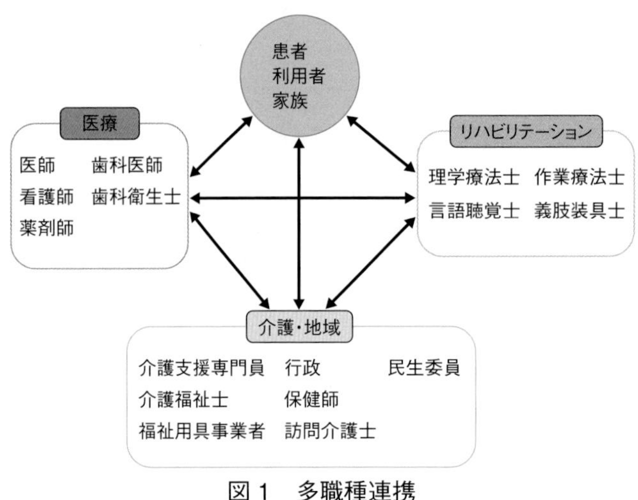

図１　多職種連携

です．さらに，その中では患者，利用者およびその家族も同じ立場で協力し合うことが重要です（図１）．

２）地域における多職種連携の中での理学療法士の役割

対象者の生活機能を中心に運動機能や住・生活環境などを評価し，対象者がコミュニティの構成員としての生活を営んでいるという視点から，介護支援専門員と共に対象者の効果的かつ効率的なケアプランの作成と遂行に関わる必要があります．

わかりやすく言いますと，対象者が「楽に」「楽しく」「安全に」日常生活を営めるよう，対象者の動きを中心に評価し，それを基に住環境の整備や道具の使用も含めた理学療法士としての対応を行います．また，家族に対しても，対象者の状態を説明し適切な対応をしていただくための指導を行います．それにより，対象者・家族ともに「楽に」「楽しく」「安全に」日常生活を送ることができるようになります．

３）理学療法士と歯科衛生士との連携

(1)　口腔機能と日常生活との関係（図２）

「食べる機能」と「口腔清潔」ともに日常生活へ大きな影響を及ぼします．

(2)　理学療法士から歯科衛生士へ望むこと

①清潔保持としての口腔ケア

唾液の貯留，口腔残渣物等により誤嚥性肺炎を起こすおそれがあります．誤嚥性肺炎は全身状態を低下させ，最悪の場合は死に至ります．そのためこれを防止するためには口腔内の清潔が不可欠です．

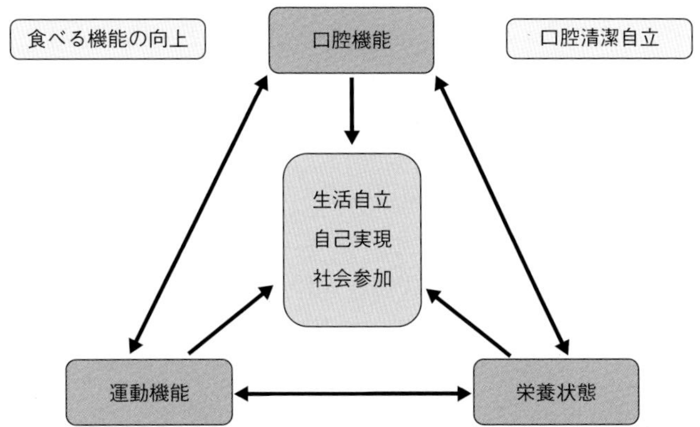

（平野浩彦 監修：実践！ オーラルフレイル対応マニュアル，東京都福祉保健財団，東京，2016. より改変）

図２　口腔機能と日常生活の関係

②栄養保持のための口腔ケア

口腔ケアは唾液量の増加や血流増大，知覚覚醒が期待でき，摂食・嚥下機能の改善効果が期待できます．その結果，低栄養が改善され，活動量の増加につながります．また，褥瘡の予防や改善にもつながります．

③対象者のモチベーション向上のための口腔ケア

自ら物を食べるという行為は「食べたい」という欲求が満たされることにより対象者の日常生活全般へのモチベーションの向上，QOL の改善につながります．

地域の中で理学療法士と歯科衛生士が関わることは，現時点ではまだほとんどないと言って良いと思います．ただし，今後，地域で対象者の生活を支援していくためには必要不可欠です．特に日常生活へ大きく影響を及ぼす低栄養や誤嚥性肺炎の予防と対応には理学療法士と歯科衛生士が連携し，お互いの知識と技術を理解し協力することが重要となります．

（笹野弘美）

参考文献

1. 奈良　勲 監修：標準理学療法学　専門分野　地域理学療法学，医学書院，東京，2012.
2. 千住秀明 監修：理学療法学テキストⅠ　理学療法学概論　第４版，九州神陵文庫，福岡，2013.
3. 角　保徳：歯科医師・歯科衛生士のための専門的な口腔ケア，医歯薬出版，東京，2015.
4. 藤島一郎，大城昌平 監修：地域包括ケア時代の脳卒中慢性期の地域リハビリテーション，メジカルビュー社，東京，2016.

5. 平野浩彦 監修：実践！オーラルフレイル対応マニュアル，東京都福祉保健財団，東京，2016.
6. 大渕修一，浦辺幸夫 監修：予防理学療法要論，医歯薬出版，東京，2017.
7. 理学療法士及び作業療法士法，平成 26 年 6 月 4 日法律第 51 号.
8. 厚生労働省：理学療法士の名称の使用等について（通知），医政医発 1127 第 3 号，平成 25 年 11 月 27 日.
9. 日本理学療法士協会ホームページ：http://www.japanpt.or.jp/（2017 年 2 月 1 日参照）

第4-8章 管理栄養士

1 栄養サポートチームと栄養管理

本邦の多くの病院では，栄養サポートチーム（NST：Nutrition Support Team）が主体となって栄養管理が行われています．NST とは，医師，歯科医師，看護師，薬剤師，管理栄養士，言語聴覚士，歯科衛生士，理学療法士，作業療法士，ソーシャルワーカーなどの多職種が連携し，適切な栄養管理を行うチームのことです．その進め方は，栄養評価→栄養投与量の決定→投与ルートの決定→経口摂取の場合は食形態等の決定，静脈栄養や経管栄養法の場合は，製品の決定→実施→モニタリングと再評価を行い，必要時にはプランの変更を行います．ここでは，NST が行う栄養管理について述べます．

2 栄養評価

栄養評価とは，"身体計測値，血液検査値，患者さんの訴えや見た目などの様々な情報を用いて患者さんの栄養状態を総合的に評価する"ことで，医師，看護師，薬剤師，管理栄養士等によって行われます．最も簡便にできるものには，主観的包括的栄養評価（SGA：Subjective Global Assessment）*1 があります（**表 1**）[1]．

3 食事摂取状況のチェック

咀嚼や嚥下機能が低下している患者さんは脱水や低栄養状態になりやすく，特に高齢者では認知症や既往疾患により，さらに栄養状態が悪化しやすいと言えます．患者

＊1 SGA…体重の変化，食物摂取量の変化（通常との比較），消化器症状，機能障害の有無，身体状況などから，栄養状態を評価する．栄養状態が良好であれば問題なしと判断でき，中等度や高度の栄養不良であれば，その原因に対しての対策を検討し，栄養ケアプランの作成や見直しが必要となる．

表１　主観的包括的栄養アセスメント（SGA）シート

1．体重の変化
□なし　□あり　(いつから：　　　　　　)現体重　____kg　通常体重　____kg
2．食物摂取量の変化（通常との比較）
□なし □あり　　(□減少・□増加)　変化の期間：____週 現在食べられるもの：(□食べられない・□水分のみ・□流動食・□固形食)
3．消化器症状
□なし □あり　　(□嘔気・□嘔吐・□下痢・□食欲不振)
4．機能状態（活動性）機能障害
□なし □あり　　(いつから：__________)　状況（□日常生活可能・□歩行可能・□寝たきり）
5．疾患および身体状況
疾患名： 代謝亢進　□なし　□軽度　□中等度　□高度 身体症状（スコアで表示すること：0＝正常，1＝軽度，2＝中等度，3＝高度） 皮下脂肪の減少（上腕三頭筋・胸部）______点 筋肉消失（大腿四頭筋・上腕三角筋）______点 浮腫　□なし　□あり　(部位：________　程度：______点) 腹水　□なし　□あり その他（____） 主観的包括的評価 □栄養状態良好　□軽度の栄養不良　□中等度の栄養不良　□高度の栄養不良

（大谷　順：NST 活動のための栄養療法データブック，26，中山書店，東京，2008．より改変）

さんの噛む，飲み込むといった機能に合わせた食形態だけでなく，食べ方の工夫も大切です．食事場面で表２[2)]のような項目についての観察を行い，食事内容が患者さんに適しているかチームで検討します．

④ 栄養計画

栄養計画とは，栄養評価の結果を検討し，栄養投与ルート，栄養投与量等を立案することです．

１）栄養投与ルートについて

栄養投与ルートには，経口栄養法，経鼻・胃ろう・腸ろうから栄養投与を行う経管栄養法，末梢静脈や中心静脈から栄養投与を行う静脈栄養法があります．“口から食べ

表２　摂取状況チェック表

1．食事内容	
主食（ゼリー・ペースト状の粥・全粥・軟飯） 副食（ゼリー・粒なしミキサー・粒ありミキサー） 水分（ゼリー・とろみ付き・とろみなし） とろみの濃度（濃い・中間・薄い） 品名＿＿＿＿溶液＿＿＿＿ml に＿＿＿g	補助栄養（あり・なし） 流 動 食　＿＿＿kcal　＿＿＿回/日 経腸栄養剤＿＿ml/＿＿kcal　白湯＿＿ml 投与ルート（経口・経鼻経管・胃瘻） 静脈栄養＿＿＿ml/＿＿＿kcal
2．摂取方法	
自力摂取（可能・見守りで可能・一部可能・困難） 食事回数（朝・昼・夕）＿＿回/日 姿勢 （座位・ベッドアップ＿＿度） （体幹正中・側臥位（右・左））	（顔の向き：正中・右・左） 一口量 （ティースプーン・中間スプーン・ カレースプーン・自助具等） （スプーン量：1/2・すりきり・山盛り）
3．摂取状況	
食事時間＿＿分　食後座位＿＿分以上 摂取中の義歯（使用する・使用しない） ⇒□上顎義歯　□下顎義歯	食事中や食後のむせ（あり・なし） 誤嚥のリスク（小・中・大） 肺炎の既往（あり・なし） 認知症（あり・なし・不明）

（藤島一郎監修：嚥下パスポート，4-6，嚥下パスポートネット，2014．より改変）

る”ことは最も生理的であり，人生の楽しみの一つでもあるため，できる限り経口摂取維持を目指します．しかし，頭頸部がんや食道がん術後，脳卒中などによる意識障害，咀嚼嚥下力の低下時などで，口からの摂取量だけでは必要栄養量がとれない場合は，経管栄養法の適応となります．また，腸閉塞，腸管麻痺，重度の下痢等の理由で腸管が使えない場合は静脈栄養の適応となります．NST は，患者さんの病態や栄養状態を評価し，適切な投与ルートを検討します．

2）栄養投与量について

必要エネルギー量は，体重（kg）×25～30 kcal で求められます．ほとんど寝たきりの場合は，25 kcal/kg，1 日のうち座ったり寝ている時間が半分以上の場合には，27 kcal/kg，普通に生活している場合には 30 kcal/kg が必要です．ただし，重症な病態時，肥満で減量が必要な場合，浮腫による体重の増加がある場合等には，個別に検討が必要です．その他の栄養素についても，原則，「日本人の食事摂取基準[3)]」を基本としますが，特別な栄養管理が必要な場合には，NST で投与量を検討し調整します．

3）食形態について

咀嚼や嚥下機能が低下した患者さんには，食形態の工夫が必要です．嚥下機能の低下は，反復唾液嚥下テスト，改訂水飲みテスト，フードテストのほか，嚥下内視鏡や

表３　嚥下調整食分類表

分類	嚥下調整食４	嚥下調整食３	嚥下調整食 2-2	嚥下調整食 2-1
形状	上下の歯槽堤間で押しつぶすことが必要	舌と口蓋間で押しつぶしが可能なもの	やや不均質な粒があるペースト状	粒がないペースト状
写真例				

（日本摂食嚥下リハビリテーション学会：嚥下調整食分類 2013. https://www.jsdr.or.jp/doc/classification2013.html（2017 年 2 月 9 日参照）より改変）

（写真は藤田医科大学病院　食養部　撮影）

嚥下造影検査により評価されます．その結果をもとに，日本摂食嚥下リハビリテーション学会嚥下調整食分類 2013[4]を基準に食形態が決められます（表３）．

４）食事提供について

食事のオーダーは医師が行い，その指示のもと，管理栄養士が献立を作成します．心不全がある場合には減塩食，さらに腎不全も合併している場合は，たんぱく質制限やカリウム制限，消化管切除後で１回の食事量が少ない場合には，間食を取り入れて５回食にするなど，患者さんの病態に合わせた食事が提供がされます．

５）栄養補助製品の利用について

経口摂取量が少なく，食事のみでは必要栄養量が十分摂取できない場合，栄養素がバランスよく補給できる，医薬品タイプもしくは食品タイプの経腸栄養製品がよく併用されます．また最近は，様々な食品タイプの栄養補助食品が開発されています．絶食による腸管機能の低下で起きる下痢には，腸管の栄養となるグルタミンやオリゴ糖，ビフィズス菌などの投与による改善が期待できます．リハビリを行う際に，分岐鎖アミノ酸（BCAA）を多く含む食品を併用すると，筋肉の合成を促進すると言われています．また，誤嚥を起こしやすい場合には，水分にとろみをつけることが必要です．患者さんごとに，望ましいとろみの濃さが違うことや，とろみ調整用食品は様々な種類が開発されているので，濃度の調整方法に注意が必要です．患者さんに必要な栄養補助食品の選択や患者指導も NST の大切な役割です．

5 再評価と在宅への移行

作成した栄養計画の実施状況をモニタリング→再評価し，問題があればプランを変更します．また，在宅療養では，食材購入から調理，喫食，片付けまでのプロセスや経済的な負担を十分に考慮し，本人や介護者に無理のない継続可能なプランの作成が必要です．必要な場合は，管理栄養士が栄養指導を行います．

6 NSTの中での歯科衛生士の役割

口腔機能の維持・改善は，栄養状態の維持・改善において重要な役割を担っています．

NSTに対する患者さんの口腔機能に関する情報提供等は，食事を中心とした栄養ケアプランニングに，大きな効果が期待できます．また，患者さんの口腔内の問題を早期に発見するためにも，歯科衛生士によるNSTスタッフに対する教育活動はますます重要性が高まっています．NSTの中での歯科衛生士の役割は，ますます大きなものになることは間違いないと考えます．

（伊藤明美，髙本純平）

文　献

1）大谷　順：NST活動のための栄養療法データブック，26，中山書店，東京，2008.

2）藤島一郎 監修：嚥下パスポート，現在の摂食条件，4-6，嚥下パスポートネット，静岡，2014.

3）菱田　明，佐々木敏 監修：日本人の食事摂取基準（2015年版），第一出版，東京，2015.

4）日本摂食嚥下リハビリテーション学会：嚥下調整食分類2013．https://www.jsdr.or.jp/doc/classification2013.html

第4-9章 介護福祉士

1 高齢期を３つのステージでとらえ，口腔ケアを考える

高齢者を取り巻く環境は大きく変化しています．日本の平均寿命は，男性は80歳，女性は87歳を超え，現在も伸び続けています．高齢期になってからの暮らしが25年以上の時代となっています．また，高齢者の身体機能はこの10年で10歳若返っていると言われています．

65歳からの高齢期を，健康維持期・介護予防期・介護対応期の３つのステージでとらえ，それぞれのステージの状態に合わせた支援を行うことで，効果的に関わることができます（図１）．

高齢期の健康寿命を延ばすためには「健康維持期」からの取り組みがとても重要で

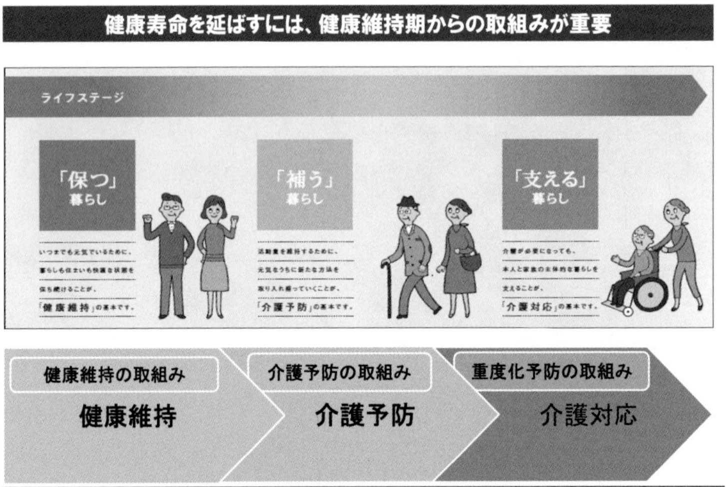

図１　高齢期の３つのステージ
健康維持：自立した生活が維持できている状態
介護予防：事業対象者・要支援の状態
介護対応：要介護の状態

す．健康維持・介護予防のステージをできるだけ伸ばすことは，高齢者が望む「健康長寿でよりよく豊かに生きていく」ための支援をすることになります．

2 高齢者のケア現場が認識している「重要なこと」

介護対応期のステージにおける日常生活の支援が必要な対象者に対しての「介護福祉士」の役割は，日常生活を送るために必要な「活動」の援助者となります．口腔機能の維持，向上を図るために，日常生活の中の様々な問題の解決に向け，医療・介護の積極的な連携を図る役割を担っています．

高齢者の健康を維持し介護を予防するためには，「食べる・話す・笑う・呼吸する」等の口腔機能を維持させることがとても重要です．食べるための機能が低下すると，低栄養や体力の低下などから活動や外出の機会が減り，要介護のリスクを高めることになります．人との交流やおしゃべり，笑うなどの「口腔の機能」を使う機会が減ることで口腔機能も低下しますが，心の元気度も低下し，心身の状態の悪化につながってしまう場合もあります．このような悪循環のスパイラルを良循環に改善するためには，地域包括ケアによる医療と介護の連携及び地域連携を，「対象者ごと」に構築していく必要があります．在宅療養者への口腔ケアの支援内容は多岐にわたります（表1）．

3 健康維持期・介護予防期・介護対応期の状態に応じ「自助」を促進させる洗面所環境

一人暮らしや老々介護の状況など「介護力」が望めない在宅療養者は，今後さらに増えていきます．住み慣れた地域での暮らしを継続するためにも，自助を促進させる支援はとても重要です．本人自身が多職種協働の取り組み，すなわち自助の促進に主体的に参加することが必要です．

在宅療養者の生活の中で生じている口腔機能の問題を総合的に分析していくと，自宅の環境や介護力や生活スタイルなど，日常の生活の中に口腔機能が低下してしまう原因が潜んでいます．具体的には，自宅での洗面（口腔ケア）環境において，「本人の身心機能に合っていないために本人が使いづらい」「（環境が）整備されていないことで食後の歯みがきができない」といった問題が生じます．

また，介護者も高齢化しており，環境が整わないことで十分な介助ができないため，食物残渣が口腔内に残ったまま過ごし，口腔衛生に問題が生じ，不衛生な口腔内の唾液をむせて，誤嚥性肺炎を繰り返し入院治療となり，入院期間中に介護の重度化へと移行する高齢者は少なくありません．

表1　在宅療養者への口腔ケア

●集団への啓発 ●口腔機能評価と指導 ●セルフケアの評価 ●訪問サービスによる自宅での口腔ケア ・口腔ケアの習慣化，セルフケア支援 ・自宅内口腔ケア環境の評価調整 ・家族への介護指導	●通所サービスの口腔ケア ・手洗い，うがい ・食後の歯磨き，義歯の洗浄など口腔衛生 ・義歯の不具合や保管 ・食前嚥下体操，唾液腺マッサージ ・水分摂取状況評価 ・食事摂取状況評価 ・適切な口腔ケアの習慣化

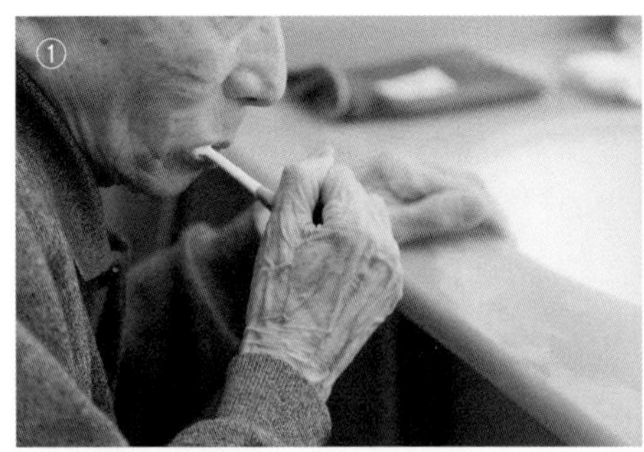
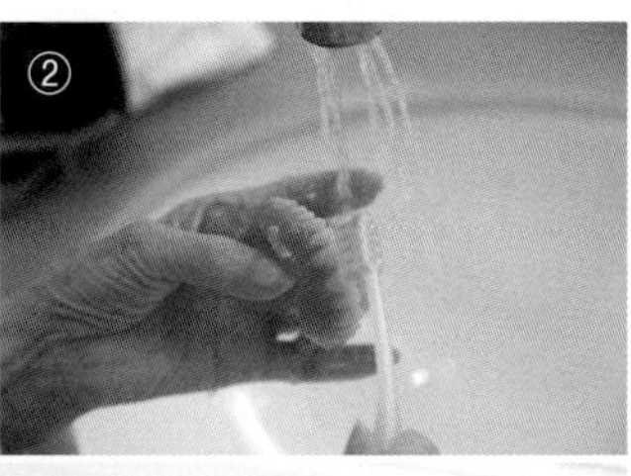
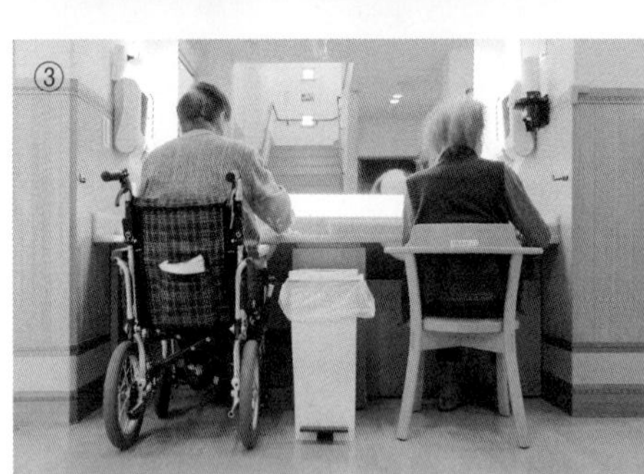
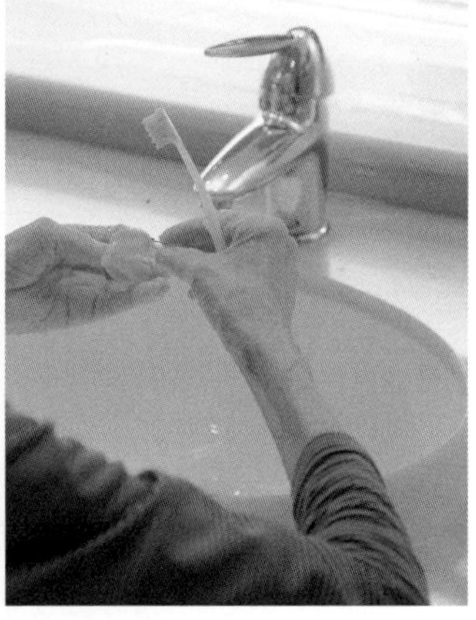

図2　介護対応期の口腔ケア環境

①自分の体を支えて歯磨きを実施している，②義歯の洗浄も両手を使って実施する，③高齢期の口腔ケアを自分自身で取り組めるようにするためには，洗面所に椅子を設置してやりやすい環境を整える．

ここでは，自助の促進を助ける洗面所環境の整備の例を挙げます．

1）高齢者が使いやすい環境づくり（図2）

「義歯を外すために両手を使う」「口腔ケアに時間がかかる」などに配慮して，洗面所にイスを置いて座って行える環境を整えることで，自身で口腔ケアができます．→セルフケア力の維持と向上

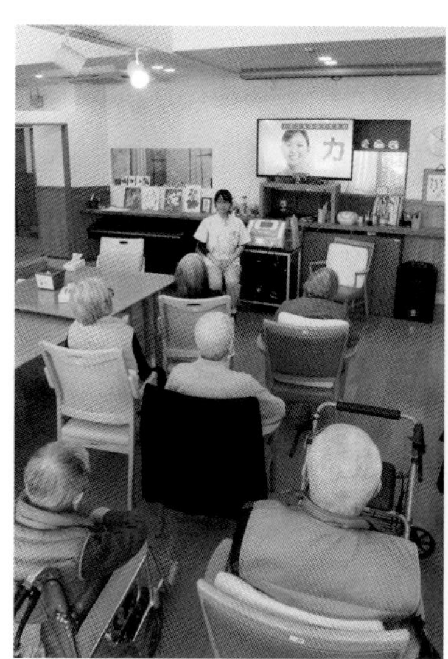
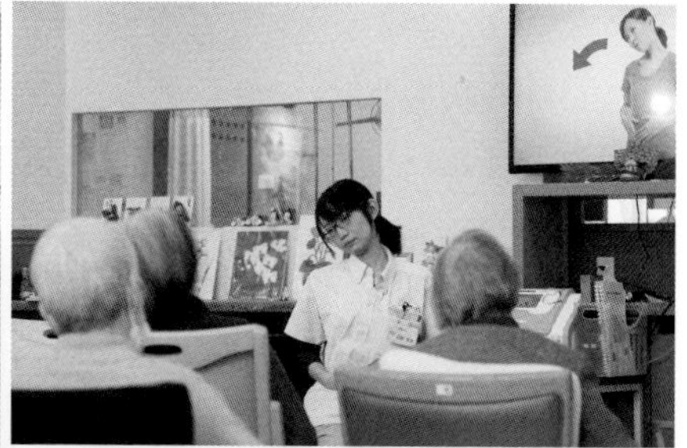
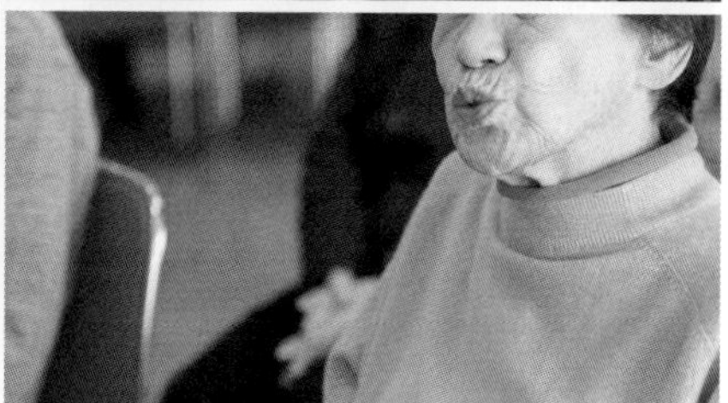

図３　嚥下体操

食事前の嚥下体操は，唾液の分泌を促し，美味しく食事を食べる準備と誤嚥予防．

２）介護者の負担を最少にする環境づくり

高齢者は毎食後１日３回以上洗面所の使用が必要です．洗面所の使用頻度を上げ，介護者の負担を最少にするためにも，自分でできる環境をつくることが重要です．

→介護者の負担軽減

３）本人が「その気になる」場面づくり（図３）

本人が主体的に「健康維持」に取り組んでいただくために，以下のことの「効果」を理解いただくことが重要です．

- ・手洗い・うがいの有効性
- ・唾液の分泌の促進
- ・口腔機能を活発にする生活習慣「食べる」「飲む」「話す」「歌う」

4 多職種協働のケアに求められること

これらの生活の中の問題を解決することで，口腔機能の改善を図り，介護の重度化予防が期待できます．

在宅療養者の暮らしを支えていくためには医療と介護が相互に情報連携を図り，包括的に利用者を看ていくことが重要となります．食事をしっかり食べること，他者とのおしゃべりでコミニュケーションを図ること，口腔機能や口腔衛生を保つことなどが高齢者のQOLの向上につながります．歯科医師や歯科衛生士による歯科検診など口腔機能の評価により，機能を維持するための問題に気づき，生活の中で見直しを図り，悪循環のスパイラルの改善につなげます．

高齢期の3つのステージへの対応においては，利用者ニーズは多種多様，かつ膨大となります．この膨大な利用者ニーズへの対応と高齢者本人の自助を促進させる支援等の幅広い専門的な配慮ができる「専門職」がサービスの現場では求められています．

このような在宅療養者への支援を歯科衛生士の方々と共に多職種でのチーム医療・チームケアの展開が協働で実施できることを期待します．（馬場隆幸，小澤和枝）

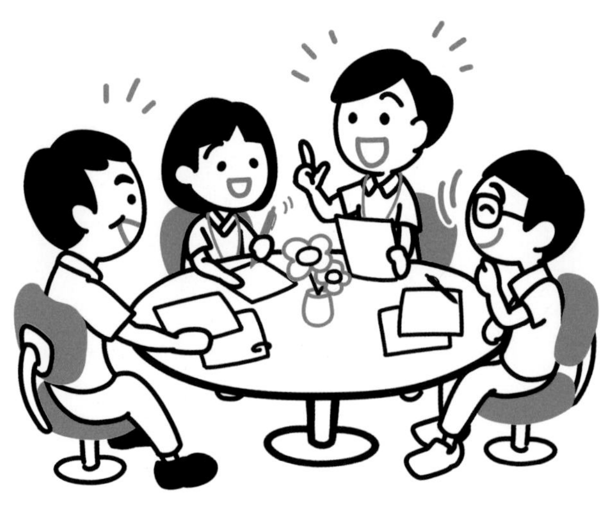

第4-10章

介護支援専門員

1 介護支援専門員の役割

高齢者にとって介護予防や介護の重度化防止のためには口腔機能の向上が重要です．口腔ケアは口腔機能を維持向上させ，低栄養や誤嚥，窒息などの予防につながり，特に食べる楽しみが生活意欲を高揚し生活の質の向上につながります．

介護支援専門員は「利用者の人格を尊重しつつ，自立した生活の継続，要介護状態の軽減または悪化の予防に資することを目指して，適切な介護サービスが統合的かつ効率的に提供されるよう支援する事」を役割としています．

2 介護保険サービスを利用するまで

介護保険の被保険者は，第1号被保険者は65歳以上の方，第2号被保険者は医療保険に加入している40～64歳の方と年齢で分かれています．第1号被保険者の方は介護が必要な状態になれば介護保険の申請ができます．第2号被保険者の方は加齢に伴う病気（初老期における認知症，脊髄小脳変性症他16の定められた病気）により介護が必要になった場合に限られています．最初に市区町村の該当窓口に要介護・要支援認定申請を行います．認定調査で現在の心身状況，介護状況等に関する訪問調査と，主治医からの意見書に基づいて，認定審査会で介護度が決定されます．介護度が決定したら（急を要する場合は申請と同時でも可）ケアプラン作成により介護サービスの利用ができます．

3 ケアマネジメントのプロセス

介護支援専門員は次のプロセスに沿って支援を行います．

①インテーク：ケアマネジメントの入り口です．利用者や家族に支援の目的と内容，等の重要事項を書面で説明し，契約を交わします．

②アセスメント：利用者の生活状況全般（健康状態，ADL．IADL（手段的日常生活動作），認知，コミュニケーション能力，食事摂取等厚生労働省の定めた12の課題分析標準項目）から自立を阻害している要因を導き出し，改善の可能性やリスクなどを検討していきます．

③プランニング：アセスメントから導き出された課題からご本人の自立した生活に向けて目標（長期，短期）やサービスを検討し，居宅サービス計画書原案を作成します．

④サービス担当者会議：利用者・家族，主治医，サービス提供事業者等による会議を開催してケアプランの合意を得ます．

⑤介入（ケアプランの実施）：利用者とサービス事業所が契約締結後ケアプランの内容に沿ってサービス提供を行っていきます．

⑥モニタリング・評価：少なくとも月1回利用者宅を訪問し，居宅での状況（新たな心身，生活上の課題の発生を含む）や利用者家族の意向，満足度等確認し，サービス事業者からの報告とあわせて勘案し，居宅サービス計画の変更の必要性の有無を決めていきます．

⑦再アセスメント～：新たな課題の発生やサービスが適正でないと判断した場合にはケアプランの修正を行います．その際は再アセスメント，プランニングという一連の流れが繰り返されます．

⑧終結：利用者の自立が達成された場合や，入院や入所または死亡された場合にはケアマネジメントは終結を迎えます．

4 口腔ケアに関する連携―誤嚥性肺炎を繰り返すAさんの事例より―

Aさん88歳男性，78歳の妻と二人暮らし．主介護者：妻　副介護者：近所に住む長女
主病名：脳血管障害後遺症，左軽度麻痺　要介護3　介護保険サービス未利用
障害高齢者日常生活自立度B1　認知症高齢者日常生活自立度Ⅰ
2か月前誤嚥性肺炎で2週間入院，退院日より週1回の訪問診療のみ利用
訪問歯科診療1回利用．現在ミキサー食で食後に痰吸引を実施．

主治医よりサービス利用を勧められてケアマネジメントの依頼有．

主治医からの情報：誤嚥性肺炎を繰り返す原因は嚥下機能の低下と口腔ケアの不十分さである．嚥下訓練で機能の改善が見込める．誤嚥性肺炎を防ぐためにも痰吸引は必要．家族は入院中に指導を受け痰吸引はできている．

歯科医師より：義歯の調整が必要なため訪問歯科診療を検討している．口腔内は麻痺側に食物残渣がありケアが必要．

本人の意向：今はドロドロの食事だが，形のある食事を食べて元気になりたい．

家族の意向：むせや痰が詰まることがよくあるので，口腔内の痰吸引を行っているが，介護全般に自信がないので教えてほしい．自宅で介護をしていきたい．

現在の課題：誤嚥性肺炎を繰り返すたびにADLが低下し意欲低下を起こしている．主介護者，副介護者ともに介護の知識が乏しいが理解力，意欲はある．

目標：おいしく食事が食べられて誤嚥性肺炎を起こさないで生活できる．

プランニング：居宅サービス計画書第１表～第３表（図１～3）を参照

サービス担当者会議：

検討項目　①利用者家族の状況の共有，②サービス計画書原案の確認，③緊急時の対応

検討内容　①利用者の状態や本人家族の意向について介護支援専門員より説明をする．また主治医より病状についての説明があり状態の共有をはかれた．②サービス計画書原案を基にそれぞれの役割について検討した．

・訪問看護師より，食事前の嚥下体操の指導，食事摂取量や発熱など体調の確認を

第1表

居宅サービス計画書（1）　　作成年月日　　年　　月　　日

（初回）・紹介・継続　　（認定済）・申請中

利用者名　A　殿　生年月日　昭和3　年　5　月　10　日　住所　N市

居宅サービス計画作成者氏名　〇〇

居宅介護支援事業者・事業所名及び所在地　N市

居宅サービス計画作成（変更）日　H27　年　3　月　10　日　初回居宅サービス計画作成日　H27　年　3　月　10　日

認定日　H26　年　12　月　10　日　認定の有効期間　H27　年　1　月　1　日～　H29　年　12　月　31　日

要介護状態区分	要介護１・要介護２・（要介護３）・要介護４・要介護５

利用者及び家族の生活に対する意向	ご本人の意向　入院をしないで自宅で生活したい。どろどろの食事ではなく形のあるものを食べて元気になりたい。 ご家族の意向（妻）娘に手伝ってもらいながら自宅で介護をしていきたい。 （長女）一日４時間ぐらいなら母の手伝いができます。どうやって介護してよいか正直困っています。父には少しでも元気になってもらいたいので何をやればいいか教えて下さい。母は毎日の事なので、昼間少しゆっくりできる時間があるといいのですが。
介護認定審査会の意見及びサービスの種類の指定	
総合的な援助の方針	嚥下機能をを向上したり、口腔の清潔を保って誤嚥性肺炎を起こさないように支援していきます。 ご家族の休める時間ができるようにサービスを調整いたします。四肢の筋力が付きベットから離床して過ごす時間が多くなるように支援していきます。 緊急連絡先　長女携帯　〇〇〇―〇〇〇〇―〇〇〇〇 主治医の緊急時の連絡方法：診療時間内はクリニックに電話　時間外：携帯〇〇〇―〇〇〇〇―〇〇〇〇 訪問看護ステーション緊急電話　〇〇〇―〇〇〇〇―〇〇〇〇
生活援助中心型の算定理由	１　一人暮らし　２　家族等が障害、疾病等　３　その他（　）

居宅サービス計画について説明を受け、同意しました。　年　月　日　氏名：　印

図１　厚生労働省　介護保険法　居宅サービス計画書様式　第１表

第2表

居宅サービス計画書（2）

作成年月日　　年　　月　　日

利用者名　　A　　殿

生活全般の解決すべき課題(ニーズ)	目標				内容						
	長期目標	（期間）	短期目標	（期間）	サービス内容	※1	サービス種別	※2	頻度	期間
口から普通の食事をしてまた元気になりたい。	おいしく食事が食べられて誤嚥性肺炎を起こさないで生活できる。。	6ヶ月	①むせることなく食事がとれ吸引の回数が一日4回に減る。	3ヶ月	定期訪問診療：診察、検査、必要時処方、本人・家族指導	○	居宅療養管理指導(主治医)	○クリニック	週1回	3ヶ月
					バイタルチェック、嚥下体操、食事摂取量、食べ方の確認、口腔ケア、痰吸引、家族指導、	○	訪問看護(緊急時訪問看護加算)	△ステーション	週2回	3ヶ月
					言語聴覚士による嚥下訓練、食事形態を工夫し提供、座位でのリハビリの実施	○	通所リハビリテーション（口腔機能向上加算）	ロリハビリ	週2回	3ヶ月
					訪問歯科診療：義歯の調整		訪問歯科診療)	◎歯科	月1回	3ヶ月
					居宅療養管理指導：、歯科衛生士の訪問による口腔ケア、口腔ケアの手順についての家族指導。	○	居宅療養管理指導(歯科衛生士)	◎歯科	週1回	3ヶ月
					ミキサー食の準備、食事摂取時の見守り、食事摂取時の体位の工夫、食後の歯磨き等虚空ケア 必要時痰吸引、		家族介護	妻・長女	毎日	3ヶ月

※1 「保険給付対象か否かの区分」について、保険給付対象内サービスについては○印を付す。
※2 「当該サービス提供を行う事業所」について記入する。

図2　居宅サービス計画書様式　第2表

第3表

週　間　サ　ー　ビ　ス　計　画　表

利用者名　　A　　殿　　　　作成年月日　　年　　月　　日

		月	火	水	木	金	土	日	主な日常生活上の活動
深夜	4：00								
	6：00								
早朝									起床　整容
	8：00	家族介護	家族介護	家族介護	家族介護	家族介護	家族介護	家族介護	排泄、食事摂取、更衣、内服
午前	10：00		通所リハビリ				通所リハビリ		
	12：00	家族介護		家族介護	家族介護	家族介護		家族介護	食事摂取、排泄、内服、歯磨き
午後				訪問看護	歯科衛生士	訪問看護			
	14：00								通所リハビリ時入浴
		訪問診療							
	16：00								
夜間	18：00	家族介護	家族介護	家族介護	家族介護	家族介護	家族介護	家族介護	食事摂取、排泄、内服
	20：00								
		家族介護	家族介護	家族介護	家族介護	家族介護	家族介護	家族介護	更衣、整容、就寝
	22：00								
深夜	24：00								
	2：00								
	4：00								

週単位以外のサービス	福祉用具貸与（特殊寝台、特殊寝台付属品、車伊豆、スロープ）居宅療養管理指導（調剤薬局）月1回　訪問歯科診療（月2回）

図3　居宅サービス計画書様式　第3表

実施.

・歯科衛生士より，歯みがき等の指導の実施と開始時までに準備していただく物品についての説明.

・言語聴覚士より，デイケアでの嚥下訓練の内容についての説明.

各職種の意見交換の後，計画書は妥当であるとの意見が出されました.

③緊急時の対応についてどのような状況があれば医師に連絡をするか？　訪問看護ステーションの緊急時の体制について共有

サービス担当者会議の後計画書原案について利用者・家族の同意がありました.

サービス提供開始後，介護支援専門員はサービス時に同席したり，電話やFAXで報告を受ける等多職種のサービス提供者と密な連携を取りました.

医師から誤嚥性肺炎の兆候は見られないこと，歯科医師から義歯の調整に関すること，訪問看護師から嚥下訓練や口腔ケア実施状況や食事量，吸引回数について，歯科衛生士から家族の口腔ケアの習得度や口腔内の状況，言語聴覚士から嚥下訓練の状況等の報告を受けました.

モニタリング時Aさんの家族は歯みがきの仕方の指導を受け少し自信がついてきていること，また口の中がさっぱりしたとAさんに笑顔が見られるようになってきたこと，デイケアは家族の息抜きの時間にもなっていることなどを確認しました.

その結果，介護支援専門員として現状のケアプランを継続するという判断を行いました．短期目標に期間は3か月に設定しているので，3か月で一度ケアプランの評価を行うことにしています.

〈この事例は口腔ケアに関連する部分のみ述べており，他の課題は割愛しています〉

ケアマネジメントの流れのどの場面でも連携は重要であり，チームアプローチなしに利用者の自立支援は行えません．医療と介護の連携の要となり，医療関係者を交えたチーム作りを実施していきます.

（塚田淳子）

第5章 地域医療を支えるこれからのチーム医療とは

1 チーム医療のためのICT活用術（在宅医療・介護におけるチームケアのためのICT活用術）

1）チームケアと情報共有

在宅医療・介護においては，複数の医療・介護事業者に所属する多職種の専門職が一人の利用者に関わるチーム医療・介護を行っています（図1）．そこでは，利用者にサービスを提供する多職種の担当者間での連携が重要となります．しかし，各専門職の方々は，各々の事業所に所属していながら，一人の利用者に対しチームを組みサービスを提供するという形態で“チームケア”を行っています．

サービス担当者会議では，利用者および家族のニーズの共有化，目標・プランの共有化を図り，チームを形成していますが，質の高いサービスを提供するためには，ケアチーム内における密接な情報共有はきわめて重要です．

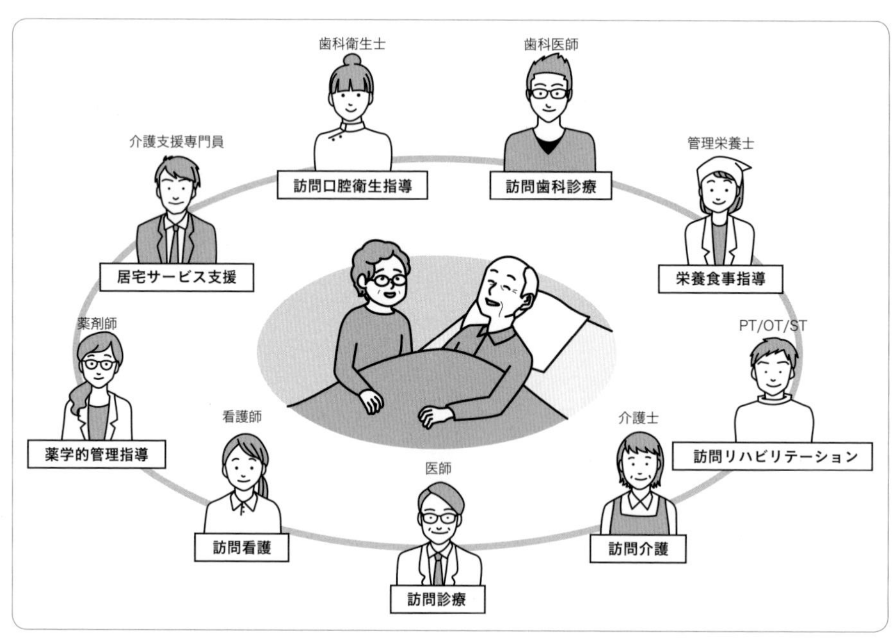

図1　多職種専門職によるチーム医療・介護サービス

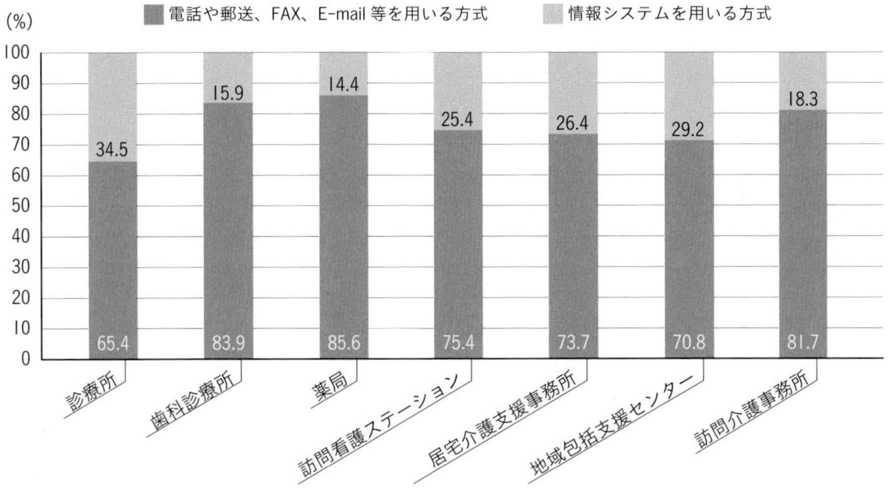

(東京大学高齢社会総合研究機構：在宅医療と介護の連携のための情報システムの共通基盤のあり方に関する調査研究報告書，2015．より改変)

図２　在宅医療・介護サービスにおける情報共有方式

ケアチームとしての情報共有は，短時間のサービス担当者会議だけでは必ずしも十分でなく，現状の情報共有手段としては，図２からわかるように電話や郵送，FAX，E-mail 等を用いた人手による方式の方が多く利用されています．

電話や郵送，FAX，E-mail などを用いた人手による方式は，導入コストが安価で，日ごろからなじみがあるため，導入障壁もありません．しかし一方では，情報発信のタイミングが遅い，そもそも情報発信がない，サービス内容が詳しく伝えられないなど，利用者の状況把握が不十分となりがちです．また，基本的には紙面で資料保管することとなり，必要な資料を探すことに労力を要します．

２）ICT の仕組みを使って高度な情報共有

そこで，これらの課題を克服するため，ICT[*1] の仕組みを使って情報共有を行う活動が徐々に普及しようとしています．ICT 情報共有システムは，導入コストが高く，医療・介護従事者に ICT に不慣れな人がいるため，当初は，紙よりも作業効率が下がる可能性があります．そのように導入時に多くの課題はありますが，導入後に職員の方々が操作に慣れた場合，業務効率が上がり，ケアチーム内における情報閲覧・情報共有の効率が飛躍的に上がり，法定帳票等の事前閲覧によってサービス担当者会議の効率化が図れ，日常的にも，多職種の担当者と情報共有や意思疎通を図ることが容易

＊1　ICT…Internet and Communication Technorogy. 情報通信技術のこと．

在宅医療介護における多職種協働（チームケア）では
「個人の暗黙知」を「ケアチーム全員の組織知・暗黙知」へ

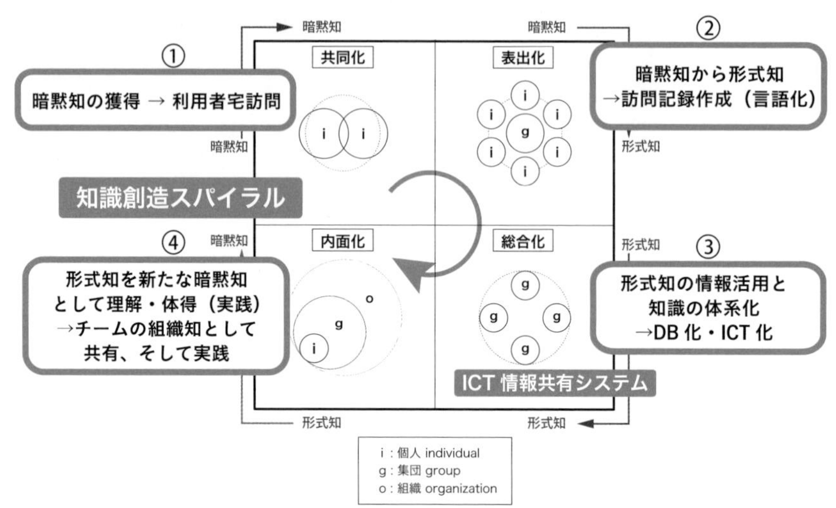

（野中郁次郎，他：知識創造企業，東洋経済新報社，1996．図 3-2「4 つの知識変換モード」より改変）

図３ 「個人の暗黙知」を「ケアチーム全員の組織知・暗黙知」へ展開

になります．また，アセスメント情報や過去の法定帳票の検索閲覧が迅速になるといった数多くのメリットがあります．これらは，電話や郵送，FAX，E-mail などを用いた人手による方式では，決して得られない効果です．

３）個人の暗黙知をケアチーム全員の暗黙知に

人間社会において，チーム活動を行って有意義な価値（サービス）を生み出すには，チームとして共通の目的意識を持ち，同じ価値観のもと，チームとして活動することで最大のチーム力を発揮することが肝要です．

そこで必要なものは，個人の暗黙知をケアチーム全員の暗黙知に展開し，チームとして共通の目的意識を持ち，同じ価値観のもと，チームとして活動することです．このことには，「組織的知識創造」の理論として著名な SECI モデル（参考文献 2 参照）を適用することができます（図３）．

①暗黙知の獲得：各サービス担当者が利用者宅に訪問し医療介護サービスを行うことで，利用者の状況や様態などを把握します．

②暗黙知から形式知へ：各サービス担当者は，医療介護サービス内容を法定帳票等に記録します．あるいは，申し送り事項などの連絡メッセージを記録します．

1・暗黙知の獲得
各サービス担当者が患者・利用者宅に訪問し医療介護サービスを行うことで、患者・利用者の状況や様態などを把握します。

睡眠はとれていますか？
はい、よく眠れます

2・暗黙知から形式知へ
各サービスの担当者は、医療介護サービス内容を法定帳票等に記録します。あるいは、申し送り事項などの連絡メッセージを記録します。

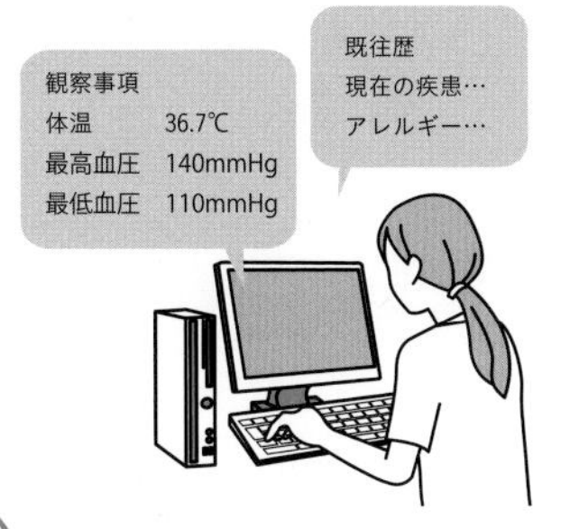

3・形式知の情報活用
法定帳票等や連絡メッセージを ICT 情報システムのデータベースに格納・蓄積します。

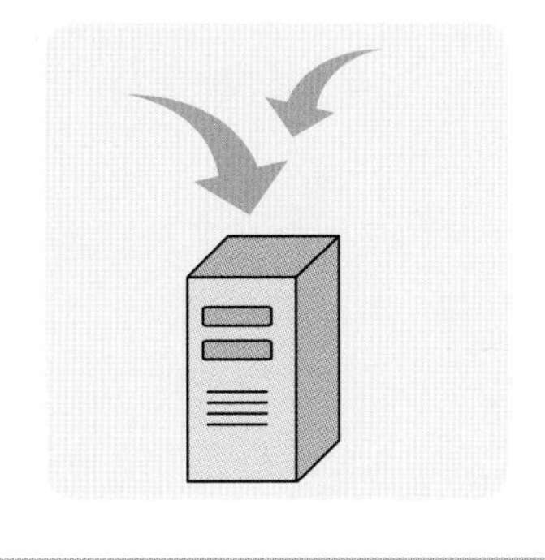

4・形式知をチームの暗黙知へ
法定帳票等や連絡メッセージをケアチーム全員が閲覧できることとなり、医療介護サービスの内容や申し送り事項について情報共有することができます。

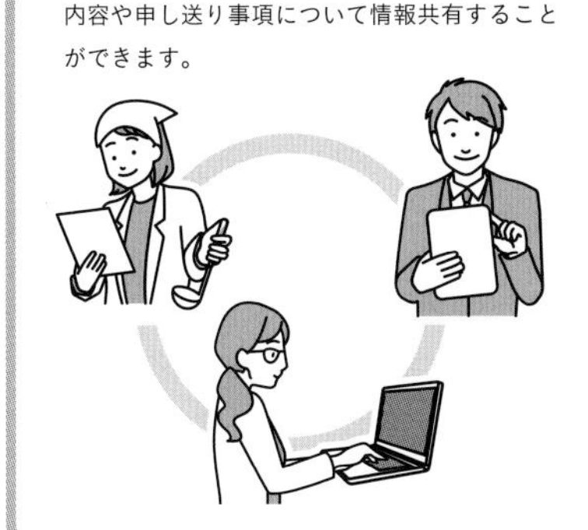

図４ 「個人の暗黙知」を「ケアチーム全員の組織知・暗黙知」へ展開

③形式知の情報活用：法定帳票等や連絡メッセージをICT情報システムのデータベースに格納・蓄積します．

④形式知をチームの組織知へ：その結果，法定帳票等や連絡メッセージをケアチーム全員が閲覧できることとなり，医療介護サービスの内容や申し送り事項について情報共有することができます．

すなわち，各サービス担当者が持つ（利用者の状況や様態などに関する）暗黙知を，ケアチーム全員の組織知として情報共有することができ，さらに，ケアチーム全員の暗黙知に展開することができます．こうすることで，チームとして共通の目的意識を持ち，同じ価値観のもと，チームケアを行うことで，サービスレベルの向上が期待でき，利用者満足度につながります（図４）．

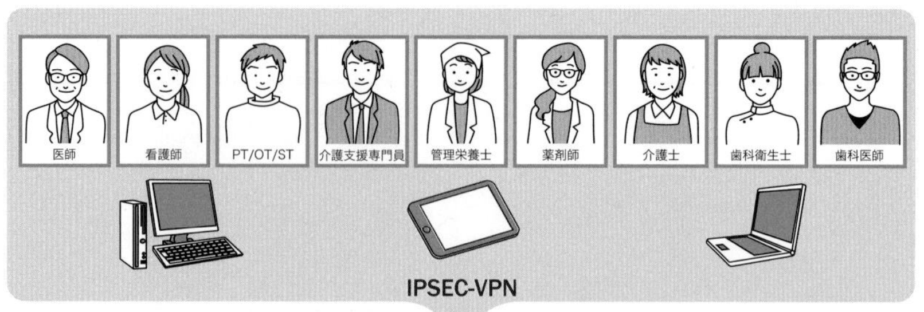

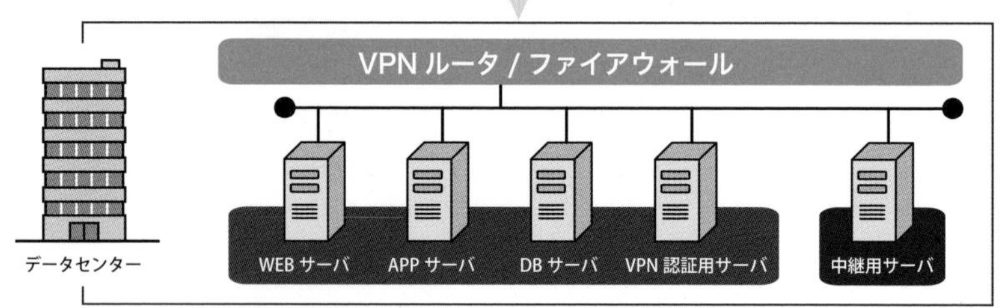

図5　在宅医療・介護サービスにおける ICT 情報共有システム

4）チームケアのための ICT 情報共有システム

在宅医療介護におけるチームケアを支える ICT 情報共有システムは，データセンターに置かれたサーバに情報共有システムをインストールして使います（図5）．インターネットを経由して医療介護情報を登録閲覧するため，情報セキュリティには万全な体制が必要です．厚生労働省のガイドラインに準拠した ICT 情報共有システムを利用することが肝要です．利用時には，ID とパスワードを用いて情報共有システムにログインしますが，利用する端末（パソコン，タブレット，スマートフォンなど）の端末認証や IC カード認証などの 2 段階認証を使うことが望まれます．

地域包括ケアシステムの中で，今後，重要な担い手となる在宅医療介護サービスにおいて，ICT 情報共有システムはチームケアを支える礎であり，ICT 情報共有システムによる迅速で的確な情報共有のもと，質の高い医療介護サービスが施されるものと思います．

（岩田　彰）

2 多職種研修会に参加しましょう

1）多職種研修会

歯科医療・医科医療に携わる職種は相当数に及びます．前章に主だった職種が述べられていますが，さらに幅広い職種，チーム医療を学びたい方は他の書籍も参考にしてください（参考文献3）．これらの多職種がチームを組んで患者さんの診療にあたる体制がチーム医療です．ただ，地域の中ではそれぞれのチームは別々の事業体となる場合が多く，さらに在宅医療となればチームのメンバーが個別に訪問することになるため，時間・場所を揃えて顔をあわせる機会はまれです．

この部分を埋め合わせるために昨今，地域で盛んに行われているのが在宅医療推進を目的とした多職種研修会です．本項ではその背景や概略について学びます．

2）これからの社会を見据えて

これまでの歯科衛生士は病院，診療所を活動拠点とした予防処置，保健診療，診療補助が活動の中心でした．現在，日本は高齢化率（全体人口における65歳人口の割合）が21％を越す超高齢社会に突入しており，その傾向は今後ますます進展します（1頁図1参照）．

さらに問題なのは，少子高齢化により変化する人口構造から派生してくる諸問題です．2章で学んできた5疾病はすべて高齢者・老化と深く関わる疾患です．すなわち，これらの疾患が高齢者の増加に比例して増えてくることになります．結果的に認知症を含め，要介護人口が大幅に増えます．

また疾病がなくても，老化が進めば全身の筋力が衰えるサルコペニア，フレイルの状態にもなります．そして，ヒトはいつまでも生き続けることはできませんので最終的に“最期”の時がきます．高齢者が増えればその次には多死時代が来るわけです．このまま少子化が是正されなければ人口も減り続けます．

人口減少は最近まで，予測の範囲内でした．人口動態は国勢調査で把握されますが，大正9年に国勢調査が始まって以来，平成27年の調査で初めて日本の人口が減少した事が明らかになり（http://www.stat.go.jp/data/kokusei/2015/kekka/kihon1/pdf/gaiyou1.pdf），人口減少がいよいよ現実のものになりました．

3）地域包括ケアに根ざした在宅医療の推進

今後，高齢者が増え，要介護人口が増え，多死時代がきますが，それは一時的な現象です．その後の日本は人口減少が加速しますので，いろいろな“モノ”が過剰になってくるかもしれません．病院なども例外ではなく，国は超高齢社会，多死時代となっても病院などのベット数を増やす計画を示していません．今後数十年，経験したことのない超高齢社会，人口減少，多死時代を乗り越えていくために国が打ち出したのが，第1章で学んだ地域包括ケア，そして在宅医療です．

これから医療・介護が行われる場は病院・施設から在宅にシフトしていく流れが始まっています．

4）チーム医療／病院と地域

産業革命（クリミア戦争）以前に看護師の専門職はいませんでした．薬剤師も最近まで病棟で患者さんに接することはありませんでした．現在，医療現場には数多くの職種がそれぞれの専門知識を持ってチームを組んで医療にあたっています．病棟内には患者さんを中心とした，主治医が主体となる医療チームの他に，栄養や感染症，緩和医療や褥瘡対策などの専門分野に特化した医療チームが専門的視点でその分野に問題のある患者さん達を順次回診していくテーマ別の専門医療チームもあります．

2009 年，それまでの医療体制の問題点が見直されて，厚生労働省に「チーム医療の推進に関する検討会」が立ち上がり，2010 年に報告書（http://www.mhlw.go.jp/shingi/2010/03/s0319-9.html）が発表され，特定医療行為の定義付けやチーム医療の推進，連携の重要性が盛り込まれました．一方，同じく 2009 年に医療系職能団体が集まった「チーム医療推進協議会（http://www.team-med.jp/）」が発足し，各団体自身もチーム医療の必要性を自覚し推進する動きができてきました．

5）チーム医療推進の鍵

医療分野にとどまらず，異なる学問的基盤を持った専門職が，相互の役割や専門性を理解・尊重してチームを組んで，課題解決や目標到達に取り組むことにより，個々に取り組むよりも有機的・相乗的にその能力をチーム内で発揮できる洗練されたチーム形成を IPW（Inter Professional Work）といいます．これにはシナジー効果と呼ばれる相乗効果が生まれます．“三人よれば文殊の知恵”ということわざがこれに相当します．この“三人”が個別の専門職であればその効果はさらに高いと言えます．

有効なチーム形成の過程や条件など，詳細はチーム医療をテーマとした成書を参照してください（参考文献 3，4）．

ポイントは，

①最新の知見に基づいた専門的知識の習得に努力し，チーム内で力を発揮できる素養を身につける．

②自己の領域だけで物事を判断せず，常にチーム内のメンバーの専門性を尊重し傾聴，理解する態度を忘れない．

③自らの専門分野で用いる用語ではなく，共通言語で情報共有を行い課題解決や目標到達の方向性を見失わない．

ではないかと思います．また業務分担を効率的に行っていく方法として，IPW の形態は大きく 2 パターンに分けられます（図 6）（参考文献 3，5）．それぞれの専門職は分業が基本ですが，連携する部分を重視したタイプが摺合（すりあわ）せ型になります．

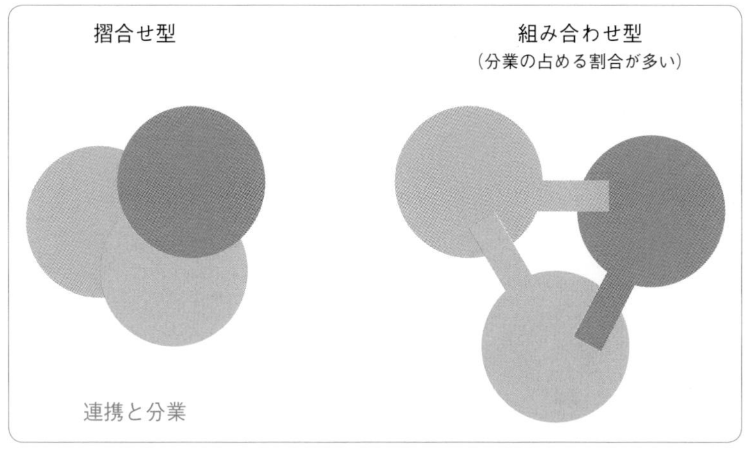

（川越正平編著：在宅医療バイブル，76-79，日本医事新報社，東京，2014.
より改変）

図６　IPW の形態

事業展開（在宅医療）は基本的には分業だが，分業のみでは成立しない．連携の下地ができて双方の立場，業務，個性を理解して分業（在宅個別訪問）が成立する．

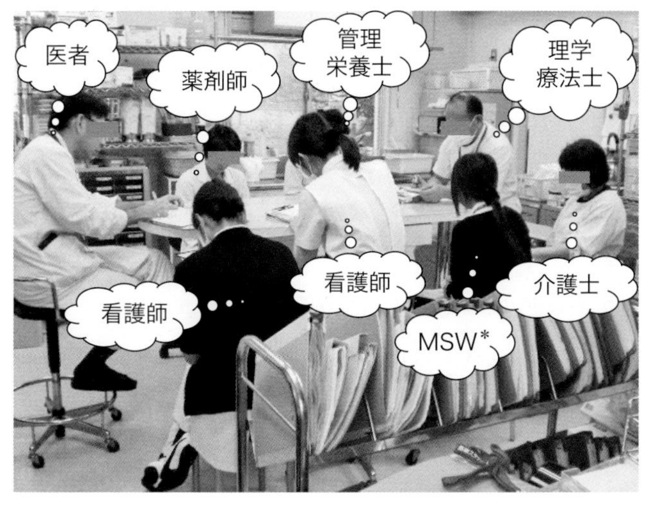

＊MSW：Medical Social Worker（社会福祉士）

図７　多職種連携

6）チームでの情報共有

ポイントは情報共有を誤りなく無駄なく行うことです．時間を浪費せず必要十分で誤解のない情報を共有するための会議，ミーティング，カンファレンス，ブリーフィングなどが重要になります．

病院などの施設では，患者さんを中心として関係する職種は一つ屋根の下で協働していますので，カンファレンスの調整は容易です（図７）．

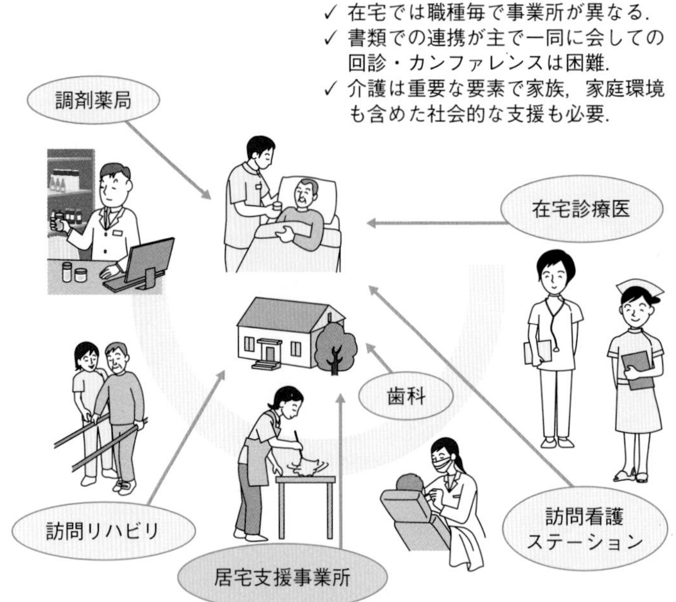

図８　在宅医療の問題点

一方，今後推進される在宅医療ではどうでしょうか？　医師，歯科医師，薬剤師，看護師，歯科衛生士が同じ事業所であることはきわめてまれで，訪問はそれぞれの事業所から個別に行われますので，利用者宅および事業所のいずれであっても顔を合わせることはほぼ皆無と言って良いでしょう（図８）.

この状況を打開する重要な１つのツールが前項で述べられたICTになります.

７）多職種連携カンファレンス

しかし理想的なICTを活用しても実際に顔も知らない相手とコミュニケーションを取り患者さんの治療方針に沿ったサービスを展開していくのは大変な作業です．ケースごとに一度は顔をあわせ，方針の確認や情報共有を行えるのであればそれに越したことはありませんが，その調整はそう簡単ではありません.

在宅介護・医療の現場で，そのような状況を地域でまとめて打開していく方策として現在推進されているのが，多職種連携カンファレンスです.

現在，この形態のカンファレンスは医師会，行政が中心となり各地で盛んに開催されています．また運営支援として，国立長寿医療研究センターの在宅連携医療部（http://www.ncgg.go.jp/zaitaku1/dep_zaitaku/index.html）では，研修会の立ち上げや開催のための各種資料が用意されています.

８）在宅チーム医療における歯科衛生士の役割

今後，健康寿命の延伸のためには疾病予防，即ち健全な心と体を保つことがポイントになります．そのためには健全な口からバランス良い食事を取ることがスタートです．高齢者にとっては，口腔ケア，嚥下機能維持は重要なポイントであり，そこでは歯科衛生士の役割が重要になります．特に，歯科医師，栄養士，言語聴覚士などの療法士との連携，医療面での医師，看護師との連携，その他介護福祉士や社会福祉士とも理解を深めていくことも重要になります．

今後の歯科衛生士は施設に留まらずあらゆる職種と連携を深め口腔ケアの推進と口腔環境の重要性を啓発していくことが求められ，そういう意味でも多職種連携研修会に積極的に参加することが求められます．

歯科専門学会が認定する各種専門認定歯科衛生士制度もありますが，歯科衛生士として５年以上の実務経験があれば介護支援専門員（ケアマネージャー）の受験資格も得ることができます．是非そのような視点で地域で活躍されることを望みます．

（赤津裕康）

3 チーム医療強化のための教育とは

１）歯科衛生士の業務

1948 年に歯科衛生士法が制定され，歯科衛生士は，予防業務の担い手として「歯科予防処置」（図９）を行う職種として誕生しました．その後，歯科衛生士の業務内容は，1955 年に「歯科診療補助」（図 10），1989 年に「歯科保健指導」（図 11）が加えられた経過をたどっています．近年，口腔内環境と全身疾患の関係が確立されてきたため，この「歯科保健指導」は，多職種との連携において，ますます重要な役割を持つようになりました．

その後，少子高齢社会の到来，歯科医療に対する国民のニーズの多様化，介護保険制度の導入など歯科医療を取り巻く環境は大きく変わり，歯科疾患の疾病構造の変化や医療技術の急速な進歩とあいまって，歯科衛生士教育の内容は著しく増大，高度化

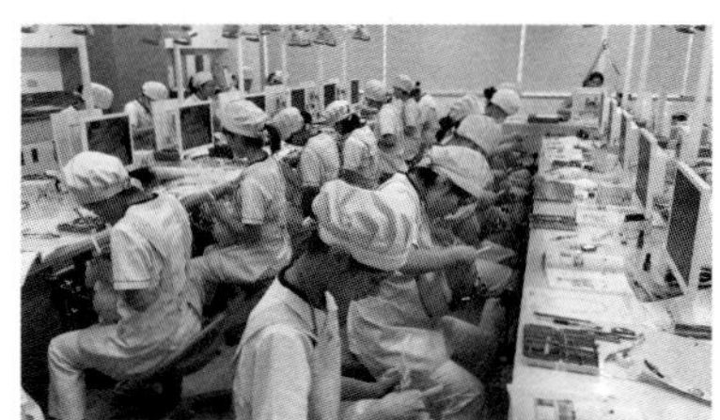
図９　「歯科予防処置」の相互実習

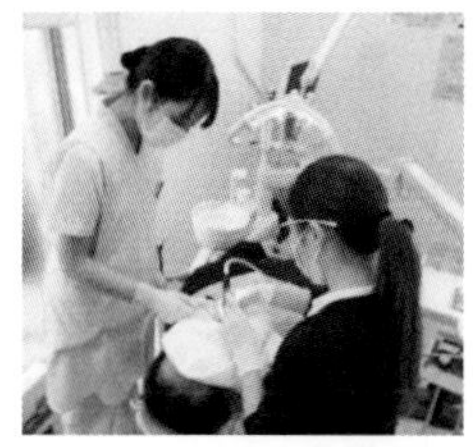
図 10　「歯科診療補助」の実習

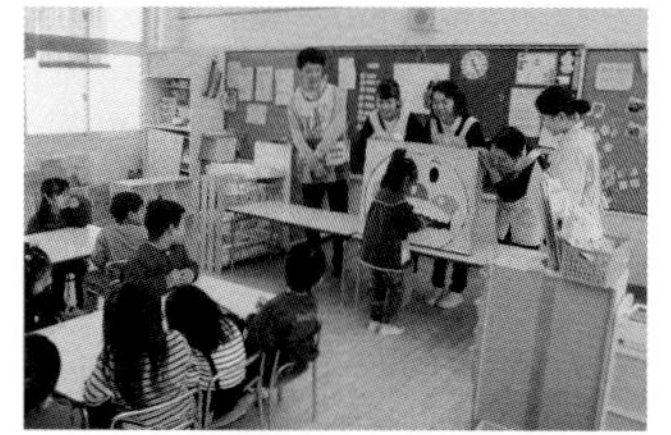
図 11　保育園での「歯科保健指導」実習

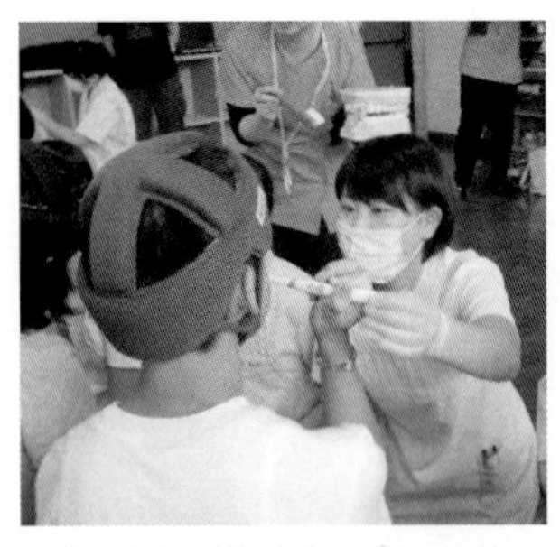

図 12　障がい者への口腔ケア

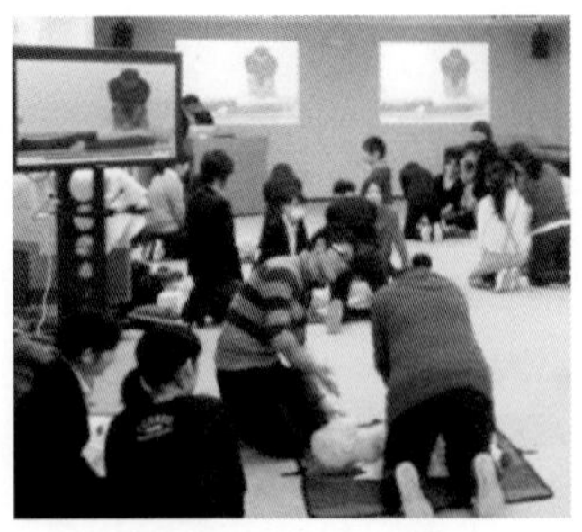

図 13　BLS 実習

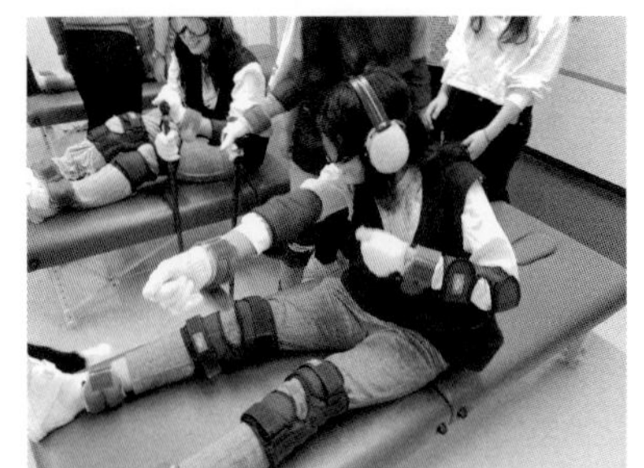

図 14　高齢者疑似体験実習

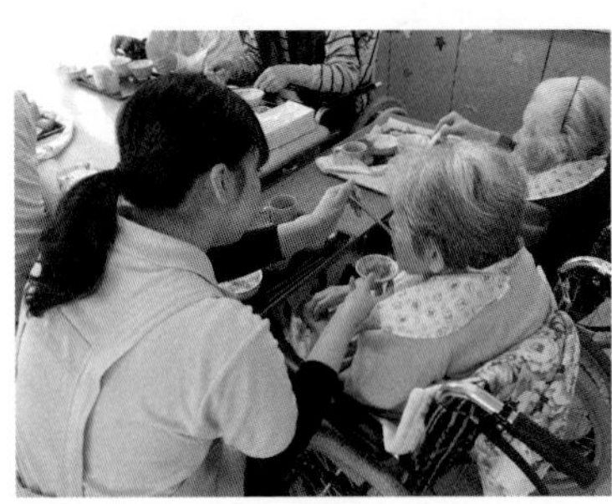

図 15　介護保険施設での実習

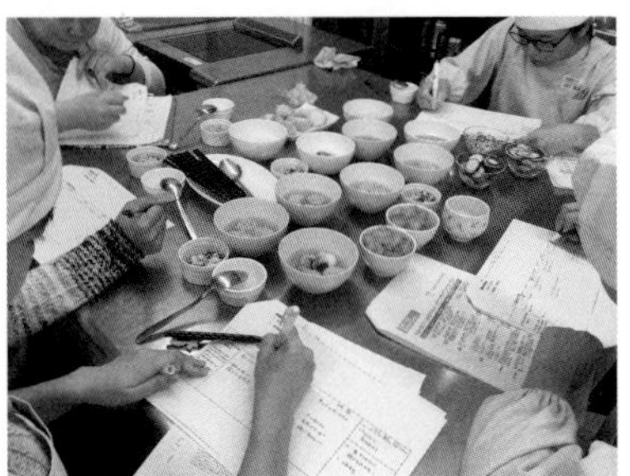

図 16　栄養学実習

しました．その結果，2 年の教育期間・内容では対応が困難となり，2005 年より，歯科衛生士の修業年限は 3 年以上に改められました．

歯科衛生士には，全身疾患に対する知識の習得，高齢者や障がい者（図 12）の介護技術の習得とともに，信頼関係を樹立するためのコミュニケーションやカウンセリング能力なども必要不可欠となりました．医療倫理，医療安全（図 13），摂食・嚥下訓練法，口腔介護，言語発達，臨床医学（医学一般），リハビリテーション学，口腔保健学，レクリエーション概論，ボランティア活動論など，時代のニーズに応えられるよう各学校が様々な科目や実習（図 14〜16）を取り入れるようになりました．

医療用語の習得やエアウェイ挿入時の吸引，挿管方法（経口挿管，経鼻挿管），気管切開（経気管）と気管カニューレ，口腔および鼻腔からの気管内吸引の必要性なども事前学習し，病院での臨床実習に備えます（図 17）．

現在，歯科診療所等で一般的に行われている歯科衛生業務（歯科疾患の予防管理や SPT（サポーティブペリオドンタルセラピー），メインテナンスを含めた歯周治療に関連する業務）に加え，今後は，通院困難となった高齢患者や要介護者などへの継続的な支援がますます重要となり，重症化予防のためのメインテナンスや口腔ケア・摂食嚥下などのニーズが高まります．要介護高齢者などに対する口腔ケアや口腔機能訓練

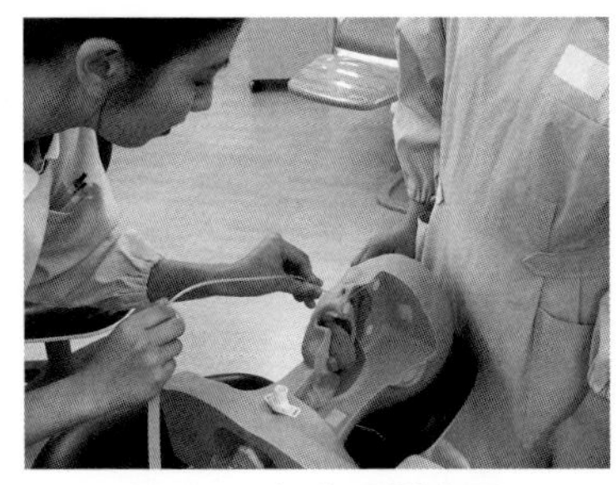
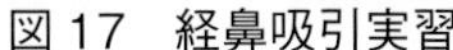
図 17　経鼻吸引実習

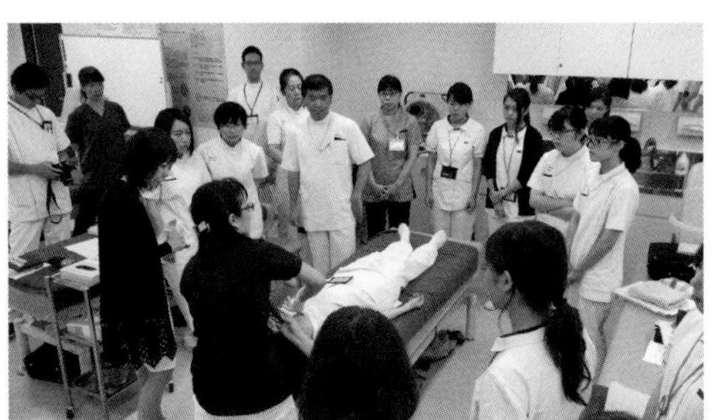
図 18　多職種との合同実習

は，誤嚥性肺炎の予防や摂食嚥下機能の向上に有効であり，歯科診療所などと連携した訪問歯科衛生士や在宅歯科医療・口腔ケアなどが実施できる歯科衛生士がますます必要とされます．

地域住民に生涯を通して全人的に関わり，きめ細やかな口腔の健康支援を通して，人々の健康生活や QOL の向上に貢献することが求められています．

2）歯科衛生業務展開のための「歯科衛生過程」

「歯科衛生過程」とは，看護過程をベースにアメリカで理論構築された概念で，3 年制教育が始まる前後あたりから，積極的に学内で教授されるようになりました．

歯科衛生士が対象者の歯科衛生上の問題に対し，その人に可能な限り最良で最善のケアを提供するために最も望ましい支援は何かを自ら考え，歯科衛生士の業務を科学的，論理的，計画的に行うための一連の問題解決プロセスです．

歯科衛生士の歯科衛生診断は，歯科衛生ケアプランとともに，歯科医師の診断および治療計画と統合されることによって，対象者の問題に対し，包括的な対応を行うことが可能となります．歯科衛生学という学問体系と経験に基づき，対象の歯科衛生上の問題解決のための科学的な思考が養われるので，多職種と連携し協働（図 18）していくためにも役立ちます．

歯科衛生過程の基本は，「アセスメント」→「歯科衛生診断」→「計画立案」→「実施」→「評価」の 5 つのステップと「記録」を合わせた 6 つの要素で成り立っており，そのサイクルは双方向にも作用します（図 19）．

この概念を基本に，患者が快適な社会生活を過ごすための支援者となることが望まれます．外来診療中心の時代から多職種連携，在宅医療の時代に対応できる歯科衛生士育成のための教育は，患者を知る教育，専門職種を知る教育，問題解決の方法を学ぶ教育へと変化しています．

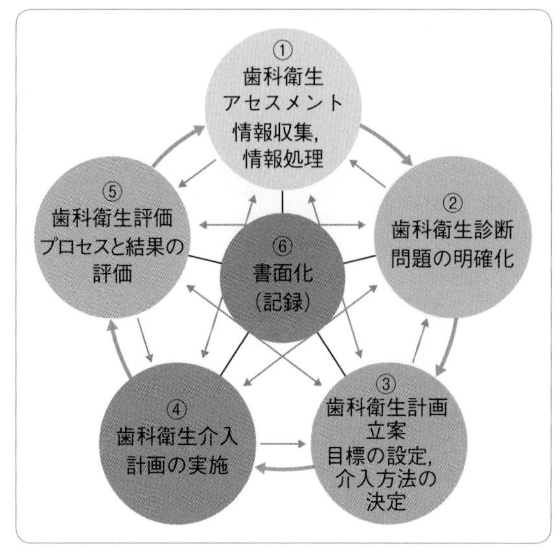

図 19　歯科衛生課程 6 つの構成要素

3）多職種連携・協働

超高齢社会に突入し，要介護高齢者の介護課題，地域・在宅医療への取り組み，医療費削減といった課題が生じる中で，多職種連携は必要不可欠なものです．

2016 年度診療報酬改定では，病院から地域・在宅への多職種による退院支援に診療報酬が加算されるようになり，多職種連携自体が財源化されました．地域包括ケアの中心となるスキルが多職種連携です．「治す医療から支える医療」への対応には，訪問歯科診療，訪問看護，訪問口腔ケア，訪問リハビリテーション，訪問薬剤指導など，在宅医療の充実を図ることが重要です．

歯科衛生士は，地域包括ケアシステムにおいて，医療ニーズと介護ニーズを併せ持つ高齢者を歯科専門職として支え，適切な歯科保健医療につなぐうえで，在宅医療支援病院・診療所や地域包括支援センター等と連携した在宅歯科医療連携室等での活躍が期待されています（図 20）．

介護職や看護師，理学療法士，作業療法士，言語聴覚士，管理栄養士等の医療関係職種の方々とともに各施設等に歯科衛生士が配置されることは，多職種連携による口腔ケアの充実を図り，地域包括ケアシステムに対応するうえで重要です．また，現在，介護予防事業における口腔機能向上は，運動，栄養改善サービスとともに，市町村の地域支援事業に移行されて地域住民に普及，周知されるよう活動が始まっています．

地域の人同士のつながりを深める自主活動の場として，サロン事業（図 21），カフェ等の活動も展開されています．自身の空き時間を利用し，参加，交流することでネットワークが生まれます．声をかけることで接点ができること，コミュニケーション能

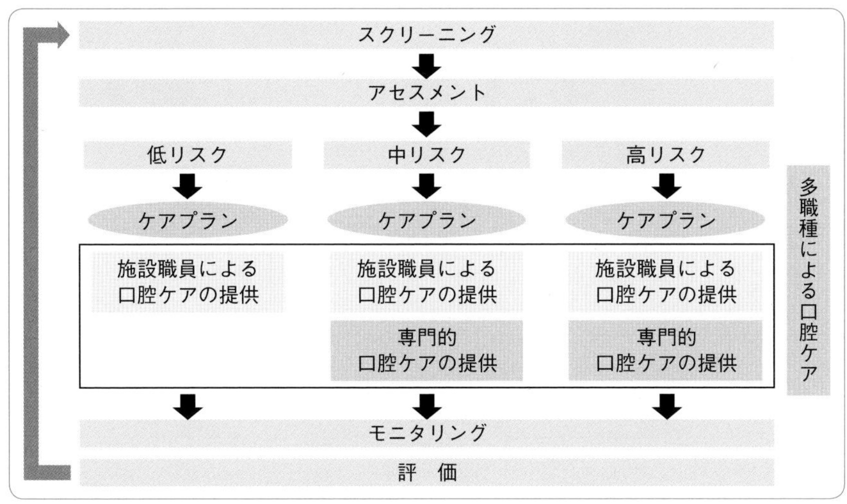

（日本老年歯科医学会老人保健健康推進等事業班編：口腔機能維持管理アニュアル，6，日本老年歯科医学会，東京，2010）

図 20　口腔ケア・マネジメントの役割

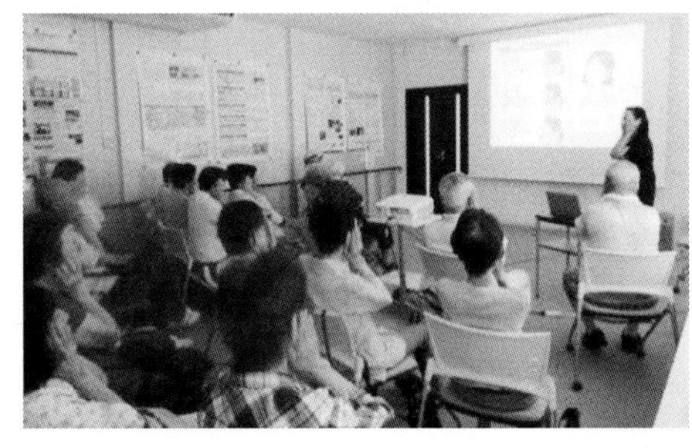

図 21　高齢者サロンにて

力や社会性が身につくなど，現場を知ることで現場を学ぶことができます．

4）多職種連携教育

多職種連携スキルの教育・トレーニングのために，生まれたのが多職種連携教育（IPE：Interprofessional Education）です．この教育では，他の職種の役割や専門性，また，自身の職業の専門性や責任を理解することを目標としています．他の職種の学生との合同演習を行うことは，医療チームの一員としての自分の果たすべき役割を認識する機会となります．

IPE 合同演習では，事例を使用し，患者の問題解決のために，自身の職種の専門性を発揮しながら，患者中心の最良な医療のために議論を行います．参加した学生が関与できるようなシナリオ構成にすることで，それぞれの職種を理解し，情報収集・交換・共有の重要性を学ぶことができます．多職種に垣根を感じずに接した経験は，視

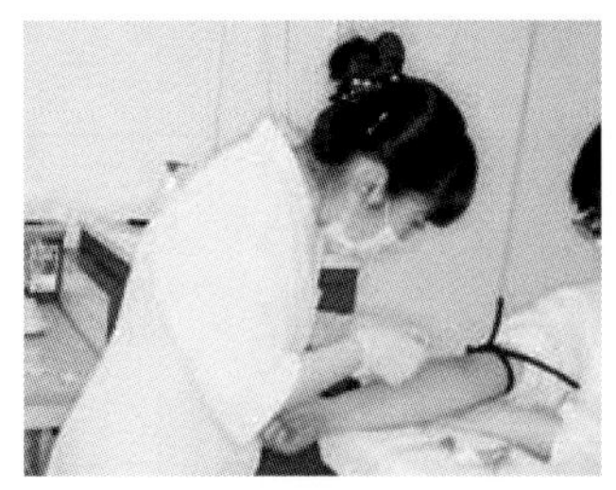

図22　採血の実習

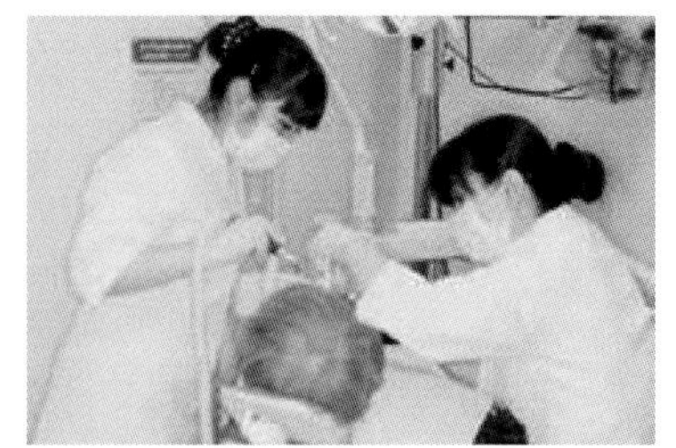

図23　入院患者の口腔ケア

野が広がるとともに連携の大切さを知り，卒後に役立つと考えられます．

最近では，学内での教育以外に定期的に様々な学部の学生が集まり，フォーラムも開催されています．

他にも，在宅高齢者の摂食・嚥下機能評価の意義とその実際を事例や映像教材を通じて学び，医師，歯科医師，言語聴覚士，歯科衛生士と連携した栄養ケアチームの構築を目指したシンポジウムやフォーラムも開かれています．

5）卒後教育

卒後の人材育成には，育成場面の違いによる2つの方法があります．

OFF JT（Off the Job Training）は，仕事の現場を離れて，知識・技術を習得する研修，勉強会のことを言います．

OJT（On the Job Training）は，仕事中，仕事遂行を通して，訓練すること，という意味を持ち，計画的・継続的に職場の上司（先輩）が部下（後輩）に対し，具体的な仕事を通じて仕事に必要な知識・技術・態度などを修得させることを言います．卒後教育では，この2つの方法の使い分けをすることで教育効果を生み出します．

参考として，卒後，歯科衛生士の研修の場として病院が取り組みを始めたOFF JTの例をご紹介します．

名古屋市立大学病院では，平成23年4月より急性期病院において歯科医師，医師や看護師などと良好な連携を構築したうえで口腔ケアを行うことができ，また将来歯科衛生士や多職種への指導者としても活躍できる歯科衛生士の育成を目的とした研修を行っています．今まで研修を終了した歯科衛生士は病院や歯科医院で勤務しており，病院であれば口腔ケア方法や周術期口腔機能管理（手術や化学療法など），一般歯科では，化学療法中の口腔ケアでの注意点や往診での口腔ケアについて研修で学んだことが活かされています（図22，23）．

今後，病診連携や地域包括ケアの口腔ケアに密に携わる歯科衛生士が求められる中，卒後教育として受け入れていただける研修の場が増えていくことが期待されています．

7）歯科衛生士同士のつながり

技能を必要とする職種には，職能団体という組織があります．県の歯科衛生士会や日本歯科衛生士会は，専門的資格を持つ専門職従事者らが自己の専門性の維持・向上や，専門職としての待遇や利益を保持・改善するために作られた組織です．研究発表会，講演会，親睦会の開催や，会報，広報誌などの発行を通して，会員同士の交流などの役目も果たす機関でもあります．また，各学校の同窓会は，日頃，顔を合わせることが難しい会員が総会や研修会という場を通して交流や懇親を図っています．

さて，それでは歯科衛生士同士の連携は取れているでしょうか．それぞれの歯科衛生士が勤務先で求められる知識・技術のまま過ごしていることもあるかもしれません．

多職種連携を進めるうえで，歯科衛生士同士のつながりも深め，情報交換，情報の共有を行うことは，対象者や患者の問題解決にプラスになるはずです．ともに成長し，明るく楽しい関係づくりが広がります．多職種の方々と歯科衛生士同士，温かな思いやりのある人と人とのつながりによって，豊かな人間関係の絆が強くなります．

学んだ知識を実践に活用するためには，自分を支える力と人に配慮しつつサポートする気持ちを持ち合わせることで，チーム力が育まれていくものと考えます．

（田村清美）

参考文献

1. 東京大学高齢社会総合研究機構：在宅医療と介護の連携のための情報システムの共通基盤のあり方に関する調査研究報告書，2015.
2. 野中郁次郎，竹内弘高：知識創造企業，東洋経済新報社，東京，1996.
3. 福原麻希：チーム医療を成功させる10か条，中山書店，東京，2013.
4. 田村由美 編：新しいチーム医療，看護の科学社，東京，2012.
5. 川越正平 編著：在宅医療バイブル，日本医事新報社，東京，2014.
6. 全国歯科衛生士教育協議会 編：最新歯科衛生士教本　臨床検査，医歯薬出版，東京，2016.
7. 全国歯科衛生士教育協議会 編：最新歯科衛生士教本　顎・口腔粘膜疾患　口腔外科・歯科麻酔，医歯薬出版，東京，2017.
8. 日本薬剤師会：第13改訂　調剤指針（増補版），薬事日報社，東京，2016.
9. 坂本すが，他，監修：ビジュアル臨床看護技術ガイド，30-45，照林社，東京，2015.
10. ナーシングビジネス編集室 編：地域包括ケア時代の看看連携　実践事例集，113-149，メディカ出版，東京，2016.
11. ナーシングビジネス編集室 編：ナーシングビジネス，134号（2016年夏季増刊），2016.
12. バイタルサイン・フィジカルアセスメント，プチナース2016年5月増刊号，照林社，東京，2016.
13. 金澤紀子：歯科衛生士の展望と課題―医療・介護との連携を目指して―，日補綴会誌，6：267-272，2014.

索　引

●さ

●た

●な

●は

●ま

●や

●ら

●わ

●A

●B

●G

「地域包括ケアと口腔ケア」執筆者一覧

監修・執筆（敬称略）

田村　清美　（学校法人滋慶コミュニケーションアート
　　　　　　　名古屋医健スポーツ専門学校　歯科衛生科　学科長）
渋谷　恭之　（名古屋市立大学大学院医学研究科　生体機能・構造医学専攻
　　　　　　　感覚器・形成医学講座　口腔外科学分野　教授）

執筆者（50音順・敬称略）

赤津　裕康　（名古屋市立大学大学院医学研究科　地域医療教育学）
粟飯原けい子（藤田医科大学病院　リハビリテーション部）
伊藤　明美　（藤田医科大学病院　食養部）
稲本　陽子　（藤田医科大学　保健衛生学部リハビリテーション学科）
岩田　　彰　（国立大学法人名古屋工業大学　名誉教授）
大原　弘隆　（名古屋市立大学大学院医学研究科　地域医療教育学）
小澤　和枝　（セキスイオアシス株式会社　オアシス在宅療養支援センター）
筧　　康正　（神戸大学大学院医学研究科　外科系講座口腔外科学分野）
河合　李美　（西記念ポートアイランドリハビリテーション病院　歯科）
川出　義浩　（名古屋市立大学大学院医学研究科　地域医療教育学）
岸本　裕充　（兵庫医科大学　歯科口腔外科学講座）
髙本　純平　（藤田医科大学病院　食養部）
古森　孝英　（神戸大学　名誉教授）
坂井　謙介　（坂井歯科医院）
笹野　弘美　（奈良学園大学　保健医療学部）
佐藤　恵子　（さとう歯科医院　みのり会）
杉本　太造　（愛知学院大学歯学部　在宅歯科医療学寄附講座）
田中　創始　（名古屋市立大学大学院医学研究科　地域医療教育学）
塚田　淳子　（塚田外科）
馬場　隆幸　（セキスイオアシス株式会社　オアシス在宅療養支援センター）
本多　豊彦　（本多ファミリー歯科）
正木克由規　（名古屋市立大学大学院医学研究科　地域医療教育学）
真下美枝子　（公益社団法人愛知県看護協会　教育センター）
宮本　佳宏　（愛知学院大学歯学部　高齢者歯科学講座）
森　　亮太　（医療法人八事の森，NPO法人ささしまサポートセンター）
森寺　邦康　（兵庫医科大学　歯科口腔外科学講座）
山内　千佳　（名古屋市立大学病院　歯科口腔外科）
山田耕太郎　（浜松北病院　歯科口腔外科）
山田　正弘　（愛知学院大学歯学部　麻酔学講座）

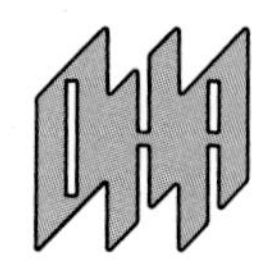

表紙・カット　吉川陽子

新訂版 地域包括ケアと口腔ケア

2017 年 8 月 15 日　第 1 版・第 1 刷発行
2020 年 3 月 26 日　新訂版・第 1 刷発行

監修　田村清美・渋谷恭之

発行　一般財団法人　口腔保健協会

〒 170-0003　東京都豊島区駒込 1-43-9
振替 00130-6-9297　Tel 03-3947-8301㈹
Fax 03-3947-8073
http://www.kokuhoken.or.jp/

乱丁，落丁の際はお取り替えいたします．　印刷/三報社印刷・製本/皆川製本

ISBN978-4-89605-362-3　C3047